Dr. med. Helmut Keudel | Dr. med. Barbara Capelle

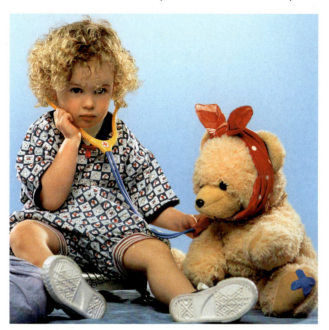

Kinder
Krankheiten

Inhalt

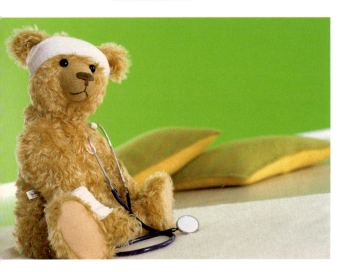

- 7 Ein Wort zuvor

- 9 Wenn Kinder erkranken
- 10 Ein krankes Kind braucht gute Pflege
- 10 Von Krankheit bleibt kein Kind verschont
- 12 Die Selbstbehandlung und ihre Grenzen
- 14 Beim Kinderarzt
- 15 Sanfte Medizin für Ihr Kind
- 17 So pflegen Sie Ihr krankes Kind zu Hause
- 20 Ihr Kind im Krankenhaus
- 21 Gute Reise!

- 25 Was fehlt Ihrem Kind?
- 26 Krankheiten auf der Spur
- 26 Fieber und Puls
- 30 Bauchschmerzen
- 32 Durchfall
- 33 Erbrechen
- 34 Hautausschlag
- 35 Husten
- 36 Kopfschmerzen
- 37 Lymphknotenschwellungen

- 39 Das kranke Baby
- 40 Was fehlt Ihrem Baby?
- 40 Augenentzündung
- 41 Dreimonatskolik
- 43 Durchfall
- 45 Erbrechen
- 47 Erkältung
- 48 Hautprobleme
- 49 Hodenprobleme
- 49 Hüftdysplasie
- 52 KiSS-Syndrom
- 54 Milchschorf
- 55 Nabelprobleme
- 56 Neugeborenen-Gelbsucht
- 57 Soor
- 58 Windeldermatitis
- 59 Zahnungsschmerzen

- 61 Das kranke Kind
- 62 Augen, Ohren und Zähne
- 62 Aufbau und Funktion des Auges
- 63 Bindehautentzündung
- 64 Gerstenkorn
- 65 Lidrandentzündung
- 66 Schielen
- 67 Sehfehler
- 69 Aufbau und Funktion des Ohrs
- 70 Mittelohrentzündung
- 71 Mittelohrkatarrh, Paukenerguss
- 72 Schwerhörigkeit
- 74 Aufbau und Funktion der Zähne
- 75 Zuckerkaries

76	Atemwege	105	Verstopfung
76	Aufbau und Funktion der Atmungsorgane	106	Wurmerkrankungen
78	Bronchitis und Bronchiolitis	108	Herz, Kreislauf und Stoffwechsel
79	Erkältung	108	Aufbau und Funktion des Herz-Kreislauf-Systems
80	Halsentzündung	109	Anämie
81	Hyperreagibles Bronchialsystem	110	Herzfehler
82	Kehlkopfentzündung	112	Herzrhythmusstörungen
83	Krupphusten (Pseudokrupp)	113	Aufbau und Funktion von Pankreas und Schilddrüse
85	Lungenentzündung	113	Diabetes mellitus
86	Mandelentzündung	114	Schilddrüsenerkrankungen
87	Nasennebenhöhlenentzündung		
89	Schnupfen	116	Nieren, Harnwege, Geschlechtsorgane
90	Vergrößerte Mandeln	116	Aufbau und Funktion des Urogenitalsystems
92	Magen und Darm	117	Blasen-Nieren-Rückfluss
92	Aufbau und Funktion der Verdauungsorgane	118	Harnwegsinfektion
93	Blinddarmentzündung	120	Hodenhochstand
95	Darmeinstülpung	120	Nierenentzündung
96	Darmverschluss	121	Scheidenentzündung
97	Gastritis, Magengeschwür, Zwölffingerdarmgeschwür	122	Vorhautentzündung
100	Leistenbruch	123	Vorhautverengung
101	Magen-Darm-Katarrh	124	Haut
104	Nabelkolik	124	Aufbau und Funktion der Haut
		125	Abszess, Furunkel
		126	Akne
		127	Faulecken
		128	Grind
		129	Herpes-Erkrankung
		130	Krätze, Erntekrätze
		131	Läuse
		134	Menschenfloh
		135	Pilzerkrankungen
		137	Schuppenflechte
		138	Sonnenbrand
		139	Warzen
		140	Zeckenbiss

142	Knochen, Muskeln und Gelenke
142	Aufbau und Funktion des Bewegungsapparates
143	Deformitäten des Skeletts
145	Gelenkschnupfen
146	Knochenmarkentzündung
147	Perthessche Erkrankung
149	Radiuskopf-Luxation
150	Rheumatoide Arthritis
151	Wachstumsschmerzen
152	Gehirn und Nervensystem
152	Aufbau und Funktion des Zentralnervensystems
153	Fieberkrampf
154	Hirnhautentzündung
155	Hirntumor
156	Krämpfe (Epilepsie)
158	Migräne
159	Stottern
159	Teilleistungsstörungen
162	Allergische Erkrankungen
162	Das körpereigene Abwehrsystem
165	Allergischer Schnupfen, Heuschnupfen
166	Arzneimittelallergie
167	Asthma bronchiale
170	Nesselsucht
171	Neurodermitis
174	Rheumatisches Fieber
176	Typische Kinderkrankheiten und andere Infektionskrankheiten
176	Die »Klassiker«
177	Impfungen und Antibiotika sind wichtig
177	Borreliose
179	Diphtherie
180	Dreitagefieber
181	Frühsommer-Meningo-Enzephalitis (FSME)
182	Grippe
183	Gürtelrose
184	Hand-Mund-Fuß-Krankheit
184	Hepatitis
185	Keuchhusten
187	Kinderlähmung
188	Masern
190	Mumps
192	Pfeiffersches Drüsenfieber
193	Ringelröteln
194	Röteln
195	Scharlach
196	Windpocken
198	Sorgenkinder
198	Seelische Probleme und schwere Krankheiten
199	Aggressionen
200	AIDS (Immundefekt, HIV)
200	ALTE – lebensbedrohlicher Atemstillstand
201	Aufmerksamkeitsdefizit-Syndrom (ADS, ADHS)

205	Autismus	261	**Erste Hilfe**
205	Bettnässen	262	In Notfallsituationen richtig handeln
206	Cystische Fibrose		
206	Down-Syndrom	262	Bewahren Sie Ruhe
207	Einkoten	264	Bewusstlosigkeit
208	Essstörungen	265	Atemstillstand
208	Leukämie	266	Herzstillstand
209	Morbus Crohn	267	Schock
209	Morbus Hodgkin	269	Blutungen
210	Plötzlicher Säuglingstod (SIDS)	270	Ertrinken
211	Reye-Syndrom	271	Fremdkörper
211	Schlafstörungen	272	Hitzschlag, Sonnenstich
212	Schreibaby	273	Insektenstich
214	Suchtprobleme	274	Knochenbruch
215	Tuberkulose	276	Schädelverletzung
215	Zöliakie	277	Stromunfall
		278	Stumpfe Verletzung
217	**Wadenwickel & Co**	279	Unterkühlung, Erfrierung
218	Kleines Selbsthilfe-Praktikum	280	Verätzung
		282	Verbrennung, Verbrühung
219	Mit allen Wassern gewaschen	284	Vergiftung
223	Richtig wickeln – von Kopf bis Fuß	286	Zum Nachschlagen
227	Heilpflanzen gegen allerlei Wehwehchen	286	Glossar
231	Weitere bewährte Hausmittel	293	Bücher, die weiterhelfen
231	Medikamente geben	293	Adressen, die weiterhelfen
233	Fachmännisch verbinden	296	Beschwerden- und Sachregister
		302	Impressum
235	**Vorbeugen ist besser**		
236	Was Kinder brauchen, um gesund zu bleiben		
236	Liebe und Geborgenheit		
237	Vorsorgeuntersuchungen		
248	Impfungen		
254	Ernährung: Was schmeckt und gut bekommt		
258	Weitere Bausteine für ein gesundes Leben		

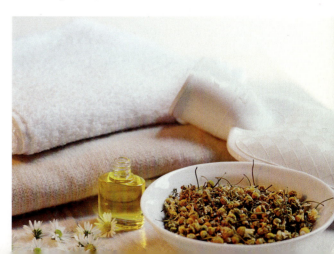

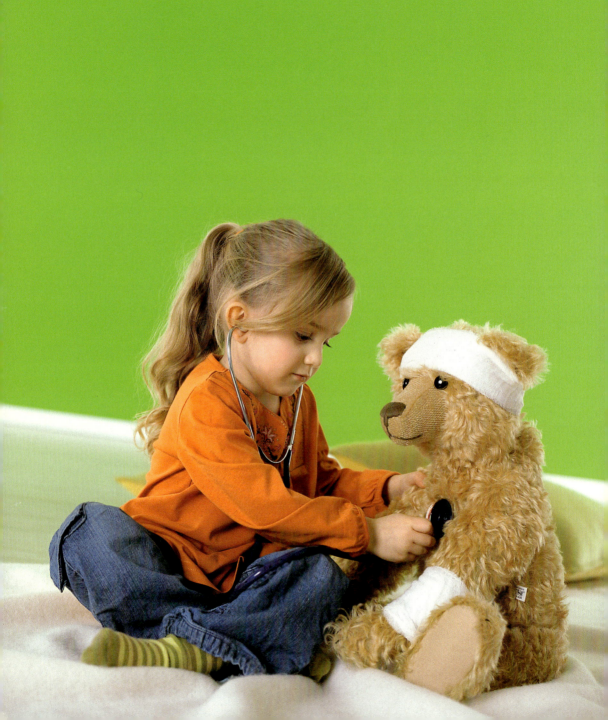

Ein Wort zuvor

In der Praxis stellen wir immer wieder fest, dass Eltern verunsichert sind, wenn es um das gesundheitliche Wohl ihrer Kinder geht: Woran erkennen sie, ob und wie schwer ihr Kind erkrankt ist, und wie können sie ihm helfen und seine Schmerzen lindern? Damit Eltern nicht ratlos – oft mitten in der Nacht – am Bett ihres kranken Kindes stehen müssen, haben wir dieses Buch geschrieben. Alle, denen ein Kind anvertraut ist, brauchen ausreichende Informationen, um eine Krankheit richtig einschätzen zu können, um entscheiden zu können, ob der Arzt sofort aufgesucht werden muss oder ob es reicht, mit Hausmitteln die ersten Krankheitstage zu überstehen.

In diesem Buch sind die wichtigsten und häufigsten Krankheiten beschrieben, an denen Ihr Kind erkranken kann. Die Behandlungsvorschläge entsprechen dem heutigen Stand der Medizin und basieren auf aktuellen Forschungsergebnissen. Sie sind erweitert durch bewährte Hausmittel sowie homöopathische und andere naturheilkundliche Therapieempfehlungen. Diese Selbsthilfemaßnahmen sind in erster Linie für die Behandlung von leichten Erkrankungen – wie zum Beispiel Schnupfen – gedacht. Neben den Erfolgen der modernen Medizin reichen bei banalen Alltagsleiden, an denen Kinder fast regelmäßig erkranken, Hausmittel oft aus und ersparen »schwere Geschütze«. Zudem sind unerwünschte Nebenwirkungen seltener zu befürchten. Und welches kranke Kind liebt es nicht, wenn sich Mutter oder Vater ausgiebig mit ihm beschäftigen, ihm einen Wickel auf den schmerzenden Bauch legen oder einen duftenden Kräutertee Löffel für Löffel geben?

Dieses Buch soll auf keinen Fall dazu verleiten, auf ärztlichen Rat zu verzichten. Wenn sich der Zustand Ihres Kindes durch Hausmittel und andere Selbsthilfemaßnahmen nicht innerhalb kurzer Zeit bessert, müssen Sie – lieber einmal zu früh als zu spät – den Arzt aufsuchen, zu dem Sie und Ihr Kind Vertrauen haben.

Dr. med. Helmut Keudel

Dr. med. Barbara Capelle

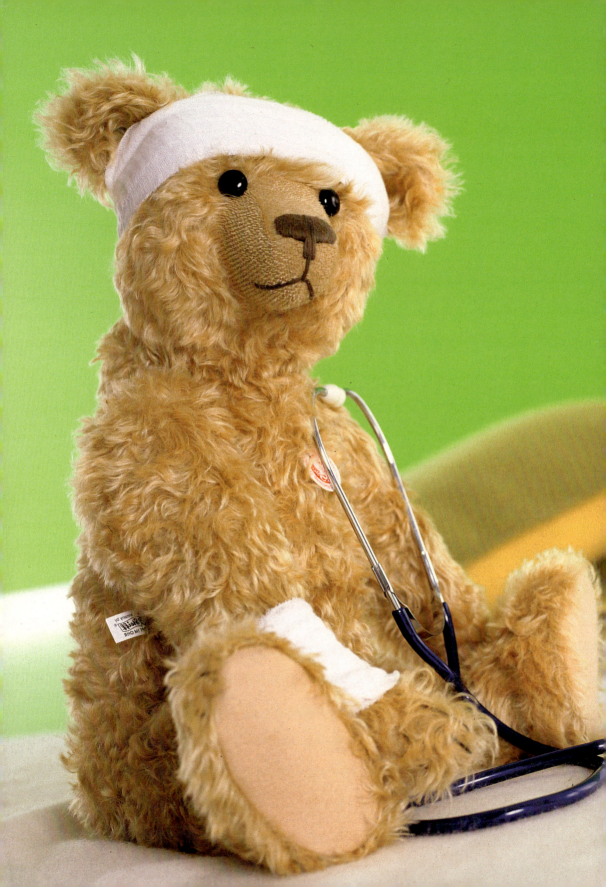

Wenn Kinder erkranken

In diesem Kapitel erfahren Sie, was Sie alles für Ihr krankes Kind tun sollten: wie Sie es pflegen, ihm helfen können, wie Sie am besten mit dem Arzt zusammenarbeiten und Ihr Kind auf einen eventuell nötigen Krankenhausaufenthalt vorbereiten. Außerdem: Tipps für einen gesunden Urlaub.

WENN KINDER ERKRANKEN

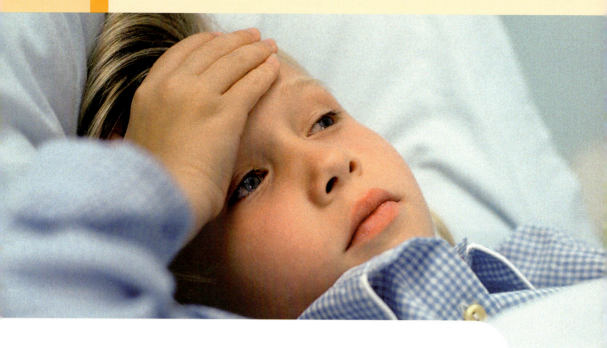

Ein krankes Kind braucht gute Pflege

Von Krankheit bleibt kein Kind verschont

Während der Schwangerschaft und Stillzeit gibt die Mutter ihrem Kind einen Teil ihrer Gesundheit weiter: Die Abwehrkräfte, Antikörper genannt, die der mütterliche Körper als Reaktion auf selbst durchgemachte Krankheiten aufgebaut hat, gelangen über die Plazenta und über die Muttermilch in den Körper des Kindes, wodurch es gegen diese Krankheiten geschützt ist.

Dieser »Nestschutz« bleibt leider nur einige Monate lang erhalten. Dann muss das Kind anfangen, sein eigenes Abwehrsystem, das heißt eigene Antikörper, aufzubauen. Ab etwa einem halben Jahr beginnen Babys ihre Umwelt verstärkt zu erforschen und zu begreifen und treffen dabei natürlich auch auf Krankheitserreger wie Viren und Bakterien. Da ihr Immunsystem noch ungenügend trainiert ist, sind Kleinkinder häufiger krank als größere Kinder oder Erwachsene: Der Kontakt mit Krankheitserregern führt zur Bildung von Antikörpern, die das Kind

EIN KRANKES KIND BRAUCHT GUTE PFLEGE

entweder lebenslang, wie bei Masern und Mumps, oder zumindest eine Weile, wie bei Erkältungen, vor einer neuen Infektion mit dem gleichen Erreger schützen. Statistisch gesehen macht jedes Kind in seinen ersten sechs Lebensjahren Bekanntschaft mit 200 bis 300 verschiedenen Viren und Bakterien, die Infekte wie Schnupfen oder Husten auslösen können. Im Kindergartenalter rechnet man mit rund zwölf Infekten pro Jahr, Schulkinder erkranken etwa sechs- bis achtmal und Jugendliche ungefähr fünfmal im Jahr. Hochsaison für Erkältungen ist die kalte Jahreszeit. Viren lauern überall: Es nützt nichts, Kinder aus Angst vor Ansteckung aus dem Kindergarten zu nehmen. Schützen können Sie Ihr Kind nur durch Stillen (Seite 254), Stärkung seiner Körperabwehr (Seite 258) und Impfen (Seite 248).

SO FÜHLT SICH EIN KRANKES KIND

Erwachsene wissen, dass der Schnupfen, der sie plagt, vorübergeht. Kinder hingegen empfinden Krankheiten als einen bedrohlichen Einschnitt in ihr Leben, vor allem, wenn sie jünger sind. Sie verstehen nicht, warum sie Schmerzen haben und warum die Mutter ihnen bittere Medizin einflößt oder ihre Waden mit feuchtkalten Tüchern umwickelt. Arztbesuche und vielleicht sogar ein Krankenhausaufenthalt verunsichern sie noch mehr.
Kinder fallen in Krankheitszeiten oft eine Entwicklungsstufe zurück: Sie schreien wieder nach der Flasche oder machen, wenn sie bereits sauber waren, wieder in die Hose. Solche Rückschritte sollten Sie nicht bewerten – nach der Genesung kommt gewöhnlich alles wieder ins Lot.

Liebe ist die beste Medizin

Ist ein Kind krank, braucht es noch mehr Liebe und Zuwendung als in gesunden Tagen. Es braucht aber auch sachgerechte Hilfe und Pflege, um wieder gesund zu werden. Deshalb ist der wichtigste Grundsatz beim Betreuen von kranken Kindern: Mitgefühl ja, aber nicht mitleiden, um kühlen Kopf zu bewahren und effektiv zu handeln. Seien Sie nicht überängstlich. Wenn Sie Zuversicht haben, überträgt sich diese auch auf Ihr krankes Kind. Verwöhnen Sie Ihr krankes Kind ruhig mehr als sonst – aber nicht maßlos. Sonst gewöhnt sich Ihr Kind daran – und möchte gar nicht wieder gesund werden.

 INFO

Kranke Kinder – berufstätige Eltern

Jeder berufstätigen Mutter und jedem berufstätigen Vater stehen laut Gesetzgeber pro Jahr und Kind zehn Arbeitstage für die Pflege ihres kranken Kindes zu, pro Elternteil für alle Kinder nicht mehr als 25 Arbeitstage. Alleinerziehende bekommen pro Kind und Jahr 20 Tage frei, bei mehreren Kindern aber insgesamt nicht mehr als 50 Tage. Wenn der Arbeitgeber diese Tage nicht bezahlt, können gesetzlich Versicherte unter bestimmten Voraussetzungen Krankenpflegegeld beantragen.

WENN KINDER ERKRANKEN

Die Selbstbehandlung und ihre Grenzen

Eltern merken meist ganz genau, wenn ihr Kind eine Krankheit ausbrütet, und erkennen die Frühzeichen. Babys schreien mehr als sonst oder trinken schlecht, ältere Kinder sind weinerlich, haben keine Lust zu spielen oder legen sich zu ungewöhnlichen Zeiten ins Bett.
Ab etwa drei Jahren kann ein Kind mitteilen, dass es sich nicht wohl fühlt – aber Schmerzen kann es noch schlecht lokalisieren. Meist tut der Bauch weh, auch wenn der Schmerz im Knie sitzt, Hals-

 WICHTIG

Bei diesen Symptomen müssen Sie sofort zum Arzt

Fieber:
- Fieber über 39 °C, beim Säugling über 38,5 °C
- Fieber mit Krampfanfällen
- Fieber, wenn schon früher Krampfanfälle aufgetreten sind
- Fieber mit Erbrechen, Durchfall, Kopfschmerzen, Nackensteife, Benommenheit
- Fieber unter 38,5 °C, das ohne Besserungstendenz länger als drei Tage anhält
- Fieber, das ständig wiederkehrt

Bauchweh, Erbrechen, Durchfall:
- Baby: Erbrechen oder Durchfall seit über sechs Stunden
- Kindergartenkind: Erbrechen oder Durchfall seit über zwölf Stunden
- Schulkind: Erbrechen oder Durchfall seit über 18 Stunden
- Erbrechen mit Kopfschmerzen und/oder Schwindelanfällen
- Erbrechen mit Bauchschmerzen, besonders im Unterleib
- Erbrechen nach einem Unfall, bei dem möglicherweise der Kopf verletzt wurde
- Durchfall mit Fieber und Unterleibsschmerzen

Husten:
- Husten mit Fieber
- Husten, der länger als eine Woche anhält, ohne besser zu werden
- Plötzlich auftretender Husten, der nicht besser wird, ohne dass das Kind erkältet ist
- Husten mit Atemnot, vor allem, wenn das Kind nachts davon aufwacht

Generell sollten Sie bei allen Krankheitssymptomen, die Sie sich nicht erklären können oder die sich innerhalb von zwei bis drei Tagen durch Ihre Selbsthilfemaßnahmen nicht bessern, den Arzt aufsuchen.

EIN KRANKES KIND BRAUCHT GUTE PFLEGE

schmerzen werden als Ohrenschmerzen empfunden. Fieber und Erbrechen sind Symptome für die unterschiedlichsten Krankheiten. Zu erkennen, was einem Kind fehlt, ist manchmal sehr schwierig. Eltern sollten deshalb bei Unsicherheit den Arzt aufsuchen.

KEINE PANIK – ERST GENAU BEOBACHTEN

Allerdings muss nicht jedes Wehwehchen vom Arzt behandelt werden. Oberstes Gebot bei jeder Erkrankung Ihres Kindes: Ruhe bewahren, genau beobachten und dann entscheiden, was zu tun ist. Diese Verantwortung müssen Sie übernehmen. Ein aufgeschürftes Knie oder eine Prellung können Sie selbst behandeln, während bei starken Blutungen und Bewusstlosigkeit sofort fachmännisch erste Hilfe geleistet werden muss.

Hat sich Ihr Kind erkältet, können Sie – wenn es nicht fiebert – mit Hausmitteln die nächsten Tage überbrücken. Bei Fieber, Durchfall und Erbrechen wägen Sie nach Alter des Kindes und Schwere der Krankheitssymptome ab, ob Sie selbst helfen oder den Arzt aufsuchen. Beim Säugling kann unstillbares Erbrechen innerhalb von Stunden zum Tod führen, während es bei einem Schulkind reicht, einen durch zu viel Eiscreme verdorbenen Magen mit Diät zu behandeln.

WAS SIE DEM ARZT MITTEILEN SOLLTEN

Wenn Sie mit Ihrem Kind zum Arzt gehen, sollten Sie auf folgende Fragen vorbereitet sein und sie möglichst genau beantworten:

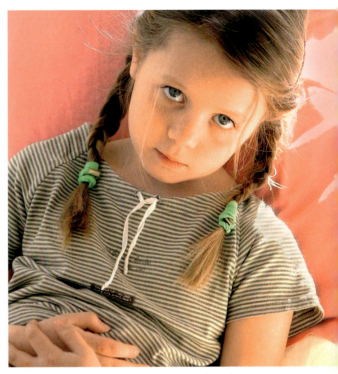

Klagt Ihr Kind über Bauchweh, können vielerlei Ursachen dahinter stecken.

- Seit wann ist Ihr Kind krank? Ist es plötzlich erkrankt oder ging es ihm allmählich immer schlechter?
- An welchen Symptomen leidet Ihr Kind? Treten die Symptome zu ganz bestimmten Zeiten auf, kommen sie anfallsartig oder halten sie über mehrere Stunden an?
- Wie fühlt sich Ihr Kind? Hat es Schmerzen und wenn ja, wie äußern sie sich?
- Hat es Fieber? Wenn ja, wie hoch und seit wann? Bitte immer die Temperatur messen!
- Haben Sie bereits etwas zur Behandlung unternommen? Wenn ja, was, wann und wie oft?

WENN KINDER ERKRANKEN

Beim Kinderarzt

Bei vielen Kindern löst schon die Ankündigung »Wir gehen zum Arzt« Panik aus. Besorgnis und Ängste der Eltern, viel Aufhebens um den Arztbesuch und häufige Gespräche von Erwachsenen über schlimme Krankheiten signalisieren Kindern, dass ihnen etwas Unangenehmes bevorsteht. Damit der Besuch beim Kinderarzt nicht zum beängstigenden Erlebnis wird, sollten Sie versuchen, Ihre eigenen Befürchtungen abzubauen, ehrlich zu Ihrem Kind zu sein und es richtig darauf vorzubereiten.

SO BEREITEN SIE IHR KIND AUF DEN ARZTBESUCH VOR

Gehen Sie mit Ihrem Kind so selbstverständlich zum Arzt, wie Sie mit ihm zum Einkaufen gehen: Verzichten Sie darauf, es vorher »fein zu machen«. Versprechungen wie »Der tut dir nichts« führen dazu, dass Ihr Kind misstrauisch wird. Erklären Sie ihm, dass der Arzt ihm helfen wird: Er wird es anfassen und untersuchen, es wiegen und messen und seine Ohren ausleuchten. Am besten üben Sie es zu Hause mit Ihrem Kind ein – fast alle Kinder spielen leidenschaftlich gern »Doktor«.
Damit der Besuch beim Kinderarzt möglichst reibungslos verläuft:

- Vereinbaren Sie einen Termin bei Ihrem Arzt, um Wartezeiten zu verkürzen.
- Schreiben Sie sich Fragen, die Sie an den Arzt haben, zu Hause auf; oft werden sie sonst in der Aufregung vergessen.
- Nehmen Sie alle Vorsorgetermine wahr. Da Ihr Kind nur untersucht wird und nicht wegen Schmerzen oder Krankheit zum Arzt muss, verkraftet es den Arztbesuch besser.
- Trösten Sie Ihr Kind nicht während der Untersuchung, das sorgt nur für unnötige Verzögerungen. Der Trost hinterher ist viel wichtiger.
- Wenn Ihr Kind alt genug ist, um dem Arzt Auskunft zu geben, lassen Sie es selbst seine Fragen beantworten. So kann sich zwischen Ihrem Kind und dem Arzt ein Gespräch entwickeln, das Vertrauen schafft und Ängste abbaut.
- Kann Ihr Kind sich alleine entkleiden, helfen Sie nur nach, wenn es absolut nötig ist. So erfährt der Arzt viel über den Entwicklungsstand Ihres Kindes.
- Versprechen Sie Ihrem Kind keine Belohnung für gutes Verhalten. Fließen dann doch Tränen, vergrößert die Angst um die entgangene Belohnung das Leid noch mehr.

WANN IST EIN HAUSBESUCH NÖTIG?

Selbst fiebernde Kinder können mit dem Auto in die Praxis gebracht werden. Sie bekommen schneller ärztliche Hilfe, denn der Arzt kann Hausbesuche erst nach seiner Sprechstunde machen und kennt vielleicht nicht den schnellsten Weg zu Ihnen. Eventuell notwendige Untersuchungen – Blutprobe, Elektrokardiogramm, Ultraschall – können nur in der Praxis vorgenommen werden.
Über einen Hausbesuch sollten die Eltern mit dem Arzt gemeinsam entscheiden. Ein Hausbesuch ist angebracht, wenn ein Kind eine der äußerst ansteckenden Kinderkrankheiten durchmacht, beim Pseudokrupp-Anfall oder Fieberkrampf. Manch-

EIN KRANKES KIND BRAUCHT GUTE PFLEGE

mal kann es auch darum gehen, einer Mutter mit mehreren kranken Kindern den Besuch in der Praxis zu ersparen. Nicht zuletzt ist ein Hausbesuch nötig, wenn die Eltern des Kindes miterkrankt sind und das Haus nicht verlassen können. Hausbesuche sind aber kein Kriterium für das Können des Arztes. In einer Notfallsituation ist jeder Arzt bereit, einen Hausbesuch zu machen.

SO NEHMEN SIE IHREM KIND DIE ANGST VOR DEM ARZT

› Erlauben Sie Ihrem Kind, sein liebstes Schmusetier mit in die Praxis zu nehmen und es beim Untersuchen festzuhalten.
› Ermuntern Sie es, sich beim Untersuchen die Position auszusuchen, die es am liebsten mag – meist auf dem Schoß der Mutter. Sie können sich dazu auf die Untersuchungsliege setzen. Vor allem Säuglinge und Kleinkinder fürchten sich weniger, wenn die Mutter sie während der Untersuchung auf dem Arm hält.
› Lassen Sie sich vom Arzt zeigen, wie Sie Ihr Kind richtig halten; dies erleichtert Ihrem Kind unangenehme Untersuchungen.
› Ziehen Sie Ihr Kind nicht gleich ganz nackt aus, lassen Sie ihm die Unterhose an. Sträubt sich das Kind, machen Sie besser nur den Körperteil frei, der gerade untersucht werden soll.
› Lassen Sie den Arzt Ihrem Kind ruhig ein Gummibärchen oder ein kleines Spielzeug zur Erinnerung schenken. Ansonsten sollte ein Arztbesuch nicht mit großen Geschenken oder Versprechen honoriert werden.

Sanfte Medizin für Ihr Kind

Viele Eltern suchen heute Hilfe bei der so genannten alternativen Medizin – so werden die nicht der Lehrmeinung der Schulmedizin entsprechenden Heilverfahren genannt. Einige dieser sanften Methoden können gerade bei Kindern tatsächlich überraschende Besserungen erzielen. Vertrauen Sie Ihr Kind jedoch aus diagnostischen Gründen nur entsprechend ausgebildeten Ärzten und Kinderärzten an, denn die sanfte Medizin hat ihre Grenzen. Notfalls muss Ihr Kind doch schulmedizinisch behandelt werden.

HOMÖOPATHIE

Die Homöopathie wurde von dem Arzt Dr. Samuel Hahnemann entwickelt und folgt dem Grundsatz, Gleiches mit Gleichem zu behandeln: Substanzen, die beim Gesunden bestimmte Symptome hervorrufen, können in ganz geringer Dosis Krankheiten mit ähnlichen Symptomen heilen, indem sie die Selbstheilungskräfte mobilisieren. Die Substanzen werden dabei schrittweise verdünnt und verschüttelt (»potenziert«). Ziffer und Zahl hinter dem Wirkstoff geben über den Grad der Potenzierung Auskunft: Je höher die Zahl ist, umso öfter wurde die Substanz potenziert, und um so stärker wirkt das Medikament. Homöopathische Ärzte behandeln aber nie nur die Krankheitssymptome, sondern immer den ganzen Menschen mit seiner Konstitution und seinem Wesen. Die Kunst des erfahrenen homöopathischen Arztes besteht darin, das passende

WENN KINDER ERKRANKEN

 INFO

Homöopathie – richtig anwenden

Bei der homöopathischen Selbstbehandlung werden meist dreimal täglich fünf Globuli (Kügelchen) gegeben; diese Menge entspricht einer Tablette oder fünf Tropfen. Kindern gibt man bevorzugt Globuli oder Tabletten, da flüssige Zubereitungen Alkohol enthalten.

Medikament für den Patienten und die entsprechende Erkrankung auszuwählen. Was allerdings oft zu Irritationen in der homöopathischen Therapie führt, ist die Erstverschlechterung der Krankheitssymptome. Diese führt aber recht schnell (nach ein bis zwei Tagen) zur Verbesserung des Krankheitsbildes.

Homöopathisch arbeitende Kinderärzte haben vor allem Erfolge bei Kindern, die an immer wiederkehrenden Infekten leiden – wenn diese nicht durch Bakterien verursacht wurden. Auch bei Hauterkrankungen wie Neurodermitis und Milchschorf, bei wiederholten Erkrankungen der Atemwege, beim Magen-Darm-Katarrh, bei Blähungen und bei seelisch bedingten Kopf- und Bauchschmerzen haben sich Homöopathika bewährt. Gefährliche Infektionen wie Scharlach, Krebserkrankungen und Hormonstörungen dürfen nicht homöopathisch behandelt werden.

WEITERE ALTERNATIVE BEHANDLUNGSWEISEN

- Die von Rudolf Steiner entwickelte Lehre der Antroposophie ist eine umfassende Lebenseinstellung, die den ganzen Menschen mit Leib, Seele und Geist in das Naturgeschehen einbindet. Die homöopathisch aufbereiteten anthroposophischen Medikamente sollen die Selbstheilungskräfte anregen. Weitere Säulen der anthroposophischen Lehre sind spezielle biologisch-dynamische Diätvorschriften und die Heileurythmie. Auch für die Anthroposophie gilt: Gefährliche Krankheiten sollten schulmedizinisch behandelt werden.
- Die von Dr. Wilhelm Heinrich Schüßler entwickelten Schüßler-Salze sind Mineralstoffe, die homöopathisch aufbereitet werden und den Mineralstoffhaushalt im Körper regulieren sollen. Auf diese Weise können sie die Selbstheilung beeinflussen.
- Die Akupunktur, eine uralte chinesische Heilmethode, hilft besonders bei Schmerzzuständen wie Migräne, aber auch bei Schlaflosigkeit, Nasennebenhöhlenentzündungen und Heuschnupfen. Sie wird in einigen Kliniken bei Schmerzen und zur Betäubung bei Operationen eingesetzt, um den Einsatz von Betäubungsmitteln zu verringern.
- Die vom englischen Arzt Dr. Edward Bach begründete Heilmethode orientiert sich am Gemütszustand des Patienten. Um das seelische Gleichgewicht wiederherzustellen, werden 38 spezielle Blütenessenzen, die so genannten Bach-Blüten, eingesetzt, um die Psyche positiv zu beeinflussen.

EIN KRANKES KIND BRAUCHT GUTE PFLEGE

So pflegen Sie Ihr krankes Kind zu Hause

Liebe, Zuwendung und eine sorgfältige Pflege in der vertrauten Umgebung lindern die Beschwerden Ihres kranken Kindes oft besser als alle ärztlich verordneten Medikamente. Verfallen Sie nicht in hektische Betriebsamkeit und seien Sie nicht zu ängstlich. Strahlen Sie Ihrem Kind gegenüber Zuversicht und Ruhe aus, damit es sich geborgen fühlt.

DAS KRANKENZIMMER

Kranke Säuglinge und Kleinkinder lassen Sie am besten in Ihrer Nähe, zum Beispiel im Kinderwagen. Sie können auch das Sofa im Wohnzimmer zum Krankenbett umfunktionieren. Vielen Kinder tut es gut, wenn sie tagsüber im elterlichen Bett liegen dürfen. Die Nacht verbringt Ihr Kind dann im eigenen Bett, oder ein Elternteil wird ins Kinderzimmer ausquartiert. Zwingen Sie Ihr Kind nicht zur Bettruhe, lassen Sie es selbst entscheiden. Fühlt es sich richtig schlecht, bleibt es von selbst im Bett und will schlafen oder dösen. Hat Ihr Kind Fieber und ist trotzdem munter, darf es aufstehen und spielen, wenn es möchte – solange es im Haus bleibt. Sorgen Sie jedoch dafür, dass Ihr Kind vor Zugluft geschützt ist und nicht friert. Nur wenn der Arzt ausdrücklich Bettruhe verordnet, müssen Sie sich daran halten. Einem fiebernden Kind ist es eher zu heiß als zu kalt, daher sollte das Krankenzimmer nicht überhitzt sein: 18 °C tagsüber und 15 °C in der Nacht sind die optimalen Temperaturen. Wichtig ist frische Luft, sie regt den Kreislauf an und sorgt für guten Schlaf. Lüften Sie daher auf jeden Fall morgens und abends für mindestens zehn Minuten – auch im Winter. Im Sommer können Sie das Fenster offen lassen. Während gelüftet wird, achten Sie darauf, dass Ihr Kind gut zugedeckt ist und keine Zugluft bekommt, oder Sie nutzen dafür die Zeit, die das Kind im Badezimmer verbringt. Im Winter sollten Sie das Zimmer nur heizen, wenn sich Ihr krankes Kind ständig abdeckt.

Zu trockene Luft reizt die Schleimhäute Ihres kleinen Patienten. Aber Luftbefeuchter im Krankenzimmer können Bakterien durch die Luft schleudern. Besser sind immer wieder frisch angefeuchtete Tücher, die Sie über einen Wäscheständer hängen können.

Achten Sie auf besondere Sauberkeit im Krankenzimmer: Wischen Sie Möbel, Gegenstände und den Boden öfter feucht ab und säubern Sie Teppiche mit einem Staubsauger. Waschen Sie sich gründlich

> **WICHTIG**
>
> **Genau beobachten**
>
> Hat Ihr Kind Fieber, messen Sie mindestens zweimal täglich die Temperatur (Seite 27). Führen Sie ein kleines Protokoll, in dem Sie Fieberverlauf und Veränderungen in Verhalten und Aussehen Ihres Kindes notieren. Informieren Sie den Arzt über Ihre Beobachtungen. Damit geben Sie ihm wichtige Anhaltspunkte für die nötige Behandlung.

WENN KINDER ERKRANKEN

 WICHTIG

Kann Ihr krankes Kind andere anstecken?

Die Inkubationszeit, das heißt, die Zeit von der Ansteckung bis zum Ausbruch der Erkrankung, beträgt meist einige Tage bis wenige Wochen. Gegen Ende der Inkubationszeit – solange Ihr Kind noch völlig gesund erscheint – kann es bereits andere anstecken. Daher braucht Ihr Kind nicht aus dem Kinderzimmer auszuziehen, wenn es dieses mit Geschwistern teilt; dies verhütet die Ansteckung im Allgemeinen nicht.
Ob sich ein Kind ansteckt, hängt generell von seiner Abwehrkraft ab und davon, ob es die Krankheit selbst schon durchgemacht hat.

die Hände, bevor Sie sich Ihrem Kind zuwenden, und auch danach.
Mummeln Sie Ihr krankes Kind nicht wie für einen Winterspaziergang ein, vor allem nicht bei hohem Fieber. Will Ihr Kind aufstehen, ziehen Sie ihm einen Pullover über den Schlafanzug und warme Socken an die Füße.

Tipps rund ums Krankenbett

› Sorgen Sie dafür, dass das Bett immer trocken und sauber ist. Lieber einmal öfter die Bettwäsche wechseln, vor allem, wenn sie durchgeschwitzt ist oder Krümel vom Essen im Bett sind. Ihr Kind fühlt sich in frischer Bettwäsche einfach wohler.
› Auch im Winter sollten Sie Ihr krankes Kind nicht unter Kissenbergen vergraben. Eine Daunen- oder Wolldecke genügt. Baumwolle oder Leinen eignet sich am besten für das Bettzeug: Es sollte bei mindestens 60 °C waschbar sein.
› Wenn Ihr Kind erbricht, stellen Sie ihm einen Eimer mit etwas Wasser ans Bett, damit es nicht aufstehen muss.
› Ist Ihr Kind schwer erkrankt, ersparen Sie ihm mit einem Nachttopf den Gang zur Toilette.

ESSEN UND TRINKEN

Kranke Kinder mögen oft nicht essen, besonders wenn sie Fieber haben. Zwingen Sie Ihr Kind nicht zum Essen – sein Kalorienbedarf ist ohnehin vermindert, da es sich weniger bewegt. Lassen Sie es wählen, zum Beispiel zwischen Reis, Nudeln oder Kartoffeln, und richten Sie die Mahlzeiten mit etwas Phantasie an. Fettarme und kohlenhydratreiche Kost – dazu gehören Brei aus Obst oder Gemüse, Kompott, Toastbrot mit Geflügelwurst oder fettarme Fleischbrühe mit Reis – bekommt kranken Kindern am besten. Säuerliches Obst, zum Beispiel Äpfel, und Gebäck wie Zwieback, Knäckebrot und Salzstangen reinigen zusätzlich den Mund.
Fünf kleine Mahlzeiten am Tag sind besser als drei große. Dies gilt auch für kranke Säuglinge.
Will Ihr Kind gar nicht essen, können Sie mit leicht gesüßtem Tee oder ungezuckerten Fruchtsäften für Kalorien sorgen. Es ist wichtiger, dass Ihr krankes Kind viel trinkt, als dass es isst. Bei Fieber verdunstet der Körper mehr Flüssigkeit und scheidet über die Haut vermehrt Mineralstoffe

und Salze aus. Als Flüssigkeitsersatz besonders geeignet sind leichte Tees, verdünnte Fruchtsäfte oder fettarme Fleischbrühe, die Sie in einer Thermoskanne warm halten können. Bitte geben Sie Ihrem kranken Kind nichts Eiskaltes, sondern schonen Sie seinen Magen durch zimmerwarme Getränke.

Ist Ihr Kind älter als drei Jahre, stellen Sie ihm Getränke in erreichbare Nähe, zum Beispiel auf den Nachttisch. Stillen Sie Ihren Säugling öfter als sonst und bieten Sie Kleinkindern häufig die Teeflasche an. Bei einigen Erkrankungen kann der Arzt eine besondere Diät verordnen. Verweigert Ihr Kind diese Diät, besprechen Sie Alternativen mit dem Arzt.

TÄGLICHE KÖRPERPFLEGE

Einmal täglich sollten Sie Ihr krankes Kind von Kopf bis Fuß waschen. Dadurch fühlt es sich nicht nur erfrischt: Auch sein geschwächter Kreislauf wird angekurbelt. Schieben Sie ein Handtuch unter Ihr im Bett liegendes Kind, befeuchten Sie einen Waschlappen mit lauwarmem Wasser (ca. 25 °C) und reiben Sie das Kind damit ab. Achseln, Leistenbereich und Genick sollten Sie besonders gründlich säubern. Trocknen Sie Ihren kleinen Patienten anschließend sorgfältig ab.

Nur wenn Ihr Kind länger als eine Woche erkrankt ist, wird ein Bad notwendig. Die Wassertemperatur sollte zwischen 35 und 37 °C betragen, das Wasser nur bis zur Taille reichen und das Bad nicht länger als fünf Minuten dauern.

Regelmäßiges Zähneputzen ist besonders wichtig, denn kranke Kinder leiden meist unter trockenem Mund und belegter Zunge. Will Ihr Kind nicht Zähne putzen, können Sie sich ausnahmsweise mit sauren Äpfeln oder Salzstangen behelfen. Säuglingen geben Sie verdünnten Salbeitee zu trinken.

Gegen trockenen Mund hilft viel Trinken. Als Erste-Hilfe-Maßnahme können Sie den Mund Ihres Kindes mit einem feuchten Läppchen auswischen oder ihm Orangenstückchen zum Lutschen geben. Trockene und aufgesprungene Lippen können Sie mit Lippenpomade oder weicher Vaseline aus der Apotheke eincremen.

»MIR IST SO LANGWEILIG ...«

Wenn es Ihrem Kind besser geht, will es spielen und unterhalten werden. Ihrer Phantasie sind keine Grenzen gesetzt. Funktionieren Sie ein großes Tablett zum Spieltisch um, indem Sie es auf zwei umgedrehte Kochtöpfe stellen. Malstifte und Papier, Legosteine, Kaufhauskataloge zum Ausschneiden können Kinder stundenlang faszinieren und beschäftigen. Vorlesen regt die Phantasie Ihres Kindes an, ebenso wie das Hören von Kassetten – im Gegensatz zum Fernsehen.

Krankenbesuche von Freunden sind erlaubt, wenn die Ansteckungsgefahr vorüber ist. Auch für gesunde Kinder sind solche Besuche wichtig: Sie lernen, dass Krankheit mit zum Leben gehört.

Nach einem komplikationslosen grippalen Infekt darf Ihr Kind nach einem fieberfreien Tag wieder in die Schule. Kindergartenkinder sollten zwei Tage länger zu Hause bleiben. Bei längeren und auch bei chronischen Krankheiten fragen Sie bitte den Arzt, wann Ihr Kind wieder nach draußen darf.

WENN KINDER ERKRANKEN

Ihr Kind im Krankenhaus

Wenn Ihrem Kind ein – nicht akuter – Krankenhausaufenthalt bevorsteht, sollten Sie es behutsam darauf vorbereiten. Lassen Sie sich ganz genau erklären, was im Krankenhaus gemacht wird. Wenn Sie die Situation verstehen, können Sie Ihr Wissen an Ihr Kind weitergeben. Beantworten Sie seine Fragen ehrlich und verheimlichen Sie ihm nicht, dass es sich vielleicht eine Weile nicht wohl fühlen wird – es könnte sonst das Vertrauen in Sie verlieren. Fahren Sie mit Ihrem Kind zum Krankenhaus und zeigen Sie es ihm von außen. Wenn Sie Ihr Kind gut vorbereiten, kann es seine Ängste abbauen und den Krankenhausaufenthalt sicher leichter verkraften.

SOLLEN MUTTER ODER VATER MIT INS KRANKENHAUS?

Bei Säuglingen und Kleinkindern sollten Sie mit im Krankenhaus bleiben, wenn es möglich ist (Eltern-Kind-Zimmer), oder wenigstens den ganzen Tag über bei Ihrem Kind sein. Ab dem vierten Lebensjahr verstehen Kinder meist schon genug – sie schlafen nachts allein und können auch tagsüber für ein paar Stunden allein gelassen werden. Informieren Sie Ihr Kind dann aber, wann Sie wieder da sein werden, und halten Sie dieses Versprechen ein.
Doch bevor Sie sich spontan für eine Mitaufnahme im Krankenhaus entscheiden, sollten Sie klären, ob Partner, Großeltern oder Nachbarn während Ihrer Abwesenheit Ihre anderen Kinder und den Haushalt betreuen.

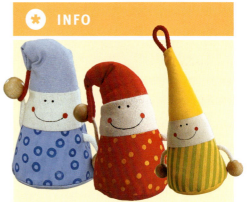

INFO

Das gehört in den Klinikkoffer

- Schnuller, Schlaftier, Schmusedecke
- Lieblingsspielzeug
- Schlafanzug oder Nachthemd
- Waschbeutel mit Zahnbürste und Zahnpasta, Kamm, Waschlappen, Seife, Hautcreme
- Abwaschbare Bilderbücher
- Familienfoto
- Foto vom Haustier

KRANK IM KRANKENHAUS

Wenn der Arzt Besuch von Freunden und Verwandten erlaubt, gönnen Sie Ihrem Kind die Abwechslung. Aber bitte wohldosiert und nicht alle auf einmal, das könnte Ihr Kind zu sehr anstrengen.
Verlassen Sie mit Ihrem Kind das Krankenhaus nicht eigenmächtig gegen den ärztlichen Rat. Heutzutage sorgen die Ärzte ohnehin dafür, den Krankenhausaufenthalt so kurz wie möglich zu gestalten.

EIN KRANKES KIND BRAUCHT GUTE PFLEGE

MORGENS OPERIERT, ABENDS NACH HAUSE

Ambulante Operationen werden derzeit häufiger durchgeführt. Das Kind wird im Krankenhaus oder in der Praxis des Kinderchirurgen operiert und darf – wenn der Eingriff komplikatioslos verlief – am selben Tag nach Hause, nachdem es sich noch ein paar Stunden von der Narkose erholt hat. Zu den Verlaufskontrollen nach der Operation suchen Sie dann den Arzt in der Sprechstunde auf.

Der Vorteil von ambulanten Operationen: Das Kind bleibt in seiner vertrauten Umgebung und kann zu Hause gepflegt werden. Dabei ist natürlich darauf zu achten, dass die nötige Bettruhe eingehalten wird und die Eltern genügend Zeit haben, sich um ihr krankes Kind zu kümmern. Für einen Krankenhausaufenthalt spricht, dass bei Komplikationen wie plötzlichen Nachblutungen sofort Arzt oder Krankenschwester zur Stelle sind.

Zur Zeit werden am häufigsten ambulant operiert: Nasenpolypen, Paukenerguss, Trommelfellplastik, Paukenröhrchen, Anlegen von abstehenden Ohren, Nabel- und Leistenbruch, Phimose, Gelenkkapselverletzungen, Bänderrisse, Meniskusschäden, Warzen, Muttermale und eingewachsene Nägel.

Vor einer ambulanten Operation wird das Kind vom Kinderarzt gründlich auf seine Narkosefähigkeit untersucht. Der operierende Arzt und der Narkosearzt klären Sie über den geplanten Eingriff auf und lassen Sie dann eine Einverständniserklärung unterschreiben.

Gute Reise!

Aus dem Urlaub soll die ganze Familie entspannt und erholt wiederkehren. Damit die schönste Zeit des Jahres nicht zum »Horrortrip« wird, sollten Sie den Familienurlaub richtig planen und drohenden gesundheitlichen Problemen vorbeugen. Das beginnt bereits bei der Wahl eines geeigneten Reiseziels. Mit Kindern unter zehn Jahren fahren Sie am besten an einen festen Standort – möglichst mit Badegelegenheit. Je jünger das Kind ist, desto näher sollten Sie am Heimatort bleiben, lange Anfahrtszeiten und allzu große Klimawechsel vermeiden. Untersuchungen haben gezeigt, dass die vielen neuen Eindrücke Säuglinge verängstigen, dass sie unruhiger und quengeliger werden und Schlafstörungen bekommen können. Kinder lieben Sandstrände und können stundenlang Sandburgen bauen, am liebsten in Gesellschaft gleichaltriger Spielkameraden. Aber auch Ferien auf dem Bauernhof oder einfach ein längerer Besuch bei Oma und Opa sind für Kinder beliebte Reiseziele. Besichtigungstouren oder Abenteuerreisen eignen sich erst für ältere Kinder ab zehn Jahren.

REISEVORBEREITUNGEN

Bei Reisen im Inland genügt es, wenn Sie die Krankenversicherungskarte mitnehmen. Wenn Sie ins Ausland reisen, haben Sie mit einem Auslandskrankenschein oder noch besser mit einer Zusatzkrankenversicherung mit Rücktransportgarantie für alle Fälle vorgesorgt. Mindestens sechs Wochen vor einer

WENN KINDER ERKRANKEN

geplanten Reise in exotische Länder sollten Sie mit dem Arzt über notwendige Impfungen sprechen und Ihren und den Impfplan Ihres Kindes überprüfen lassen. Für einen Urlaub in tropische oder Entwicklungsländer braucht Ihr Kind Impfungen gegen Tuberkulose und infektiöse Gelbsucht und eventuell eine Malariaprophylaxe. Bitte erkundigen Sie sich über die in dem jeweiligen Land empfohlenen Impfungen beziehungsweise Prophylaxen bei Ihrem Kinderarzt oder einem Tropeninstitut in Ihrer Nähe.

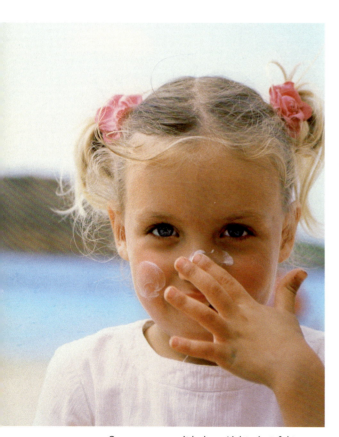

Sonnencreme mit hohem Lichtschutzfaktor bewahrt zarte Kinderhaut vor Sonnenbrand.

UNTERWEGS IM AUTO

Autofahren ermüdet Kinder mehr als Erwachsene, vor allem, da sie im Kindersitz festgeschnallt sind. Sorgen Sie für Bewegungspausen: Ideal wären zehn Minuten jede halbe Stunde bei unter Sechsjährigen und jede Stunde bei älteren Kindern.

Wenn Ihr Kind an Reisekrankheit leidet, lassen Sie sich vom Arzt spezielle Medikamente verschreiben, denn durch das Erbrechen könnte Ihr Kind zu viel Flüssigkeit verlieren. Homöopathisch können helfen: Tabacum D30, eine Tablette vor Reiseantritt und wenn nötig eine weitere Tablette alle zwei Stunden; alternativ Cocculus D4 oder Petroleum D4 – stündlich eine Tablette. In Fahrtrichtung sitzen, viel frische Luft während der Fahrt und natürlich Ihr Verzicht auf Zigarettenqualm erleichtern Ihrem Kind die Reise.

AM URLAUBSORT

Auch Kinder brauchen Zeit zum Eingewöhnen: Starten Sie nicht gleich mit Ausflügen oder Wanderungen, sondern lassen Sie Ihr Kind in den ersten Tagen seine neue Umgebung erkunden.

Vermeiden Sie Strandbesuche während der Mittagszeit. Vor Sonnenbrand und Sonnenstich schützen Sonnencreme, Sonnenschirme, Sonnenhut und Baumwollhemdchen. Säuglinge bleiben im Schatten, mit einem Tüllnetz zum Schutz gegen Fliegen. Wenn Ihr Kind mag, kann es auf die Badehose verzichten. Wenn nicht, wechseln Sie die Hose sofort, wenn das Kind aus dem Wasser kommt, um Harnwegsinfektionen vorzubeugen. Cremen Sie Ihr Kind eine halbe Stunde vor dem

EIN KRANKES KIND BRAUCHT GUTE PFLEGE

Sonnenbad mit Sonnencreme ein (Lichtschutzfaktor mindestens 12), nach jedem Bad und regelmäßig jede Stunde. Achten Sie darauf, dass die Sonnencremes frei von Konservierungsstoffen und Emulgatoren sind. Sie können Allergien auslösen, die wie Akne aussehen. Besser sind Sonnenschutzmittel mit Lipoproteinen, die Sie in der Apotheke kaufen können.

Lassen Sie Ihr Kind viel trinken, denn durch das Herumtoben beim Spielen verliert es Flüssigkeit, Salze und Kalorien. Ausnahmsweise sind Fruchtsäfte und Limonaden erlaubt!

IM ERNSTFALL

Wenn Ihr Kind krank oder verletzt ist, suchen Sie einen ortsansässigen Arzt auf. Reiseveranstalter und das Personal im Hotel oder auf dem Campingplatz nennen Ihnen den nächstgelegenen Arzt oder ein Krankenhaus. Um für den Ernstfall gewappnet zu sein, können Sie die Adresse gleich nach der Ankunft erfragen. Vergessen Sie nicht Telefonnummer und Anschrift Ihres Arztes zu Hause, um in Problemfällen Rat zu finden.

DIE REISEAPOTHEKE

Die Reiseapotheke soll möglichst klein und handlich sein. Am besten eignet sich ein kleiner Kulturbeutel dafür. Eine Reiseapotheke kann den Arzt nicht ersetzen, aber die Zeit bis zum Arztbesuch überbrücken oder bei leichten Verletzungen und Unpässlichkeiten hilfreich sein. Die vorgeschlagenen Medikamente verschreibt der Kinderarzt auf Privatrezept, denn Reisemedikamente werden von den Krankenkassen nicht bezahlt.

 INFO

Das gehört in die Reiseapotheke

- 2 Schnellverbände
- Heftpflaster
- Pflasterverbände
- 2 sterile Kompressen, 7,5 x 7,5 Zentimeter
- Schere
- Splitterpinzette
- Wund- und Heilsalbe
- Jodfreies Desinfektionsmittel
- Fieberthermometer
- Medikamente gegen Fieber (Tropfen oder Tabletten; Zäpfchen können bei größerer Hitze schmelzen)
- Medikamente gegen Durchfall (Elektrolyte in Pulverform)
- Heilnahrung für Flaschenkinder
- Husten- und Nasentropfen
- Mittel gegen Sonnenbrand und Insektenstiche
- Insektenschutzmittel
- Sonnencreme
- Antibiotikum zur Reserve
- In exotische Urlaubsländer sollten Sie Einmalkanülen und Einmalspritzen mitnehmen.

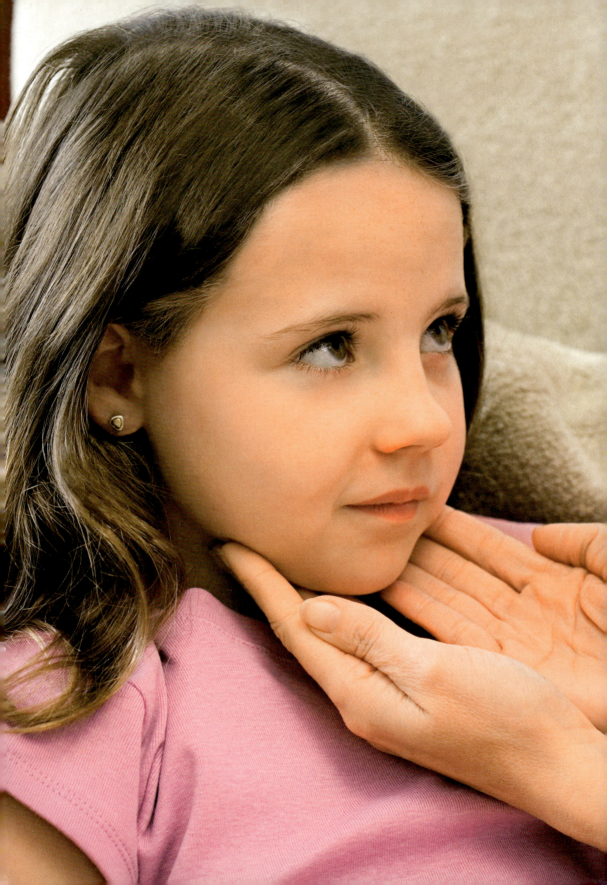

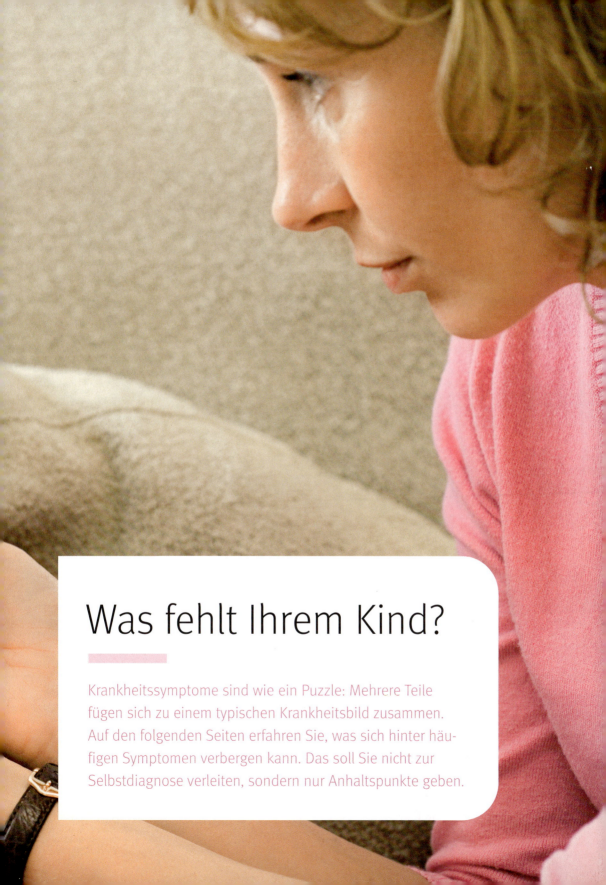

Was fehlt Ihrem Kind?

Krankheitssymptome sind wie ein Puzzle: Mehrere Teile fügen sich zu einem typischen Krankheitsbild zusammen. Auf den folgenden Seiten erfahren Sie, was sich hinter häufigen Symptomen verbergen kann. Das soll Sie nicht zur Selbstdiagnose verleiten, sondern nur Anhaltspunkte geben.

WAS FEHLT IHREM KIND?

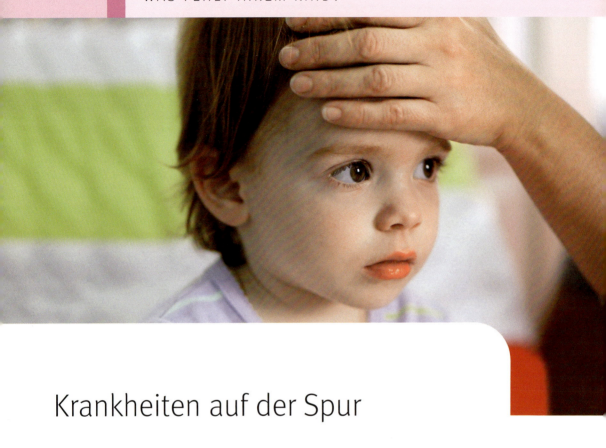

Krankheiten auf der Spur

Fieber und Puls

Wenn Ihr Kind einen kranken Eindruck macht, sollten Sie zunächst prüfen, ob es Fieber hat. Die normale Körpertemperatur liegt bei Kindern zwischen 36,1 °C und 37,8 °C. Sie schwankt je nach Tageszeit: Am höchsten ist sie gegen 18 Uhr und am niedrigsten gegen 4 Uhr morgens. Eine ganze Reihe von Faktoren lässt die Körpertemperatur vorübergehend sogar bis 38 °C ansteigen, zum Beispiel wenn das Kind herumtobt, stark schwitzt oder zum Schlafen zu warm angezogen war. Auch nach den Mahlzeiten, wenn für die Verdauung Energie verbraucht wird, kann die Temperatur erhöht sein. Wenn Sie bei Ihrem Kind Fieber gemessen haben, kontrollieren Sie am besten nach einer halben Stunde Ruhe die Temperatur noch einmal. Vielleicht hat es sich nur um eine kurzfristige Temperaturerhöhung gehandelt.
Ist Ihr Kind fieberhaft erkrankt, messen Sie morgens und abends die Temperatur. Steigt das Fieber über 39 °C, sollten Sie zusätzlich mittags die Temperatur nachprüfen und den Arzt um Rat fragen.

KRANKHEITEN AUF DER SPUR

LIEBER WADENWICKEL ALS ZÄPFCHEN

Mit Fieber reagiert der Körper auf eine ganze Reihe von Einflüssen: zum Beispiel auf Entzündungen, auf Infektionen durch Bakterien oder Viren oder auf einen gestörten Wasserhaushalt. Manche Kinder bekommen schon bei geringen Anlässen hohes Fieber, während andere auch bei schweren Krankheiten nur leicht fiebern. Fieber ist immer nur ein Signal dafür, dass sich der Körper mit einer Krankheit auseinander setzt. Durch die erhöhte Körpertemperatur werden die Stoffwechselvorgänge beschleunigt und Krankheitserreger an ihrer Vermehrung gehindert. Daher sollten Sie nicht sofort zum Fieberzäpfchen greifen, wenn Ihr Kind fiebert.
Bei hohen Temperaturen, Schüttelfrost oder bereits durchgemachten Fieberkrämpfen müssen Sie natürlich das Fieber senken – wobei Wadenwickel (Seite 226) Mittel der ersten Wahl sind. Wenn Sie mit Medikamenten das Fieber senken wollen, geben Sie Paracetamol oder Ibuprofen. Bitte keine Acetylsalicylsäure (Aspirin®) verabreichen – sie löst bei Kindern in seltenen Fällen das gefährliche Reye-Syndrom (Seite 211) aus.

SO MESSEN SIE DIE TEMPERATUR

Bei Kindern unter sechs Jahren messen Sie im After, das heißt rektal. Bis zu diesem Alter sind Messungen in der Achselhöhle zu ungenau. Auch das Fiebermessen im Mund ist nicht zu empfehlen, denn ein Glasthermometer könnte zerbrechen und ein Digitalthermometer kann Ihr Kleinkind nicht richtig im Mund halten. Wenn Sie das Thermometer rektal benutzen, fetten Sie die Spitze des Thermometers zum Beispiel mit Vaseline dünn ein, damit sie besser gleitet. Messen Sie mit dem Quecksilberthermometer drei Minuten lang. Die rektal gemessene Körpertemperatur beträgt normalerweise zwischen 36,8 °C und 37,5 °C.

Fiebermessen beim Säugling

Legen Sie Ihr Baby auf den Rücken und winkeln Sie seine Beine leicht an. Halten Sie einen Fußknöchel zwischen Daumen und Zeigefinger und den anderen Knöchel zwischen Zeigefinger und Mittelfinger derselben Hand fest. Mit der anderen Hand schieben Sie ihm das Thermometer etwa einen Zentimeter weit in den After. Am besten halten Sie das Thermometer fest, indem Sie es wie einen Bleistift in die Hand nehmen. Wenn Sie dabei den Zeigefinger abspreizen und am Po Ihres Babys abstützen, verhindern Sie, dass es sich bei ruckartigen Bewegungen verletzt.

 WICHTIG

Bei Fieber bitte beachten

Hält Fieber länger als 24 Stunden an, muss das Kind zum Arzt. Wenn ein Baby über 38,5 °C fiebert, sollten Sie umgehend den Arzt aufsuchen; nur er kann die Diagnose stellen. Denn beim Säugling kann Fieber das einzige Symptom für eine ganze Reihe von Krankheiten sein, vom Schnupfen bis zur lebensgefährlichen Hirnhautentzündung. Mögliche Ursachen für höheres Fieber finden Sie in der Tabelle auf Seite 29.

WAS FEHLT IHREM KIND?

 INFO

Verschiedene Thermometer

› **Digitalthermometer** messen exakt, solange die Batterien einwandfrei funktionieren. Ein akustisches oder optisches Signal zeigt das Ende des Messvorgangs an.

› **Infrarot-Thermometer** (Ohrthermometer) messen die Körpertemperatur sekundenschnell am Trommelfell. Für exakte Messwerte kommt es jedoch auf eine genaue Handhabung an.

› **Glasthermometer** enthalten Quecksilber oder gefärbten Alkohol, um die Temperatur anzuzeigen. Sie sind einfach zu benutzen und messen relativ genau. Ihr Nachteil: Sie können zerbrechen und Ihr Kind verletzen. Das Glasthermometer wird vor dem Benutzen so lange geschüttelt, bis die Quecksilbersäule unter die 36-Grad-Marke fällt.

› **Stirnthermometer** messen die Temperatur, indem man sie auf die Stirn klebt. Sie sind allerdings sehr ungenau.

Alle Thermometer sollten Sie mit nur lauwarmem Wasser (30 °C) und Seife reinigen, um sie nicht zu beschädigen.

Fiebermessen beim Kleinkind

Da sich ein kleines Kind oft heftig wehrt, legen Sie es mit dem Bauch nach unten auf Ihren Schoß, halten die Beine Ihres Kindes zwischen Ihren eigenen Beinen fest und beugen den Oberkörper des Kindes über eines Ihrer Knie. Kopf oder Arm halten Sie mit einer Hand fest, mit der anderen führen Sie vorsichtig das Thermometer ein.

Fiebermessen in der Achselhöhle

Bei Kindern über sechs Jahren kann die Temperatur unter der Achsel gemessen werden. Stecken Sie Ihrem Kind das Thermometer in die Achselhöhle und halten Sie seinen Oberarm an den Körper, damit es nicht herausrutscht. Die in der Achselhöhle gemessene Temperatur ist etwa ein Grad niedriger als die tatsächliche Körpertemperatur.

Fiebermessen im Mund

Wollen Sie die Temperatur oral, also im Mund messen, schieben Sie die Thermometerspitze unter die Zunge Ihres Kindes. Um das Thermometer festzuhalten, muss Ihr Kind die Lippen fest schließen, darf aber nicht auf das Thermometer beißen – es könnte zerbrechen.

SO MESSEN SIE DEN PULS

Wenn Ihr Kind Fieber hat oder kreislaufschwach ist, messen Sie seinen Puls, um Geschwindigkeit und Regelmäßigkeit des Herzschlags zu prüfen. Wie schnell der Puls pro Minute schlägt, hängt davon ab, wie alt das Kind und wie aktiv es ist: In Ruhe ist der Puls langsamer, nach körperlicher Anstrengung und bei Fieber schneller.

KRANKHEITEN AUF DER SPUR

Symptome	Mögliche Ursachen	Mögliche weitere Symptome
Fieber	Dreitagefieber (Seite 180)	Roter Ausschlag nach Fieberende, 3. bis 4. Tag
Fieber mit Husten und Schnupfen	Erkältung (Seite 79)	Ohrenschmerzen
	Beginnende Bronchitis (Seite 78)	Kurzatmigkeit
	Beginnende Lungenentzündung (Seite 85)	Kurzatmigkeit, Bauchschmerzen
	Beginnende Masern (Seite 188)	Bindehautentzündung, weiße Flecken im Mund
Fieber mit Hals- und/oder Ohrenschmerzen	Kehlkopfentzündung (Seite 82)	Heisere Stimme, Atemnot
	Mandelentzündung (Seite 86)	Atemstörungen
	Mittelohrentzündung (Seite 70)	Erbrechen, Schnupfen
	Scharlach (Seite 195)	Bauchschmerzen, Ausschlag
Fieber mit Erbrechen	Blinddarmentzündung (Seite 93)	Bauchschmerzen, Durchfall, Verstopfung
	Magen-Darm-Katarrh (Seite 101)	Durchfall, Bauchschmerzen
	Hirnhautentzündung (Seite 154)	Nackensteifigkeit, Kopfschmerzen
	Nierenentzündung (Seite 120)	Schmerzen in der Flanke, Schmerzen im Bauch
	Grippe (Seite 182)	Kopfschmerzen, Gliederschmerzen
Fieber mit Bauchschmerzen	Blinddarmentzündung (Seite 93)	Erbrechen, Durchfall, Verstopfung
	Magen-Darm-Katarrh (Seite 101)	Durchfall, Erbrechen
	Lungenentzündung (Seite 85)	Atemstörungen, Husten
	Scharlach (Seite 195)	Halsschmerzen, Ausschlag
Fieber mit rotem Ausschlag	Masern (Seite 188)	Bindehautentzündung, Husten
	Röteln (Seite 194)	Vergrößerte Nackenlymphknoten
	Scharlach (Seite 195)	Bauchschmerzen, Halsschmerzen, Ohrenschmerzen
	Arzneimittelallergie (Seite 166)	Übelkeit, Bauchschmerzen, Durchfall
	Nahrungsmittelallergie (Seite 164)	Erbrechen, Durchfall
	Nesselsucht (Seite 170)	Übelkeit, Kreislaufprobleme
	Sonnenbrand (Seite 138)	Brennende Schmerzen, Übelkeit, Kreislaufprobleme
Fieber mit Hautbläschen	Windpocken (Seite 196)	Starker Juckreiz
Fieber mit gelber Hautverfärbung	Hepatitis (Seite 184)	Bauchschmerzen, heller Stuhl, dunkler Urin
Fieber mit Kopfschmerzen	Grippe (Seite 182)	Gliederschmerzen, Bauchschmerzen, Erbrechen
	Nasennebenhöhlenentzündung (Seite 87)	Schnupfen, Atemnot
	Hirnhautentzündung (Seite 154)	Nackensteifigkeit, Erbrechen, Benommenheit

WAS FEHLT IHREM KIND?

 INFO

Ruhepuls

Im Folgenden sind zu jedem Lebensalter des Kindes die normalen Pulswerte in Ruhestellung angegeben. Die drei Werte bedeuten nacheinander gelesen: untere Grenze – Mittelwert – obere Grenze.

Neugeborenes	70 –	130 –	170
1. Lebensjahr	80 –	120 –	160
2. Lebensjahr	80 –	110 –	130
4. Lebensjahr	80 –	100 –	120
6. Lebensjahr	75 –	100 –	115
8. Lebensjahr	70 –	90 –	110
10. Lebensjahr	70 –	90 –	110
14. Lebensjahr	60 –	70 –	80

Die Pulsfrequenz messen Sie am besten in der flachen Grube an der Handgelenkinnenseite am Übergang zum Daumenballen (bei Säuglingen und Kleinkindern an der Innenseite des Oberarms). Legen Sie die Fingerkuppen Ihres Zeige-, Mittel- und Ringfingers auf diese Grube und stützen Sie das Handgelenk Ihres Kindes mit Ihrem Daumen. Zählen Sie 15 Sekunden lang die Schläge und multiplizieren Sie das Ergebnis mit vier. So erhalten Sie die Pulsschläge pro Minute.

In der Tabelle unten finden Sie die altersabhängigen Normalwerte der Pulsfrequenz bei Kindern. Liegt der Puls oberhalb oder unterhalb der angegebenen Grenzen, sollten Sie auf jeden Fall den Arzt aufsuchen.

Bauchschmerzen

Viele Säuglinge – Jungen fünfmal häufiger als Mädchen – leiden in den ersten drei bis vier Monaten an wiederholten Bauchschmerzen, die sich bis zu Bauchkrämpfen steigern können. Das Baby schreit, zieht seine Beinchen an und lässt sich weder durch Zuwendung noch durch Füttern oder Wickeln beruhigen. Ursache für diese Dreimonatskoliken (Seite 41) sind Blähungen und Unreife des Darms.

Kinder unter sieben Jahren klagen bei Schmerzen meist über Kopf- oder Bauchweh, selbst wenn es in einem ganz anderen Körperteil wehtut. Sie können Schmerzen noch nicht genau lokalisieren. Tasten Sie daher vorsichtig den Bauch ab, um zu prüfen: Zuckt Ihr Kind an bestimmten Stellen mehr als an anderen zusammen oder verzieht es das Gesicht?

Ab dem Schulalter geben Kinder in der Regel genauere Auskunft über ihre Schmerzen. Doch auch größere Kinder sollten Sie genau beobachten: Bei Koliken (krampfartigen Bauchschmerzen) liegt das Kind gestreckt oder zusammengezogen da, mit den Händen auf den Bauch gepresst, und versucht sich möglichst nicht zu rühren. Bei Blinddarmschmerzen fällt auf, dass zusätzlich meist das rechte Bein angezogen wird. Magenschmerzen gehen ohne Koliken, aber mit starkem Übelkeitsgefühl einher.

Akut auftretende Bauchschmerzen können durch eine Vielzahl von Krankheiten verursacht werden – von Darmgrippe bis zur Verstopfung. Akute Bauchschmerzen sind immer ernst zu nehmen, da eine

KRANKHEITEN AUF DER SPUR

Blinddarmentzündung dahinter stecken kann. Suchen Sie daher einen Arzt auf, wenn die Schmerzen länger als sechs Stunden anhalten. Bauchschmerzen treten außerdem häufig als Begleiterscheinung bei Erkältung und Grippe oder Lungenentzündung sowie bei Kinderkrankheiten wie zum Beispiel Mumps auf.

Wenn Ihr Kind wiederholt über Wochen und Monate an (chronischem) Bauchweh leidet, haben sich in rund 80 Prozent der Fälle seelische Probleme »auf den Magen geschlagen«.

Die Schmerzen werden durch einen warmen Bauchwickel (Seite 225) oder eine Wärmflasche gelindert. Verschlimmern sich die Schmerzen durch diese Maßnahme allerdings, kann es sich um eine Blinddarmentzündung handeln. Legen Sie Ihrem Kind sofort einen Eisbeutel auf den Bauch und gehen Sie mit ihm bitte umgehend zum Arzt.

Symptome	Mögliche Ursachen	Mögliche weitere Symptome
Plötzlich auftretende Bauchschmerzen	Dreimonatskolik (Seite 41)	Anziehen der Beine und Strecken beim Schreien
	Magen-Darm-Katarrh (Seite 101)	Erbrechen, Durchfall, Fieber
	Leistenbruch (Seite 100)	Schwellung in der Leiste
	Darmverschluss, Darmlähmung (Seite 96)	Erbrechen, Verstopfung
	Blinddarmentzündung (Seite 93)	Erbrechen, Durchfall oder Verstopfung, Fieber
	Lungenentzündung (Seite 85)	Fieber und Husten
	Harnwegsinfektion (Seite 118)	Fieber und Brennen beim Wasserlassen, Erbrechen
Chronische Bauchschmerzen	Funktionelle Bauchschmerzen (Seite 99)	Oft nur in belastenden Situationen
	Nahrungsmittelallergie (Seite 164)	Erbrechen, Durchfall
	Nabelkolik (Seite 104)	Bauchschmerzen im Nabelbereich, belastende Situation
	Morbus Crohn (Seite 209)	Zeitweise Schmerzen, wässriger Durchfall
	Wurmerkrankung (Seite 106)	Jucken am Po, Ringe unter den Augen
Chronische Bauchschmerzen mit Verstopfung	Chronische Verstopfung (Seite 105)	Erbrechen
	Darmlähmung (Seite 96)	Erbrechen
Chronische Bauchschmerzen mit Erbrechen	Darmverschluss (Seite 96)	Verstopfung
Chronische Bauchschmerzen im Oberbauch	Gastritis (Seite 97)	Bauchschmerzen unmittelbar nach dem Essen
	Zwölffingerdarmgeschwür (Seite 97)	Bauchschmerzen zwei bis drei Stunden nach dem Essen

WAS FEHLT IHREM KIND?

Durchfall

Durchfallkranke Kinder scheiden große Mengen dünnflüssigen, wässrigen Stuhl aus, dem Blut und Schleim beigemengt sein können. Meist gehen krampfartige Bauchschmerzen voraus. Je jünger ein Kind ist, umso gefährlicher ist Durchfall: Da viel Wasser verloren geht, besteht die Gefahr der Austrocknung (Exsikkose), vor allem, wenn noch Erbrechen und Fieber hinzukommen. Die häufigste Ursache für Durchfall ist ein Magen-Darm-Katarrh (Seite 101). Liegt eine Zöliakie (Seite 215) vor, treten die ersten Symptome bereits beim Säugling auf, sobald er getreidehaltige Nahrung bekommt. Wenn Ihr Kind an Durchfall leidet, sorgen Sie dafür, dass es viel trinkt – am besten Orangentee (Seite 229) oder Elektrolyttee aus der Apotheke. Achten Sie besonders auf Hygiene: Waschen Sie sich jedes Mal die Hände, nachdem Sie Ihr krankes Kind versorgt haben, und desinfizieren Sie die Toilette, wenn Ihr Kind sie benützt hat.
Suchen Sie den Arzt auf, wenn
› Ihr Baby länger als 8 Stunden,
› Ihr Kindergartenkind länger als 12 Stunden,
› Ihr Schulkind länger als 18 Stunden an Durchfall leidet.

Teilen Sie dem Arzt mit, was Ihnen am Stuhl Ihres Kindes auffällt: Welche Farbe hat er? Riecht er auffallend übel? Sind Nahrungsbestandteile noch zu erkennen? Enthält der Stuhl Schleim oder Blut, ist er breiig oder wässrig?

Symptome	Mögliche Ursachen	Mögliche weitere Symptome
Dünne, wässrige, hellgelbe bis grüne, stinkende Stühle	Magen-Darm-Katarrh (Seite 101)	Erbrechen, Fieber, kolikartige Bauchschmerzen, Appetitlosigkeit, Wasserverlust
Blutig-schleimige Beimengungen	Salmonelleninfektion (Seite 101)	Erbrechen, Bauchschmerzen, Wasserverlust, Fieber
Breiiger bis wässriger Durchfall	Allergien (Seite 164)	Koliken, Hautausschläge, Erbrechen, Gedeihstörungen
Große Mengen ungeformter, fettglänzender, faulig riechender Stühle	Cystische Fibrose (Seite 206)	Aufgetriebener Bauch, Abmagerung von Armen und Beinen, Atemnot
Große Mengen ungeformter Stühle	Zöliakie (Seite 215)	Appetitlosigkeit, Gewichtsstillstand, großer Bauch, schlechte Laune
Breiige bis wässrige Stühle Aber: Statt Durchfall kann auch Verstopfung auftreten	Blinddarmentzündung (Seite 93)	Fieber, Druckschmerz am rechten Unterbauch, Übelkeit, Erbrechen

KRANKHEITEN AUF DER SPUR

Erbrechen

Je jünger Kinder sind, umso leichter und häufiger erbrechen sie. Rund die Hälfte aller Säuglinge spuckt gelegentlich, wobei nur bei etwa fünf Prozent eine Krankheit zugrunde liegt. Meist handelt es sich nur um Aufstoßen nach dem Trinken.
Wie beim Durchfall verliert ein Kind durch Erbrechen viel Flüssigkeit. Bieten Sie ihm viel zu trinken an. Lang anhaltendes Erbrechen weist auf eine ernst zu nehmende Erkrankung hin. Hat ein Kind unstillbares (acetonämisches) Erbrechen, kann dies auf eine organische oder seelische Ursache zurückzuführen sein. Bricht Ihr Kind zwei Mahlzeiten in Folge oder leidet zusätzlich an Kopfschmerzen, Schwindelgefühl, Fieber oder Bauchschmerzen, müssen Sie sofort einen Arzt zu Rate ziehen – umso schneller, je jünger Ihr Kind ist. Teilen Sie dem Arzt Ihre Beobachtungen mit: Erbricht Ihr Kind unverdaute oder verdaute Nahrung? Ist das Erbrochene schaumig, gallig oder blutig durchsetzt? Wann und wie oft hat sich Ihr Kind übergeben?

Symptome	Mögliche Ursachen	Mögliche weitere Symptome
Erbrochenes ist schleimig-schaumig mit unverdauten Nahrungsbestandteilen, viel Magensaft	Ernährungsfehler	Verstopfung, Durchfall, Koliken, akuter Gewichtsverlust
	Gehirnerschütterung (Seite 276)	Kopfschmerzen
	Vergiftung (Seite 284)	Schwindel, kurze Bewusstlosigkeit
Erbrochenes mit Magensaft, unverdautem Mageninhalt, grüner oder gelber Galle	Magen-Darm-Katarrh (Seite 101)	Durchfall, Fieber, Bauchschmerzen, akuter Gewichtsverlust, geronnenes Blut im Erbrochenen, acetonämisches Erbrechen, Mundgeruch (Aceton), Gewichtsverlust, weitere organische oder seelische Symptome
	Blinddarmentzündung (Seite 93)	Bauchschmerzen, Durchfall oder Verstopfung, Fieber, Druckschmerz im rechten Unterbauch
Erbrochenes mit Darminhalt, Blut	Darmverschluss (Seite 96)	Bauchschmerzen, bretthartter Bauch, Benommenheit
Dem Erbrechen geht immer Fieber voraus!	Hirnhautentzündung (Seite 154)	Nackensteifigkeit, Kopfschmerzen, hohes Fieber, Benommenheit, Krämpfe
Erbrochenes mit oder ohne Nahrungsbestandteile, gelber und grüner Galle	Migräne (Seite 158)	Kopfschmerzen, meist einseitig, Schwindel, Sehstörungen
	Hirntumor (Seite 155)	Nüchternerbrechen, Kopfschmerzen, Krampfanfälle
Erbrechen nach bestimmter Nahrung	Nahrungsmittelallergie (Seite 164)	Durchfall, Hautausschläge, Gewichtsverlust, Reflux

Hautausschlag

Hautausschläge kommen bei Kindern des Öfteren vor. Manchmal ist der ganze Körper betroffen, manchmal sind es nur bestimmte Bereiche. Der Ausschlag kann jucken und in allen möglichen Formen auftreten – von roten Flecken und eitrigen Pusteln bis zu handtellergroßen Quaddeln. Die genaue Ursache für einen Hautausschlag lässt sich nicht immer feststellen. Immer wenn Sie durch einen Hautausschlag verunsichert sind, besonders wenn weitere Symptome mit auftreten, sollten Sie Ihr Kind zum Arzt bringen.

Symptome	Mögliche Ursachen	Mögliche weitere Symptome
Fleckiger Ausschlag, beginnt hinter den Ohren	Masern (Seite 188)	Meist hohes Fieber, Husten, Schnupfen, Bindehautentzündung, Gliederschmerzen
Masernähnlicher Ausschlag	Röteln (Seite 194)	Kein oder niedriges Fieber, keine Erkältungszeichen, geschwollene Nackenlymphknoten
Ausschlag beginnt im Achsel- und Leistenbereich, samtartiges Gefühl beim Darüberstreichen	Scharlach (Seite 195)	Kein Schnupfen, kein Husten, aber Halsschmerzen, hochroter Rachen und Gaumen, eventuell Eiterherde auf den Mandeln, Fieber, Blässe um den Mund
Masernähnlicher Ausschlag (meist im 6. bis 15. Monat)	Dreitagefieber (Seite 180)	Vor Ausschlagsbeginn drei bis vier Tage hohes Fieber
Girlandenförmiger roter Ausschlag	Ringelröteln (Seite 193)	Ausschlag an den Außenseiten der Arme und Beine und an den Wangen, kaum Krankheitsgefühl
Unregelmäßig verteilter Ausschlag	Allergien (Seite 162)	Quaddelbildung, Juckreiz
Ausschlag mit wassergefüllten Bläschen	Windpocken (Seite 196)	Ausschlag am ganzen Körper, Fieber
	Gürtelrose (Seite 183)	Streifenförmiger, halbseitig begrenzter Ausschlag
	Herpes-Erkrankung (Seite 129)	Bläschen lokal beschränkt, meist an Nase, Lippen, Mund
Unregelmäßig geformte, begrenzte Hautveränderungen, trocken oder nässend, symmetrisch oder asymmetrisch am Körper verteilt (Ekzem)	Neurodermitis (Seite 171)	Juckreiz, schubweises Auftreten
	Milchschorf (Seite 54)	Beim Säugling vorzugsweise am Kopf
	Windeldermatitis (Seite 58)	Ausschlag lokal begrenzt, hochrot
	Allergie (Seite 162)	Juckreiz
	Grind (Seite 128)	Juckreiz, nässende Krusten, hochansteckend

KRANKHEITEN AUF DER SPUR

Husten

Mit Husten reagiert der Körper auf Reizungen im Rachen oder in den Atemwegen, hervorgerufen durch Schleim, Fremdkörper, Viren, Bakterien, Allergene oder Gase. Husten tritt auch als Begleiterscheinung bei zahlreichen Krankheiten auf. Beim trockenem Reizhusten folgen mehrere kurze Stöße in rascher Folge, ohne dass Schleim abgehustet wird. Feuchter Husten beginnt anfallsartig nach tiefem Luftholen. Dabei wird Schleim nach oben befördert. Diesen schleimbildenden Husten sollten Sie nicht mit Medikamenten unterdrücken, da die Atemwege sonst nicht vom Schleim befreit werden.
Ihr Kind sollte zum Arzt, wenn es länger als eine Woche ohne Besserungstendenz hustet. Sind weitere Symptome festzustellen, sollten Sie den Arzt früher aufsuchen.

Symptome	Mögliche Ursachen	Mögliche weitere Symptome
Trockener Reizhusten	Erkältung (Seite 79)	Fieber, Halsschmerzen, Schnupfen, Ohrenschmerzen
	Beginnende Bronchitis (Seite 78)	Fieber, Kurzatmigkeit
	Beginnender Keuchhusten (Seite 185)	Typische Hustenanfälle erst zwei Wochen später
	Beginnende Masern (Seite 188)	Fieber, Ausschlag, Bindehautentzündung
	Beginnende Lungenentzündung (Seite 85)	Fieber, Bauchschmerzen, Kurzatmigkeit
	Beginnendes Asthma bronchiale (Seite 167)	Reizhusten anfallsweise beim Einschlafen, am frühen Morgen oder nach körperlicher Belastung
	Vergrößerte Mandeln (Seite 90)	Atemnot, Mundatmung
Feuchter, rasselnder Husten	Bronchitis (Seite 78)	Fieber, Kurzatmigkeit
	Keuchhusten (Seite 185)	Erbrechen
	Cystische Fibrose (Seite 206)	Atemnot, Bauchschmerzen, Verstopfung
	Lungenentzündung (Seite 85)	Fieber, Bauchschmerzen, Kurzatmigkeit
Trockener Reizhusten mit pfeifendem Geräusch bei der Einatmung (Stridor)	Fremdkörper (Seite 271)	Blutiger Husten, Atemnot
	Krupphusten (Seite 83)	Atemnot, Angstzustände
	Kehlkopfentzündung (Seite 82)	Fieber, Atemnot (Lebensgefahr!)
Trockener Reizhusten mit pfeifendem Geräusch bei der Ausatmung (Stridor)	Asthma bronchiale (Seite 167)	Atemnot
	Fremdkörper (Seite 271)	Blutiger Husten, Atemnot
	Bronchiolitis (Seite 78)	Fieber, Atemnot
Blutiger Husten mit oder ohne Schleim	Nasenbluten (Seite 269)	Blutiges Erbrechen
	Schwere Grippe (Seite 182)	Fieber, Gliederschmerzen
	Fremdkörper (Seite 271)	Atemnot

WAS FEHLT IHREM KIND?

Kopfschmerzen

Bei Erkältungen, Fieber und anderen Krankheiten klagen Kinder häufig über Kopfschmerzen. Auch schlechte Luft, ein Wetterumschwung oder Angst und Sorgen können Kopfschmerzen auslösen.

Als Erste-Hilfe-Maßnahme bei Kopfschmerzen ohne andere Symptome legen Sie Ihrem Kind einen kühlen Umschlag auf die Stirn und lassen es in einem abgedunkelten Raum ausruhen.
Teilen Sie dem Arzt mit, wo die Kopfschmerzen bei Ihrem Kind lokalisiert sind und wann sie bevorzugt auftreten.

Symptome	Mögliche Ursachen	Mögliche weitere Symptome
Kopfschmerzen ohne weitere Krankheitszeichen	Sehfehler (Seite 67), Schielen (Seite 66)	Schmerzen, wenn die Augen angestrengt sind, nehmen im Laufe des Tages zu
	Migräne (Seite 158)	Einseitige Schmerzen, Erbrechen, Sehstörungen
	Chronische Nasennebenhöhlenentzündung (Seite 87)	Schmerzen vor allem im Stirnbereich, verstärkt beim Bücken
	Seelische Belastung (Seite 198)	Oft situationsabhängig
Kopfschmerzen besonders im Nackenbereich, die zum Hinterkopf ansteigen	Fehlhaltungen der Halswirbelsäule	Nach langem Sitzen (Fernsehen, Schule)
	Migräne (Seite 158)	Einseitige Schmerzen, Erbrechen, Sehstörungen
Kopfschmerzen bei schnellen Kopfbewegungen	Schleudertrauma (nach Autounfall, Notbremsung, Sturz)	Übelkeit, Bewegungseinschränkung
Kopfschmerzen im Stirn-, Schläfen und Augenhöhlenbereich, Schädel oder Hinterkopf, Scheitelbereich	Mittelohrentzündung (Seite 70)	Fieber, Ohrenschmerzen
	Masern (Seite 188)	Fieber, Ausschlag, Bindehautentzündung
	Mumps (Seite 190)	Dicke Backe, Fieber, Bauchschmerzen
	Erkältung (Seite 79)	Schnupfen, Husten, Fieber, Halsschmerzen
	Grippe (Seite 182)	Fieber, Gliederschmerzen, Bauchschmerzen
	Magen-Darm-Katarrh (Seite 101)	Fieber, Durchfall, Erbrechen
	Hirnhautentzündung (Seite 154)	Nackensteifigkeit, Fieber, Erbrechen, Benommenheit
Anfallartige Kopfschmerzen	Migräne (Seite 158)	Schwindel und Erbrechen, Sehstörungen, einseitige Kopfschmerzen
Kopfschmerzen nüchtern: morgens oder nach langen Essenspausen	Diabetes mellitus (Seite 113)	Kalter Schweiß, Übelkeit, Benommenheit
	Hirntumor (Seite 155)	Erbrechen, Sehstörungen, Gleichgewichtsstörungen

KRANKHEITEN AUF DER SPUR

Lymphknotenschwellungen

Die Lymphknoten werden oft fälschlicherweise als Drüsen bezeichnet. Sie sind Schaltstellen im Lymphgefäßsystem, denen wichtige Aufgaben beim Schutz vor Krankheiten zukommen. Krankheitserreger und Abfallprodukte aus dem Gewebe werden über die Lymphbahnen abtransportiert, in den Lymphknoten abgefangen und von weißen Blutkörperchen unschädlich gemacht.

Im Körper gibt es etwa 500 Lymphknoten, die an den unterschiedlichsten Stellen sitzen. Bei Verletzungen sowie bei bakteriellen und viralen Entzündungen können die für den jeweiligen Bereich zuständigen Lymphknoten anschwellen. Bei Kindern sind vor allem die Nacken- und Halslymphknoten häufig betroffen, ein Zeichen für Erkrankungen im Nasen-Rachen-Raum, der Ohren oder der Kopfhaut.

Geschwollene Lymphknoten sind in der Regel kein Grund, gleich den Arzt aufzusuchen. Bleiben sie allerdings über Tage verdickt oder sind druckempfindlich, sollten Sie Ihr Kind zum Arzt bringen. Es ist in diesem Fall wichtig, die genaue Ursache zu klären.

Symptome	Mögliche Ursachen	Mögliche weitere Symptome
Verdickte Lymphknoten im Halsbereich	Mandelentzündung (Seite 86)	Halsschmerzen, Schluckbeschwerden, Fieber
	Mittelohrentzündung (Seite 70)	Halsschmerzen, Ohrenschmerzen, Schwerhörigkeit, Fieber
	Erkältung (Seite 79)	Schnupfen, Husten, Bindehautentzündung, Ohrenschmerzen, Kopfschmerzen, Fieber
	Nasennebenhöhlenentzündung (Seite 87)	Schnupfen, Kopfschmerzen, Fieber
	Vergrößerte Mandeln (Seite 90)	Behinderte Nasenatmung, Schwerhörigkeit
	Röteln (Seite 194)	Typischer Ausschlag
Verdickte Lymphknoten im Achsel- und Leistenbereich	Verletzung (Seite 278)	Fieber, sichtbar gerötete Lymphbahnen
	Fußpilz (Seite 135)	Nässende Hautstellen, Juckreiz
	Ekzeme (Seite 171)	Juckreiz
	Impfung (Seite 248)	Lokale Rötung und Schwellung, Fieber
Verdickte Lymphknoten am ganzen Körper	Pfeiffersches Drüsenfieber (Seite 192)	Fieber, gelbe Beläge auf den Mandeln
	Morbus Hodgkin (Seite 209)	Blässe, Müdigkeit
	Leukämie (Seite 208)	Blässe, Müdigkeit, Hämatome, Fieber, Knochenschmerzen in Gelenknähe

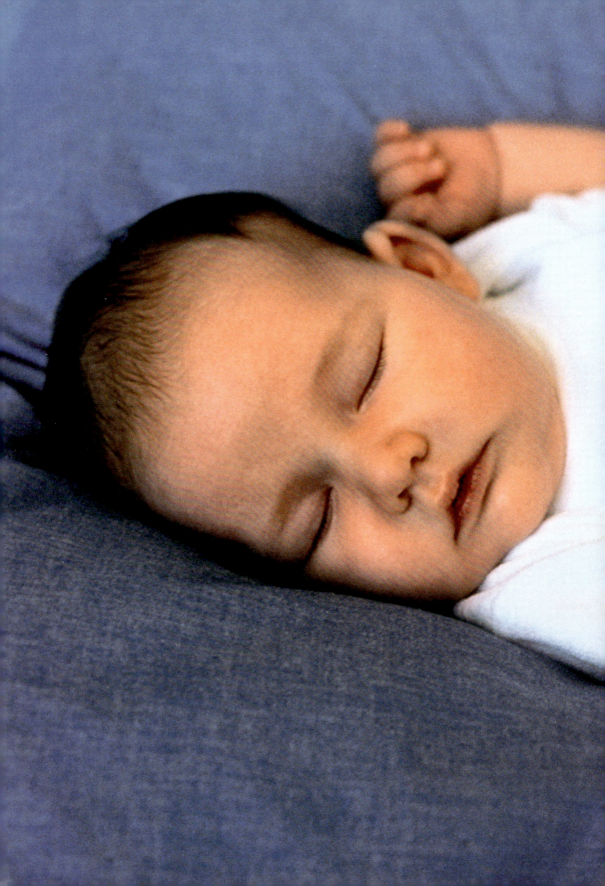

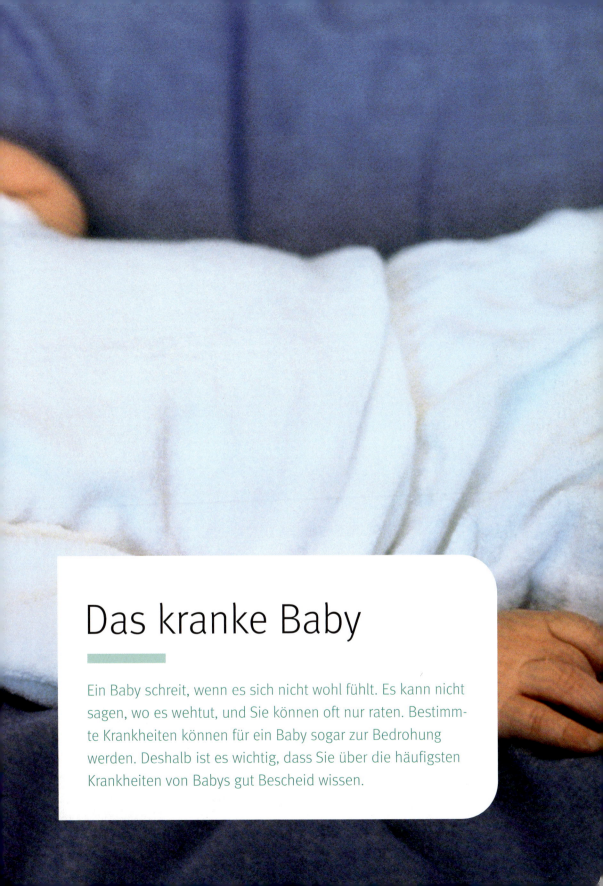

Das kranke Baby

Ein Baby schreit, wenn es sich nicht wohl fühlt. Es kann nicht sagen, wo es wehtut, und Sie können oft nur raten. Bestimmte Krankheiten können für ein Baby sogar zur Bedrohung werden. Deshalb ist es wichtig, dass Sie über die häufigsten Krankheiten von Babys gut Bescheid wissen.

DAS KRANKE BABY

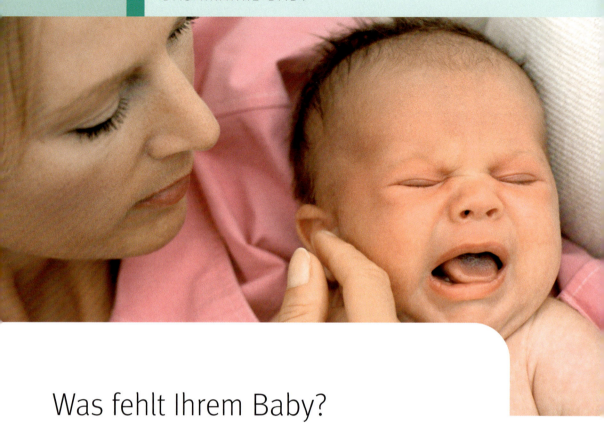

Was fehlt Ihrem Baby?

Augenentzündung

Bei Neugeborenen kommt es häufig zur Entzündung des Tränensacks, dem so genannten Schmierauge. Das Auge tränt, manchmal sind kleine Eiterflöckchen am inneren Augenwinkel zu erkennen. Die Ursache: Ein Häutchen verschließt den Tränenkanal zur Nase hin, die Tränenflüssigkeit kann nicht abfließen und staut sich. Bakterien können sich ansiedeln und verursachen die Entzündung, die unbehandelt über Wochen bestehen bleibt.

SOLL IHR KIND ZUM ARZT?

Bei Verdacht auf Tränensackentzündung sollten Sie den Arzt aufsuchen. Wenn die Entzündung trotz Behandlung nicht besser wird, müssen Sie einen Augenarzt zu Rate ziehen. Nur er kann entscheiden, ob der Tränengang zur Nase sondiert werden muss, damit der Tränenfluss in Gang kommt und die Entzündung aufhört.

SO HILFT DER ARZT

› Der Arzt drückt den vereiterten Tränensack aus, um den Verschluss des Tränenkanals zu öffnen und den Tränenfluss in

WAS FEHLT IHREM BABY?

> **INFO**
>
> **Häufigste Symptome**
>
> › Verstärkter Tränenfluss auf einem oder beiden Augen
> › Eiter im inneren Augenwinkel

Gang zu bringen. Er wird Ihnen zeigen, wie Sie den Tränensack selbst massieren können, damit der Eiter abfließen kann.
› Der Arzt wird, wenn notwendig, Augentropfen gegen die Bakterien verordnen.

SO HELFEN SIE IHREM KIND

Pflanzliche Heilmittel: Zu empfehlen sind Euphrasia Augentropfen oder Augenbad, jeweils viermal täglich.

Hausmittel: Nach dem Aufwachen waschen Sie Ihrem Baby mit abgekochtem, lauwarmem Wasser (Seite 219) die Augen aus. Verwenden Sie für jedes Auge jeweils einen frischen feuchten Tupfer oder ein Leinenläppchen – keine Wattebällchen, die fusseln können. Kamille ist nicht ratsam, sie kann das Auge noch mehr reizen und zudem allergische Reaktionen auslösen.

Homöopathie: Unterstützend helfen bei gelbem, eitrigem, nicht brennendem Augenausfluss Pulsatilla D4 dreimal täglich 5 Globuli oral. Bei nicht wund machendem, wässrigem Tränenfluss geben Sie Allium cepa D4, bei dickem Eiter Hepar sulfuris D6, jeweils dreimal täglich 5 Globuli in den Mund.

Dreimonatskolik

Dreimonatskoliken sind sich wiederholende Blähungen und Bauchschmerzen, die in der zweiten Lebenswoche beginnen und mit drei bis vier Monaten wieder verschwinden. Jungen leiden häufiger darunter. Die Babys fangen besonders am frühen Abend meist zur selben Zeit an zu brüllen und lassen sich weder durch Trost noch durch Füttern beruhigen.
Die Beinchen werden abwechselnd angezogen und gestreckt, das Gesicht ist schmerzverzerrt. Die Schreiattacken können – mit Pausen – Stunden dauern und hören dann plötzlich auf.
Die Ursachen der Dreimonatskoliken sind nicht geklärt. Vermutlich spielt die Unreife des kindlichen Darms ebenso eine Rolle wie abendliche Unruhe in der Familie oder falsche Ernährung der Mutter. Auch zu gieriges Trinken, zu viel verschluckte Luft oder eine Milchunverträglichkeit (Nahrungsmittelallergie, Seite 164) kommen als Ursachen in Frage.

SOLL IHR KIND ZUM ARZT?

Wenn die Koliken beginnen, sollten Sie den Arzt aufsuchen, um abzuklären, dass die Schreiattacken keine anderen Ursachen haben, zum Beispiel Mittelohrentzündung, Leistenbruch oder Darmverschluss (siehe auch Seite 212).

SO HILFT DER ARZT

› Nachdem er Ihr Baby untersucht und andere Probleme ausgeschlossen hat, gibt er pflanzliche oder chemische Medikamente gegen Blähungen.

DAS KRANKE BABY

> **INFO**
>
> **Häufigste Symptome**
>
> › Untröstbare Schreiattacken, meist am Abend
>
> › Wechselseitiges Anziehen und Abstoßen der Beinchen

SO HELFEN SIE IHREM KIND

Bei Stillkindern gilt: Alles was Sie essen, kann in die Milch übergehen und eventuell bei Ihrem Kind einige Stunden später Blähungen verursachen. Verzichten Sie daher insbesondere auf Bohnenkaffee, rohe Milch, Joghurt, Hülsenfrüchte, Kohlgemüse, Radieschen, Schnittlauch, Rettich und Zwiebeln. Neigt Ihr Kind zu Koliken, sollte beim Trinken die Milch nicht in seinen Mund schießen. Bei Stillkindern pumpen Sie die ersten 30 Gramm mit der Hand ab und stillen erst dann. Bei Flaschenkindern geben Sie abgemessenen gekochten Kamillen-, Fenchel- oder Kümmeltee in eine Schüssel und rühren dann die vorgeschriebene Menge Milchpulver ein, bevor Sie die Flasche füllen. So vermeiden Sie, dass die Milch schäumt. Das Saugerloch soll nicht zu groß sein (ein Tropfen pro Sekunde) und der Sauger nicht zu tief in den Mund des Babys rutschen.
Beim Stillen und beim Füttern mit der Flasche legen Sie nach einer Minute eine Pause ein, um Ihr Baby aufstoßen zu lassen. Wiederholen Sie dies öfter während des gesamten Fütterns, damit Ihr Baby die geschluckte Luft loswird. Massieren Sie bei Blähungen den Bauch Ihres Babys im Uhrzeigersinn. Legen Sie es sich bäuchlings auf Ihren nackten Bauch – das gibt Wärme.
In dieser »Fliegerstellung« bekommt Ihr Baby körperliche Wärme von vorn und hinten und kann sich leichter von überschüssiger Luft befreien. Klopfen Sie ihm sanft auf den Rücken, um die Luft zu lösen. Manche Kinder beruhigen sich schneller, wenn ihr Vater sie auf diese Art liebevoll betreut.
Sie können Ihrem Kind bei Bedarf auch Carum-Carvi-Zäpfchen geben, ein Fertigpräparat auf Basis von Kümmel.

Hausmittel: Legen Sie Ihrem Baby in Seitenlage eine feuchtwarme Kompresse auf den Bauch (Seite 225).

Homöopathie: Unterstützend helfen Chamomilla D6 oder Calcium carbonicum Hahnemanni D6 oder Calcium phosphoricum D6, 5 Globuli alle zwei bis drei Stunden.

Helfen alle diese Maßnahmen nicht, geben Sie die vom Arzt verordneten Entblähungsmittel – nicht in die Trinkflasche, sondern jeweils die Hälfte vor und nach der Mahlzeit.
Trotz aller Bemühungen hilft manchmal nur geduldiges Abwarten, bis die Schreiattacken nach drei bis vier Monaten von allein verschwinden. Aber Ihre Zuwendung ist wichtig, sie erleichtert Ihrem Baby diese Zeit.

Durchfall

Beim Baby ist Durchfall immer eine schwere Erkrankung, die ohne Behandlung lebensgefährlich werden kann.
Die häufigste Ursache von Durchfall ist ein Magen-Darm-Infekt oder eine infektiöse Gastroenteritis (siehe Magen-Darm-Katarrh, Seite 101). Die Erreger sind vorzugsweise Viren (Rota- oder Adenoviren). Seltener sind Salmonellen oder Escherichia-coli-Bakterien die Verursacher; ebenso können Ernährungsfehler oder Allergien (Seite 162) Durchfall auslösen.
Im Vorstadium weint das Baby öfter als sonst, interessiert sich nicht mehr für seine Umgebung und ist trinkfaul. Der Bauch ist gebläht und gespannt; häufig hört man verstärkte Darmgeräusche. Oft hat das Kind erhöhte Temperatur (um oder über 38 °C) und erbricht, bevor plötzlich wässriger bis schleimiger gelblicher, hell- oder dunkelbrauner bis dunkelgrüner Durchfall in großen oder kleinen, sehr häufigen Mengen abgesetzt wird. Die Stühle sind übel riechend und viele Blähungsgeräusche sind hörbar; es »donnert« in der Windel. Bei durch Bakterien hervorgerufenen Durchfällen können Blutbeimengungen und Schleim mit auftreten. Nach wenigen Stunden fällt der geblähte Bauch in sich zusammen (Kahnbauch) und die Augen sinken in die Augenhöhlen (halonierte Augen) zurück. Die Fontanelle (zentrale Schädellücke) sinkt ein. Die Lippen und die Zunge werden trocken. Die Haut verfärbt sich grau-weiß bis gelblich, das Kind wird schläfrig und apathisch bis bewusstseinsgetrübt.

SOLL IHR KIND ZUM ARZT?
Wenn sich der Zustand eines Babys nicht innerhalb von sechs bis zwölf Stunden durch die nachfolgend beschriebene Behandlung bessert, muss das Kind sofort zum Arzt.

SO HILFT DER ARZT
› Er wird feststellen, was den Durchfall verursacht hat, und eine entsprechende Therapie einleiten. Bei massivem Wasserverlust kann eine Klinikeinweisung notwendig werden.

SO HELFEN SIE IHREM KIND
**Laut einer Empfehlung der europäischen Gesellschaft für kindergerechte Ernährung ist eine der Grundlagen jeder Durchfalltherapie, den Wasser- und Mineralhaushaltverlust, der aufgrund des Durchfalls entstanden ist, durch eine Elektrolytlösung zu ersetzen (siehe unten). Um eine Schädigung der Darmschleimhaut und eine Gedeihstörung zu vermeiden, ist außerdem auf eine frühzeitige Nahrungszufuhr zu achten.
Am wichtigsten ist also, dass das Baby viel trinkt, am besten eine hypoosmolare Flüssigkeit, und seine üblichen Milchmahlzeiten – Muttermilch oder Flaschenmilch – bekommt. Es braucht keine spezielle Flaschendiät: Stillbabys werden weiterhin gestillt. Flaschenkinder bekommen weiterhin ihre gewohnte Nahrung. Die Durchfallerreger werden durch die wässrigen Stühle von allein ausgeschwemmt.
Geben Sie Ihrem Baby dünnen schwarzen Tee mit Orangensaft (Seite 229) oder kaufen Sie besser Elektrolyttee**

DAS KRANKE BABY

(orale Rehydrationslösung, ORL) in der Apotheke. Wenn Ihr Baby den Elektrolyttee nicht mag, können Sie ihn durch Beigabe von Kamillen- oder Fenchel-Extrakt im Beutel verbessern.

Ab dem fünften Monat sind auch roh geriebene Äpfel und Bananenmus zu empfehlen. Füttern Sie ab dem sechsten Monat zusätzlich gekochte, zermuste Karotten und Salzkartoffeln, wenn sich der Durchfall langsam bessert. Weitere Therapievorschläge finden Sie unter Magen-Darm-Katarrh (Seite 101).

Behandlung mit Elektrolytlösung

Wichtig für die Therapie ist die Einschätzung des Flüssigkeitsverlustes. Bei bis zu fünf Prozent Körpergewichtsverlust (leichte Austrocknung) verabreicht man 50 Milliliter pro Kilo Körpergewicht Elektrolytlösung (ORL) in den ersten sechs Stunden, verteilt auf kleine Portionen. Bei Flüssigkeitsverlust von fünf bis zehn Prozent des Körpergewichts gibt man sechs Stunden lang 100 Milliliter der vorgenannten Elektrolytlösung pro Kilo Körpergewicht. Bleiben Durchfall und Erbrechen bestehen, müssen pro Durchfallportion 50 bis 100 Milliliter ORL zusätzlich gefüttert werden.

Die ORL-Flüssigkeit sollte Kühlschranktemperatur (5 bis 8 °C) haben und in kleinen Portionen (alle 5 bis 10 Minuten 5 bis 10 Milliliter oder 1 bis 2 Esslöffel) löffelweise verabreicht werden.

Ist nach sechs Stunden keine Besserung eingetreten, muss das Kind sofort zum Arzt oder ins Krankenhaus.

INFO

Häufigste Symptome

> Schwallartiges Erbrechen nach der Mahlzeit, gieriges Trinken oder trinkschwach
> Wellenartige Bewegungen im Bereich des Oberbauchs nach dem Stillen bei Magenpförtnerverengung (Seite 45)
> Gieriges Trinken mit sofortigem Erbrechen danach
> Gewichtsabnahme mit beginnender Austrocknung, tief einsinkende Augen
> Blasse gräuliche bis gelbe Hautfarbe
> Eingefallener flacher Bauch (Kahnbauch) vor allem bei Brechdurchfall
> Stehende Hautfalten am Bauch durch Wasserverlust im Unterhautfettgewebe
> Geringe Urinmengen, dunkelgelb gefärbter Urin
> Acetonämische Ausatmenluft (Geruch wie Obstsäure oder Nagellackentferner)
> Teilnahmslosigkeit, Trinkschwäche, Schläfrigkeit

Erbrechen

Fast die Hälfte aller Babys erbrechen gelegentlich, ohne dass gleich eine ernsthafte Krankheit dahinter steckt. Ein Baby erbricht fast immer im Schwall. Anhaltendes Erbrechen im Säuglings- und Kleinkindalter muss jedoch immer ernst genommen werden. Sonst kommt es nach mehrmaligem Erbrechen durch den Flüssigkeitsverlust zu einem Wasserverlust im Körpergewebe und damit zum Austrocknen (Exsikkose).

MAGENPFÖRTNERVERENGUNG

Wenn Kinder unter drei Monaten häufig brechen, besteht der Verdacht auf eine Magenpförtnerverengung (Pylorusstenose) oder einen Magenpförtnerkrampf (Pylorusspasmus). Der Ringmuskel am Magenausgang ist verengt, sodass die Nahrung nicht aus dem Magen in den Zwölffingerdarm weitertransportiert werden kann. Buben erkranken fünfmal häufiger als Mädchen.

An diesen Symptomen ist eine Magenpförtnerverengung zu erkennen: Etwa ab der zweiten Lebenswoche erbricht das Baby bei jeder Mahlzeit schwallartig, trinkt aber sofort danach wieder gierig. Innerhalb weniger Tage verliert es an Gewicht und die Urinmenge nimmt ab. Das Baby ist in den ersten Tagen unruhig und wird dann apathisch. Da Lebensgefahr besteht, muss das Kind sofort zum Arzt. Die Pylorusverengung wird durch eine Operation, bei der der verdickte beziehungsweise verkrampfte Ringmuskel teilweise durchtrennt wird, behoben.

> **WICHTIG**
>
> **Verdacht auf Darmverschluss**
>
> Jedes Kind, das gallig oder blutig erbricht, könnte einen Darmverschluss (Seite 96) haben und muss sofort ins Krankenhaus. Dort wird per Ultraschall die Diagnose gestellt und die entsprechende Behandlung vorgenommen.

REFLUX-ERBRECHEN

So wie es eine Verengung des Magenausgangs gibt, so gibt es auch einen mangelhaften Mageneingangsschluss aufgrund eines kleinen Bruchs im Zwerchfell oder durch einen überfütterten Magen. Es kommt dann bei Husten oder Bauchpresse beim Stuhlgang zum Hochwürgen von Mageninhalt (Reflux) durch die Speiseröhre in den Mund. Dabei führt der saure Magensaft zu einer Entzündung der Speiseröhrenschleimhaut (Oesophagitis). Das Baby nimmt in diesem Fall auch an Gewicht ab. Die vom Arzt durchgeführten Untersuchungen sind die gleichen wie bei der Magenpförtnerverengung, die Möglichkeiten zur Selbsthilfe ebenfalls.

WIEDERKÄUEN

Wenn ein Baby seine Nahrung wieder hochwürgt und dann lustvoll darauf herumkaut – dabei vielleicht seine Händchen tief in den Mund steckt –, könnte es an psychisch bedingtem Wiederkäuen (Ruminieren) leiden. Wird das Kind abgelenkt, hört es mit den Kaubewegungen auf. Babys, die wiederkäuen, brauchen

DAS KRANKE BABY

intensive liebevolle Zuwendung und möglichst festere Nahrung wie Brei oder angedickte Flaschennahrung, die sie nicht hochwürgen können.

GEWOHNHEITSMÄßIGES ERBRECHEN

In den ersten drei bis vier Lebensmonaten trinken Säuglinge manchmal zu gierig und schlucken dabei so viel Luft oder bekommen so große Portionen gefüttert, dass sie regelmäßig nach den Mahlzeiten größere oder kleine Mengen ausspucken. Sie gedeihen dabei prächtig, sodass kein Grund zur Besorgnis besteht. Dieses gewohnheitsmäßige (habituelle) Erbrechen bessert sich, wenn häufiger kleine Mahlzeiten in entspannter Atmosphäre gefüttert werden, das Kind gut aufstoßen kann und sein Oberkörper nach dem Füttern mit einem Keil unter der Matratze hochgelagert wird.

SOLL IHR KIND ZUM ARZT?

Wenn Ihr Baby nach jeder Mahlzeit im Schwall erbricht und zudem an Gewicht verliert, sollten Sie mit ihm auf jeden Fall den Arzt aufsuchen.

SO HILFT DER ARZT

› Bei Verdacht auf Magenpförtnerverengung oder Reflux-Erbrechen wird der Arzt das Baby direkt nach einer Mahlzeit untersuchen. Er kann eine wellenartige Bewegung im Bereich des Bauches sehen und mit dem Stethoskop klingende Geräusche in der Gegend des Magenpförtners erkennen. Für die genaue Untersuchung kann eine Ultraschall- oder eine Röntgenuntersuchung notwendig werden.

› Bestätigt sich der Verdacht durch die Diagnose, muss das Baby in den meisten Fällen baldmöglichst im Krankenhaus von einem Kinderchirurgen operiert werden.

SO HELFEN SIE IHREM KIND

Nimmt Ihr Kind nur langsam an Gewicht zu, sollten Sie kleine und häufige Portionen füttern. Dicken Sie notfalls die Flaschennahrung etwas an und bringen Sie das Baby nach dem Trinken in Schräglage, sodass es nicht so leicht ausspucken kann. Nimmt Ihr Baby weiterhin nicht zu, gehen Sie bitte umgehend zum Kinderarzt.

Bei Erbrechen ist die erste und wichtigste Maßnahme das Ersetzen des Wasserverlustes durch hypoosmolare Elektrolytlösung aus der Apotheke. Sie muss Kühlschranktemperatur von 6 bis 8 °C haben. Alternativ können Sie Ihrem Kind auch selbst gemachten Orangentee (Seite 229) geben.

Kann damit das Erbrechen nicht gestoppt werden, müssen Zäpfchen aus Dimenhydrinat (zum Beispiel Vomex A® Suppositorium) gegeben werden. Hilft auch dies nicht, muss die verlorene Flüssigkeit durch eine Infusion über Darm oder Vene zugeführt werden. Diese Behandlung wird am besten in einer Kinderklinik vorgenommen.

Erkältung

Babys erkälten sich schnell. Neben Husten und Schnupfen können sie dabei für einige Tage hohes Fieber bekommen und oft folgt auf eine Erkältung eine Mittelohrentzündung (Seite 70). Bei Erkältung tut Ihrem Baby ein feuchtes, nicht überhitztes Raumklima (18 °C) gut (Seite 17). Sorgen Sie dafür, dass Ihr Baby viel trinkt: Muttermilch, Tee (Seite 227) oder Wasser. Nach etwa einer Woche sollte die Erkältung überstanden sein – wenn nicht, müssen Sie den Arzt aufsuchen.

SCHNUPFEN

Verschnupfte Babys schlafen schlecht und können nur schwer atmen. Sie hören bereits nach wenigen Schlucken auf zu trinken, weil sie nicht genug Luft bekommen. In den Nasenlöchern sammelt sich schleimiges oder verhärtetes Sekret an. Wenn ein Säugling mit dem Trinken ganz aufhört und Atemnot bekommt, müssen Sie umgehend den Arzt aufsuchen.
Gegen Schnupfen, der durch Viren verursacht wird, gibt es keine spezielle Therapie. Sie können nur dafür sorgen, dass die Nase Ihres Babys wieder frei ist – vor allem beim Füttern. Benützen Sie keine Sekretsauger oder Wattestäbchen, sondern reinigen Sie die kleine Nase vorsichtig mit zusammengedrehter trockener Watte. Danach tropfen Sie Nasentropfen oder Nasenspray aus physiologischer Kochsalzlösung zum Feuchthalten der Nasenschleimhaut in die Nasengänge. Selbst gemachte Nasentropfen (Seite 228), Majoranbutter (Seite 228) oder ein paar Tropfen Muttermilch machen die Nasengänge ebenfalls frei. Homöopathisch bei Säuglingsschnupfen Sambucus D3, dreimal täglich 5 Globuli, bei Fließschnupfen Allium cepa D4, dreimal täglich 5 Globuli.

HUSTEN

Fast immer bekommen verschnupfte Kinder auch Husten. Hat das Baby zusätzlich Fieber, leidet es unter Atemnot oder hat sich der Husten nach einer Woche nicht gebessert, gehört das Kind auf jeden Fall in ärztliche Behandlung. Sonst genügen Hustentees und selbst gemachter Hustensaft (Seite 228), den Sie bis zu viermal täglich geben können. Zum Lösen des festen Schleims helfen Inhalationen mit physiologischer Kochsalzlösung und Schleimlöser wie Ambroxol.

FIEBER

Bei jeder Erkältung fiebern Babys leichter als größere Kinder. Steigt die Temperatur über 39 °C, müssen Sie sofort den Arzt zu Rate ziehen. Gehen Sie auch zum Arzt, wenn das Fieber länger als drei Tage bei etwa 38,5 °C liegt. Ansonsten senken Sie das Fieber mit Wadenwickeln (Seite 226) oder speziellen Baby-Fieberzäpfchen beziehungsweise Baby-Fiebersaft. Ein Baby mit Fieber soll auf keinen Fall wärmer als sonst angezogen werden – es könnte sonst zu einer gefährlichen Überhitzung kommen.

DAS KRANKE BABY

Hautprobleme

Die zarte, weiche Babyhaut ist im Vergleich zum Erwachsenen sehr dünn und der Säureschutzmantel, der die Haut vor Krankheitserregern schützt, entwickelt sich erst im Lauf der Zeit vollständig. Daher leiden Neugeborene und Säuglinge öfter an Hautproblemen. Die im Folgenden kurz beschriebenen Hautveränderungen beim Baby bedeuten nichts Ernstes und verschwinden zum Teil von selbst wieder. Trotzdem sollten Sie veränderte Hautstellen bei Ihrem Baby immer dem Arzt zeigen, um schwerer wiegende bakterielle Infektionen auszuschließen. Milchschorf (Seite 54), Soor (Seite 57) und Windeldermatitis (Seite 58) erfordern eine gezielte Behandlung. Das Beste für Babyhaut ist frische Luft. Lassen Sie Ihr Baby so oft wie möglich ohne Windel krabbeln – im Sommer auch draußen.

BLUTSCHWAMM
Ein Blutschwamm (Hämangiom) beginnt als kleiner roter Punkt und wächst sehr schnell zu einer erdbeerfarbenen Geschwulst an. Er kann bereits bei der Geburt vorhanden sein oder in den ersten Lebenswochen entstehen und überall am Körper auftreten. Die Hautadern in diesem Bereich weiten sich schwammartig auf. Blutschwämme bilden sich in den meisten Fällen innerhalb der ersten sieben Lebensjahre zurück. Wenn sie so ungünstig sitzen, dass sie Ihr Kind entstellen oder leicht verletzt werden können, werden sie chirurgisch entfernt, in manchen Kliniken mit Laserstrahlen.

FEUERMALE
Hellrote bis rote Flecken auf der Stirnmitte, den Nasenflügeln, Oberlidern, an den Lippen oder im Nacken (Storchenbiss) sind bei vielen Babys weißer Hautfarbe bei der Geburt vorhanden. Diese Feuermale brauchen nicht behandelt zu werden und verschwinden normalerweise in den ersten drei bis vier Lebensjahren von allein. Feuermale an anderen Körperstellen müssen vom Arzt beobachtet und eventuell chirurgisch entfernt werden.

MONGOLENFLECK
Die lila-blaue Hautverfärbung im Bereich des unteren Rückens tritt vor allem bei Babys mit dunkler Hautfarbe auf und beruht auf einer verstärkten Pigmenteinlagerung in der Oberhaut. Mongolenflecke kommen in Asien bei fast allen Babys vor, in Europa vermehrt in den slawischen und südeuropäischen Ländern sowie im Alpenraum. Mongolenflecke erfordern keine Behandlung und verschwinden bis zur Pubertät von allein.

NEUGEBORENEN-AKNE
Die kleinen Pickelchen besonders im Bereich der Wangen und der Stirn des Neugeborenen können gleich nach der Geburt bis zur vierten Woche danach erscheinen. Für die Talgdrüsenschwellungen sind vermutlich Hormone der Mutter, die über die Plazenta übertragen werden, verantwortlich.
Die Knötchen verschwinden innerhalb von Wochen, eine Behandlung ist nicht erforderlich. Bitte drücken Sie die Pickelchen nicht aus, sie könnten sich sonst entzünden.

Hodenprobleme

Bis kurz vor der Geburt entwickeln sich die Hoden im Unterleib neben den Nieren. Dann wandern sie nach unten in den Hodensack, wo sie ab der Pubertät Spermien und männliches Geschlechtshormon zu produzieren beginnen. Dafür ist eine Temperatur nötig, die unter der Körpertemperatur (37 °C) liegt – daher sind die Hoden außerhalb des Körpers untergebracht. Stellt der Kinderarzt beim Neugeborenen einen Hodenhochstand (Seite 120) fest, wird später eine Kontrolluntersuchung und gegebenenfalls eine Behandlung nötig.

HODENWASSERBRUCH

Wenn sich Gewebswasser im Hodensack ansammelt, weil eine offene Verbindung zwischen Hodensack und Bauchraum besteht, spricht man von einem Hodenwasserbruch (Hydrocele testis). Er kommt bei rund zehn Prozent der männlichen Neugeborenen vor.

Der Hodensack des Babys ist auf einer oder beiden Seiten prall elastisch vergrößert. Der Arzt stellt die Diagnose, indem er den Hodensack durchleuchtet. Hodenwasserbrüche müssen in der Regel nicht behandelt werden. Legen Sie ein längs zusammengelegtes Papiertaschentuch quer von einer Hüfte zur anderen und dann als Stütze unter den Hodensack. Achten Sie beim Wickeln darauf, dass die Genitalien nach oben in Richtung Nabel eingepackt werden; so wird das Gewebswasser schneller resorbiert. Zeigt dies keinen Erfolg, wird eine Operation nötig.

Hüftdysplasie

Die Hüftdysplasie ist mit zwei bis vier Prozent die am häufigsten angeborene Fehlbildung des Skeletts. Diese Fehlstellung des Hüftgelenks tritt in machen Familien vermehrt auf, das heißt, sie wird vererbt. In diesem Fall sind Mädchen wesentlich häufiger betroffen als Jungen. Weitere Risikofaktoren sind Beckenendlage während der Geburt und Zwangslagen in der Gebärmutter im Verlauf der Schwangerschaft.

Zur Hüftdysplasie kommt es, wenn die so genannte Hüftpfanne – das ist der Teil des Beckens, in dem der kugelförmige Kopf des Oberschenkelknochens sitzt – nicht richtig ausgebildet und somit zu flach ist. Der Kopf des Oberschenkelknochens findet in der flachen Gelenkpfanne keinen Halt. Rutscht der Oberschenkelknochen ganz aus der Gelenkpfanne heraus, spricht man von einer Hüftluxation.

Die Hüftdysplasie beziehungsweise die Hüftluxation muss so früh wie möglich durch eine sorgfältige kinderärztliche oder orthopädische Untersuchung festgestellt werden. Eine Ultraschalluntersuchung (Hüftsonographie) gehört dazu. Sie ist in Deutschland seit 1996 Bestandteil der Basis-Vorsorgeuntersuchung U2 zwischen dem dritten und dem zehnten Lebenstag (Seite 239) und wird bei der Vorsorgeuntersuchung U3 (Seite 240) in der vierten bis sechsten Lebenswoche wiederholt.

Die Hüftdysplasie heilt gut aus, wenn sie frühzeitig erkannt und konsequent behandelt wird. Daher sollte jedes Neugeborene in den ersten Tagen nach der Geburt von

DAS KRANKE BABY

INFO

Häufigste Symptome

› Schwierigkeiten beim Spreizen der Beine

› Oberste Pofalten auf unterschiedlicher Höhe

einem Kinderarzt oder Orthopäden untersucht werden. Diese Untersuchung prüft die Beweglichkeit der Hüfte. Verdächtig auf eine Hüftgelenksstörung ist eine einseitige oder beidseitige Abspreizhemmung, die ab der vierten Lebenswoche nachweisbar ist. Beim Neugeborenen ist die Beweglichkeit auch bei einer Hüftstörung kaum eingeschränkt, da es sich noch um eine schlaffe, instabile Hüfte handelt. Für Eltern sind Hinweise auf eine Hüftdysplasie Schwierigkeiten beim Wickeln des Babys durch das Abspreizen eines oder beider Oberschenkel. Manchmal fällt ihnen auch auf, dass die obersten Pofalten des Kindes auf unterschiedlicher Höhe stehen.
Wird die Hüftdysplasie übersehen oder nicht behandelt, verschleißen die Hüftgelenke frühzeitig und bereits mit 20 Jahren kann sich eine schmerzhafte Arthrose entwickeln.
Die Hüftdysplasie wird erfolgreich behandelt mit einer Hüftbeugehose. Diese Hose bringt die Beine des Neugeborenen beziehungsweise des Säuglings in die normale Körperlage zu den Hüftgelenken, die diese beim gesunden Kind vor der Geburt in der Gebärmutter eingenommen haben.

Durch die Hüftbeugehose werden die Oberschenkel im Hüftgelenk in eine Beugung über 90 bis 100 Grad gebracht. Zwischen den beiden Beinen bleibt ausreichend Platz für die Windeln. In dieser vorgeburtlichen normalen Lage befindet sich der Hüftgelenkskopf mittig in der Gelenkspfanne und die zu flache, noch knorpelige Hüftpfanne kann auf natürliche Weise nachreifen.

SOLL IHR KIND ZUM ARZT?

Suchen Sie bitte bei jedem Verdacht auf eine Hüftfehlbildung oder bei familiärer Belastung den Arzt auf. Wenn keine Hüftdysplasie-Untersuchung beim Neugeborenen gemacht worden ist, muss der Kinderarzt spätestens bei der Vorsorgeuntersuchung in der vierten bis sechsten Lebenswoche (U3) diese Untersuchung nachholen.
Jedes Neugeborene sollte bei den Vorsorgeuntersuchungen U2 und U3 mit Ultraschall von einem Kinderarzt oder Orthopäden untersucht werden.

INFO

Hüftbeugehose

Die Hüftbeugehose muss Tag und Nacht getragen werden, bis die Hüftknochen ihre normale Form haben. Man rechnet dafür etwa mit der doppelten Wochenanzahl, die das Kind alt ist, bei einem Alter von vier Wochen also acht Wochen Beugehose.

WAS FEHLT IHREM BABY?

SO HILFT DER ARZT

- Bei einer Hüftdysplasie wird der Arzt eine Hüftbeugehose als Erstbehandlung verordnen. Durch diese Beugehose wird der Hüftgelenkskopf so in der Gelenkpfanne gehalten, dass falsche Belastungen vermieden werden und sich die ungenügend ausgebildete Pfanne allmählich richtig entwickeln kann.
- Der Arzt zeigt Ihnen auch, wie die Hüftbeugehose richtig angepasst wird, und erklärt Ihnen, warum die Hose ständig Tag und Nacht getragen werden muss. Die erste ärztliche Kontrolle findet innerhalb einer Woche statt, danach in vierwöchigen Abständen immer zusammen mit einer Ultraschalluntersuchung, bis die Hüftknochen zur normalen Form ausgereift sind.
- Eine Hüftluxation (wenn der Oberschenkelknochen aus der Gelenkpfanne herausgerutscht ist) muss orthopädisch behandelt werden. Dabei wird in Vollnarkose der Oberschenkelknochen in die Hüftgelenkspfanne zurückgebracht und fixiert. Das Baby bekommt eine Gipshose, die vom Arzt regelmäßig kontrolliert und, da das Baby wächst, häufig erneuert werden muss. Wie lange der Gips bleibt, hängt von der Entwicklung der Hüftpfanne ab.
- Nach jeder behandelten Hüftfehlstellung muss, sobald das Kind frei läuft, eine Kontrolluntersuchung durchgeführt werden. Weitere Untersuchungen sollten im sechsten Lebensjahr und nach Abschluss des Knochenwachstums in der Pubertät vorgenommen werden. Hierbei können Röntgenuntersuchungen notwendig werden.

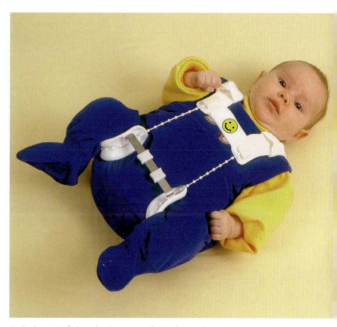

Bei einer Hüftdysplasie muss Ihr Baby mehrere Wochen lang die Hüftbeugehose tragen.

SO HELFEN SIE IHREM KIND

Achten Sie darauf, dass Ihr Baby die Hüftbeugehose ständig anhat – mindestens 23 Stunden Tag und Nacht also im Prinzip immer dann, wenn es auch eine Windel trägt. Das Tragen dieser Hose tut nicht weh und mit ein bisschen Übung bereitet auch das An- und Ausziehen keine Probleme.

Halten Sie bitte auch die ärztlichen Kontrolltermine ganz konsequent ein, damit der Arzt den Heilungsverlauf genau verfolgen kann.

KiSS-Syndrom

Die Kopfgelenk-induzierte Symmetrie-Störung (KiSS) des Säuglings nach der Geburt und im ersten Lebensjahr wird abgekürzt als KiSS-Syndrom bezeichnet. Die Diagnose bedeutet grundsätzlich eine Abweichung der Körperhaltung von der normalen Mittelstellung der Wirbelsäule, sei es durch eine Abweichung der Kopfhaltung, der Hüfte oder der Füße von der Mittellage.

Die Ursachen für solche Abweichungen sind vielfältig. Dazu zählen der angeborene Schiefhals (Torticollis neonatorum oder Torticollis congenitalis), jede Schädelasymmetrie oder Schädeldeformation, die Überstreckung der kindlichen Wirbelsäule nach hinten (Opisthotonus), ein seitlich gebogener Rücken (Skoliose), die einseitige Hüftgelenksstörung (Hüftdysplasie oder Hüftluxation, Seite 49), die Sichelfußstellung und einseitige Ohren- oder Augenerkrankungen, die zu einer fixierten Kopfschiefhaltung führen.

SCHIEFHALS

Der angeborene Schiefhals, die krankhafte Veränderung des seitlichen Kopfnickermuskels (Musculus sternocleidomastoideus), ist die Folge sehr unterschiedlicher Störungen. An erster Stelle entsteht die Schiefhaltung durch eine Schädelasymmetrie aufgrund von Zwangshaltungen in der Gebärmutter während der Schwangerschaft, etwa einer Beckenendlage des Kindes im Uterus, oder bei einem zu engen Geburtskanal mit der Folge eines verlängerten Geburtsvorgangs (protrahierte Geburt). In seltenen Fällen kommt es bei der Geburt auch zu einer Verletzung mit einer echten Blutung und einem Bluterguss in die Muskulatur des seitlichen Kopfnickers, die zu dem Schiefhals führt. Noch seltener ist die Ursache eine Wirbelkörperfehlbildung (Halbwirbel- oder Blockwirbelbildung). Oft wird für die Kopfschiefhaltung eine mögliche Verrenkung (Subluxation) zwischen dem ersten und zweiten Halswirbel verantwortlich gemacht, die als Verletzung während der normalen Drehung des Kopfes beim Geburtsvorgang entstanden sein könnte. Man kann diese »Verrenkung« jedoch bei 50 Prozent der Neugeborenen durch eine seitliche Drehung des Kopfes auslösen, ohne dass es zu einer krankhaften Schiefhaltung kommt. Dies wird bei Verdacht auf ein KiSS-Syndrom im Rahmen der Untersuchung gemacht.

Besondere Ursachen für Schiefhals

Auch einseitige Augen- oder Ohrenerkrankungen können zu einer starren Kopfschiefhaltung führen und müssen bei Verdacht als Ursache fachärztlich abgeklärt werden. Ebenso kann eine bakterielle Entzündung des Nasen-Rachen-Raums zu einer schmerzhaften Verrenkung (Subluxation) der oberen Halswirbel führen, die sich nach einer notwendigen antibiotischen Therapie meist spontan zurückbildet. Nur in wenigen Fällen bedarf es einer neurophysiologischen Physiotherapie (Krankengymnastik).

Bei einem Schiefhals, der sich trotz genauer Diagnostik und intensiver Therapie nicht beheben lässt, muss der behandelnde Arzt durch moderne Röntgendiagnostik wie zum Beispiel Computertomogramm (CT) oder Magnetresonanz (MR) einen Hirn- oder Knochentumor ausschließen.

SÄUGLINGSSKOLIOSE

Bei der einseitigen Fehlhaltung der Wirbelsäule (Skoliose) oder Überstreckung der Wirbelsäule (Opisthotonus) kommt es zu einer C-förmigen Verbiegung der gesamten Wirbelsäule ohne Verdrehung derselben. Die Ursachen dafür sind unbekannt. Nur bei ganz seltenen therapieresistenten Skoliosen sind Fehlbildungen an der Wirbelsäule die Ursachen. Diese lassen sich mit einer Röntgenaufnahme nachweisen.

Die Therapie der den ganzen Rücken betreffenden Säuglingsskoliose ist intensive, regelmäßige und lange Zeit durchgeführte Säuglingskrankengymnastik auf neurophysiologischer Grundlage. Dabei wird die Muskelspannung beeinflusst durch Entspannung und Dehnung der verspannten (hypertonen) Anteile und durch Kräftigung der schwachen (hypotonen) Anteile. Das fördert gleichzeitig die altersentsprechende Entwicklung der Körperaufrichtung des Säuglings und die Wirbelsäulenhaltung normalisiert sich.

SO HILFT DER ARZT

› Jede Schiefhaltung wird der Kinderarzt durch intensive neurologische und organische Untersuchungen abklären; wenn notwendig, wird er eine Röntgendiagnostik veranlassen. Er wird Sie außerdem zu regelmäßigen Verlaufskontrollen einbestellen, die Sie unbedingt wahrnehmen sollten.

 INFO

Viele mögliche Ursachen

Das KiSS-Syndrom stellt eine Sammeldiagnose dar, die vielfältige Ursachen haben kann, zum Beispiel:

› orthopädische Probleme,

› entzündliche Prozesse in Ohren- und Nasen-Rachen-Raum,

› augenärztliche Ursachen wie Schielen oder einseitige Sehschwächen.

Bleibt die Schiefhaltung trotz Therapie bestehen, muss ein Knochen- oder Gehirntumor ausgeschlossen werden.

SO HELFEN SIE IHREM KIND

Bei jeder fixierten Abweichung der Körperhaltung Ihres Kindes von der normalen Mittellage sollten Sie die Ursache vom Kinderarzt abklären lassen. Er wird Ihrem Kind gegebenenfalls eine Therapie verordnen, zum Beispiel Krankengymnastik. Diese Behandlung müssen Sie auch zu Hause regelmäßig über eine gewisse Zeitdauer durchführen. Bitte nehmen Sie außerdem regelmäßig die ärztlichen Kontrolltermine wahr.

DAS KRANKE BABY

Milchschorf

Milchschorf (Säuglingsekzem) ist ein Hautausschlag, der nässend oder nicht nässend auftreten kann. Der Name kommt von der Ähnlichkeit des Ausschlags mit übergekochter Milch auf der Herdplatte. Die nicht nässende Form (seborrhoisches Ekzem), im Volksmund Gneis genannt, tritt in den ersten Lebenswochen bei vererbter Veranlagung zu fettiger Haut auf. Der nässende Milchschorf ist eine Erscheinungsform der Neurodermitis (Seite 171) beim Säugling. Schuppende, gelbliche bis gerötete, zum Teil nässende kleine und größere Flecken sitzen an der behaarten Kopfhaut, den Augenbrauen, hinter den Ohren, in den großen Hautfalten der Gelenke sowie vor allem der Achselhöhle und Kniekehle. Die Hautveränderungen jucken und durch Kratzen können Bakterien in die Haut gelangen und Entzündungen hervorrufen.

SOLL IHR KIND ZUM ARZT?

Bei geröteten, schuppigen Hautausschlägen sollten Sie immer den Arzt aufsuchen.

SO HILFT DER ARZT

- Er wird Ihnen Cremes zur Pflege der Babyhaut empfehlen, denen Harnstoff zugesetzt sein kann. Nur in sehr schweren Fällen wird der Arzt antibiotika- oder kortisonhaltige Salben verordnen.

SO HELFEN SIE IHREM KIND

Die Ernährung Ihres Kindes brauchen Sie nicht umzustellen; sie hat keinen Einfluss auf den Milchschorf.

INFO

Häufigste Symptome

- Schuppiger, gelber Hautausschlag an Kopf, Hals, Achselhöhlen und Kniekehlen
- Juckreiz
- Nässende Stellen
- Kratzspuren

Hausmittel: Weichen Sie die Hautschuppen mit Olivenöl auf, das Sie nach einer halben bis einer Stunde mit unparfümiertem Babyshampoo abwaschen. Wenn der Milchschorf sehr stark auftritt, lassen Sie sich vom Apotheker Olivenöl mit 0,25-prozentiger Salicylsäure mischen.
Baden Sie Ihr Baby mit einem Badezusatz aus Weizenkleie (Seite 221) oder Kaliumpermanganat (wenige Körner auf 1 Liter Wasser).

Homöopathie: Unterstützend können Sie Ihrem Kind dreimal täglich 5 Globuli Hepar sulfuris D4 geben, bei sehr trockenen Schuppen Natrium muriaticum D6 in gleicher Dosierung.

Nabelprobleme

Der Nabel eines Neugeborenen muss besonders umsichtig gepflegt werden – er kann sonst leicht zur Eintrittspforte für Krankheitserreger werden. Bis zum Abfallen säubern Sie den Nabel mit 70-prozentigem Alkohol und bedecken ihn mit einem sterilen Tupfer, der mindestens einmal täglich erneuert wird. Packen Sie den Nabelstumpf besser nicht mit in die Windel, er könnte eingenässt oder durch Stuhl verschmutzt werden. Bis der Nabelstumpf abfällt, dürfen Sie das Baby nicht baden.

NABELBLUTEN

In den ersten zwei Wochen nach Abfallen des Nabelstumpfs kommt es häufig zu kleinen Blutungen, die Sie meist als geronnenes Blut am Nabel und in der Windel sehen. Diese Blutungen sind harmlos und müssen nicht behandelt werden. Pflegen Sie den Nabel weiter wie oben beschrieben. Bitte nicht baden!

NABELBRUCH

Wenn sich die Durchtrittsstelle des Nabels durch die Bauchdecke nicht rasch genug verschließt, kann das den Nabelring verschließende Bindegewebe aufbrechen – manchmal bis zu einem Durchmesser von drei Zentimetern. Im Bereich des Nabels lässt sich eine Lücke tasten oder eine Vorwölbung ist zu sehen, die sich zurückdrängen lässt. Ein kleiner Nabelbruch bildet sich in den ersten Lebensjahren normalerweise von selbst zurück, Nabelpflaster oder Nabelbinden nützen nichts. Wird der Nabelbruch immer größer oder zumindest nicht kleiner, muss er operiert werden. Leisten- und Nabelbrüche werden ambulant (Seite 21) operiert.

NABELGRANULOM

Wenn ein nicht ganz abgeheilter Nabelstumpf zu wuchern beginnt, bildet sich ein Nabelgranulom: ein kleines nässendes rosarotes Knötchen, das im Nabel oder aus ihm heraus wächst. Bringen Sie Ihr Baby zum Arzt, er wird das Granulom durch Verätzung entfernen.

SCHMIERNABEL

Ein Schmiernabel ist das Zeichen für eine beginnende Infektion. Suchen Sie den Arzt auf, wenn Sie am Nabel Ihres Babys gelbliche Absonderungen (Eiter) feststellen. Es besteht die Gefahr einer Blutvergiftung. Der Arzt wird kontrollieren, ob eine Fistel (offener Gang durch die Bauchdecke) besteht, und antibiotikahaltige Salben oder Puder verordnen, die die Entzündung abklingen lassen. Eine Fistel muss auf jeden Fall operiert werden.

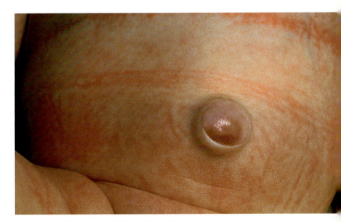

Eine Vorwölbung am Nabel Ihres Babys ist ein deutliches Zeichen für einen Nabelbruch.

Neugeborenen-Gelbsucht

Bei fast allen Babys tritt am zweiten oder dritten Tag nach der Geburt eine – normale – Gelbsucht auf. Diese so genannte physiologische Gelbsucht entsteht, weil ein gesundes Neugeborenes mit einer übermäßig großen Anzahl von roten Blutkörperchen auf die Welt kommt. Die überzähligen Blutkörperchen zerfallen und setzen dabei Bilirubin frei. Die Leber eines Neugeborenen ist aber noch nicht in der Lage, dieses Bilirubin (Blutfarbstoff) rasch zu verarbeiten, es wird in der Haut abgelagert. Die Haut des Babys ist dadurch auffallend gelb gefärbt, während Urin und Stuhl ihre normale Farbe behalten.
Wenn die Neugeborenen-Gelbsucht innerhalb von 24 Stunden nach der Geburt auftritt, ist sie meist aufgrund einer Unverträglichkeitsreaktion zwischen dem kindlichen und mütterlichen Blut entstanden (Blutgruppen- oder Rhesusfaktorunverträglichkeit). Daraus kann sich eine schwere Gelbsucht mit der Gefahr der Hirnschädigung entwickeln.
Vorsicht ist auch geboten, wenn die Gelbsucht erst nach dem vierten Lebenstag auftritt: Schuld kann eine Infektion des Neugeborenen sein, die zu einer Blutvergiftung geführt hat.

SOLL IHR KIND ZUM ARZT?
Wenn sich Ihr Baby vor dem zweiten Lebenstag gelb verfärbt oder die Gelbfärbung auffallend intensiv ist beziehungsweise länger als drei Tage anhält, muss es vom Arzt behandelt werden.

SO HILFT DER ARZT
- Der Arzt kontrolliert regelmäßig die Bilirubin-Konzentration im Blut. Wenn sie zu hoch liegt, verordnet er eine Fototherapie. Dabei wird das Baby in einem Inkubator mit Licht einer bestimmten Wellenlänge bestrahlt, wodurch das Bilirubin leichter abgebaut und ausgeschieden werden kann.
- Wenn die Bilirubin-Konzentration trotz Fototherapie hoch bleibt, wird ein Blutaustausch notwendig.
- Dauert die Gelbsucht bei einem ansonsten normalen Baby länger als zehn Tage, wird der Arzt prüfen, ob eine Stoffwechselstörung vorliegt. Bei gestillten Kindern kann eine gelbliche Hautfarbe für Wochen zu sehen sein.

SO HELFEN SIE IHREM KIND
Sorgen Sie dafür, dass Ihr Kind so oft wie möglich im Hellen liegt, direkt am (geschlossenen) Fenster. Das Licht fördert den Bilirubinabbau. Geben Sie Ihrem Baby zusätzlich viel Flüssigkeit (Tee) zu trinken.

INFO

Häufigste Symptome

- Gelbfärbung der Haut
- Trinkschwäche
- Auffallende Schläfrigkeit

WAS FEHLT IHREM BABY?

Soor

Windelsoor wird durch Pilzbefall im Windelbereich hervorgerufen, der Erreger ist der Hefepilz Candida albicans. Der Pilz wandert meist aus dem Darm des Säuglings auf die Haut. Oft besiedelt er auch die Haut von Erwachsenen, ohne dass Krankheitszeichen auftreten. Daher können Mütter beim Stillen oder Windelwechseln den Pilz auf ihr Baby übertragen, ohne es zu merken. Der Pilz breitet sich dann auch im Mund des Babys aus und besiedelt den Magen-Darm-Bereich sowie die Haut am After.

Im Mund verursacht Soor fest haftende, weißliche Beläge an Lippen, Wangenschleimhaut oder Zunge. Um diesen Mundsoor von geronnener Milch im Mund zu unterscheiden, gibt man dem Baby etwas Tee zum Trinken: Der Tee spült die Milch weg, aber nicht den Soor. Im Windelbereich – besonders um die Afteröffnung und im Genitalbereich – zeigen sich klein- bis großflächige Rötungen, deren Ränder manchmal leicht schuppen und unscharf in kleine runde Pusteln auslaufen.

SOLL IHR KIND ZUM ARZT?
Ein Arztbesuch ist auf jeden Fall anzuraten, um den Windelsoor von der Windeldermatitis (Seite 58) abzugrenzen und die richtige Behandlung anzusetzen.

SO HILFT DER ARZT
> Er verordnet antimykotische Salben oder Tropfen zum Schlucken, zum Beispiel mit dem Wirkstoff Nystatin.

INFO

Häufigste Symptome

Windelsoor:
> Hautrötungen im Windelbereich, manchmal mit Schüppchen und Pusteln am Rand

Mundsoor:
> Weißliche Beläge an Lippen, Wangenschleimhaut und Zunge

SO HELFEN SIE IHREM KIND
Am wichtigsten ist das häufige Wechseln der Windeln, möglichst nach jedem Einnässen. Lassen Sie Ihren Säugling im Sommer oft mit nacktem Hinterteil strampeln. Ein Wärmestrahler über der Wickelkommode sorgt im Winter für angenehme Temperaturen, sodass Sie Ihr Kind mehrmals täglich etwa eine Viertelstunde ohne Windel liegen lassen können, natürlich nur unter Aufsicht. Bei Flaschenkindern achten Sie auf peinliche Sauberkeit der Flaschen: Vor jedem Füttern etwa zehn Minuten lang auskochen und nach Beginn der antimykotischen Behandlung einen neuen Sauger verwenden. Geben Sie Ihrem Kind keine zuckerhaltigen Säfte und Süßigkeiten: Zucker fördert das Wachstum der Hefepilze.

Bei gestillten Kindern müssen bei Mundsoor auch die Brustwarzen der Mutter mit dem flüssigen Antimykotikum eingerieben werden, das der Säugling zum Schlucken bekommt – sowohl vor als auch nach dem Stillen.

DAS KRANKE BABY

Windeldermatitis

Eine Windeldermatitis (Dermatitis bedeutet Hautentzündung) entsteht, wenn mit Urin getränkte Windeln zu lange auf der Haut liegen bleiben. Sind die Windeln durch Gummihosen luftdicht abgeschlossen, bildet das Windelpaket eine feuchtwarme Kammer, in der sich Bakterien vermehren, die den Urin zersetzen: Es bildet sich Ammoniak, der scharf riecht, die Haut reizt und angreift. Der Po des Babys wird wund und rot mit offenen Hautstellen, die wie kleine Schürfwunden aussehen, besonders an den Gesäß- und Oberschenkelflächen, an denen die Windel eng anliegt.

SOLL IHR KIND ZUM ARZT?

Der Arzt muss feststellen, ob eine Windeldermatitis oder ein Windelsoor (Seite 57) vorliegt. Windelsoor wird durch Pilze hervorgerufen und muss anders behandelt werden.

SO HILFT DER ARZT

❯ Der Arzt wird Sie beraten, wie Sie den wunden Po Ihres Babys behandeln. In sehr schweren Fällen können Antibiotika oder kortisonhaltige Salben nötig werden.

SO HELFEN SIE IHREM KIND

Entscheidend ist die richtige Pflege. Verzichten Sie auf die unhygienischen Gummihosen und Windelhosen aus Naturschafwolle. Verwenden Sie Stoffwindeln, müssen diese nach jedem Einnässen gewechselt werden. Besser verträglich sind Einmalwindeln aus Papier. Die Windeln sollten aber nicht zu stramm anliegen: Lockere Windeln lassen Luft an die Haut und scheuern die Haut nicht auf.

Reinigen Sie den Babypo gründlich und schonend mit lauwarmem Wasser, am besten unter laufendem Wasserhahn. Keine Öltücher zur Reinigung benutzen. Trockentupfen ist besser als Trockenreiben. Sie können Ihr Baby auch vorsichtig trockenföhnen: Der Föhn wird auf niedrigste Stufe gestellt, der Abstand vom Po sollte etwa 40 Zentimeter betragen. Kontrollieren Sie mit der Hand, ob die Hitze zu stark wird.

Zinkhaltige Pasten oder Zink-Schüttelmixtur aus der Apotheke eignen sich zur Pflege, sollten aber dünn aufgetragen werden, damit die Haut atmen kann. Geben Sie keinen Puder auf eine nässende Windeldermatitis! Sie können auch Umschläge mit schwarzem Tee (mindestens zehn Minuten ziehen lassen) und panthenolhaltige Salben anwenden.

Homöopathie: Zusätzlich zu den beschriebenen Maßnahmen hilft Chamomilla D30, täglich 2 Globuli.

 INFO

Häufigste Symptome

❯ Hautrötung

❯ Pusteln

❯ Offene Hautstellen

WAS FEHLT IHREM BABY?

Zahnungsschmerzen

Bereits etwa ab dem dritten Monat beginnen die ersten Zähne sich im Kiefer hochzuschieben. Das Zahnfleisch wird dort, wo die Zähne später – die ersten zwischen dem vierten und achten Lebensmonat – durchbrechen, dicker. Wenn die Eck- und Backenzähne durchtreten (10. bis 14. Monat), können kleine Blutgefäße verletzt werden, was zu schmerzenden, bläulichen Flecken (Hämatome) im Zahnfleisch führt. In der Regel jedoch macht das Zahnen keine größeren Probleme. Manchmal kann sich das Zahnfleisch entzünden, denn Krabbelkinder müssen alles in den Mund stecken – egal ob sauber oder nicht. Auf diese Weise erkunden Babys ihre Umwelt: In der Mundschleimhaut sitzen die meisten Tastkörperchen und das Baby tastet auch über sie, um seine Umgebung zu »begreifen«. Die Zeit des Zahnens fällt mit dieser oralen Phase des Babys, die vom 3. bis 24. Lebensmonat dauert, zusammen.

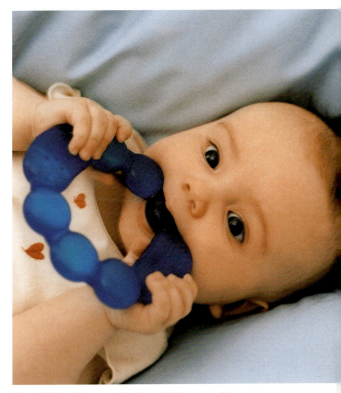

Ein Beißring ist ein praktischer Helfer, wenn die Kleinen zahnen, und lässt sich leicht reinigen.

SO HELFEN SIE IHREM KIND

Um den Druckschmerz beim Zahnen zu lindern und gleichzeitig das Kaubedürfnis zu stillen, geben Sie Ihrem Baby Festes zum Daraufbeißen. Empfehlenswert sind mit Flüssigkeit gefüllte Beißringe, harte Brotkanten, Apfelschnitze, Karotten, Stücke von rohem Fenchel oder Bleichselleriestangen. Veilchen-Wurzeln aus der Apotheke sind sehr unhygienisch, da sie nicht gereinigt werden können. Die in der Apotheke erhältlichen schmerzlindernden Tinkturen zum Auftragen betäuben leicht das Zahnfleisch und wirken nur kurz. Wenn Ihr Baby vor Schmerzen weint, können Sie ihm ein Viburcol-Zäpfchen® aus der Apotheke geben.

Hausmittel: Empfehlenswerter sind Salbeitee oder verdünnte Salbeitinktur aus der Apotheke – allerdings schmeckt Salbei bitter.

Homöopathie: Unterstützend helfen bei Zahnungsbeschwerden 2 bis 3 Globuli Chamomilla D30, die Sie jede Stunde in die Wangentasche Ihres Babys legen.

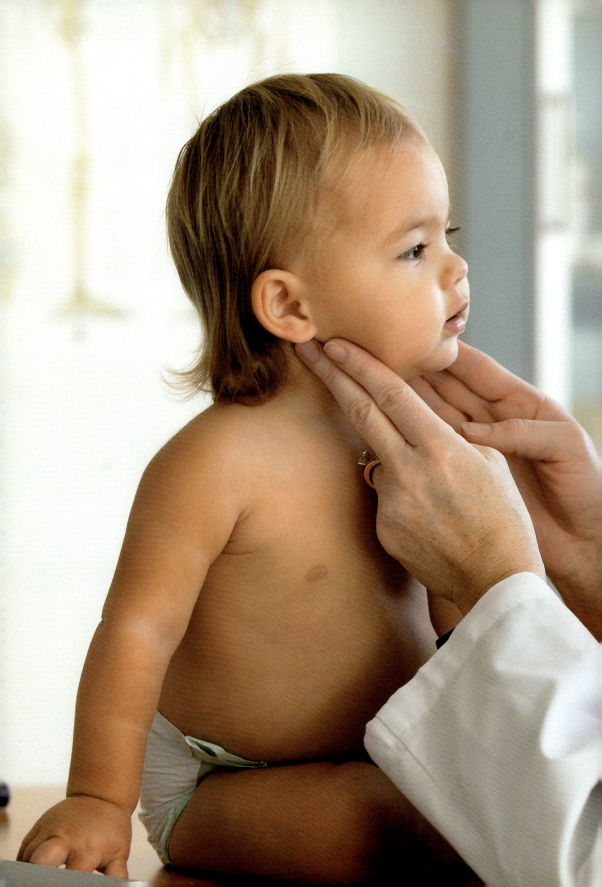

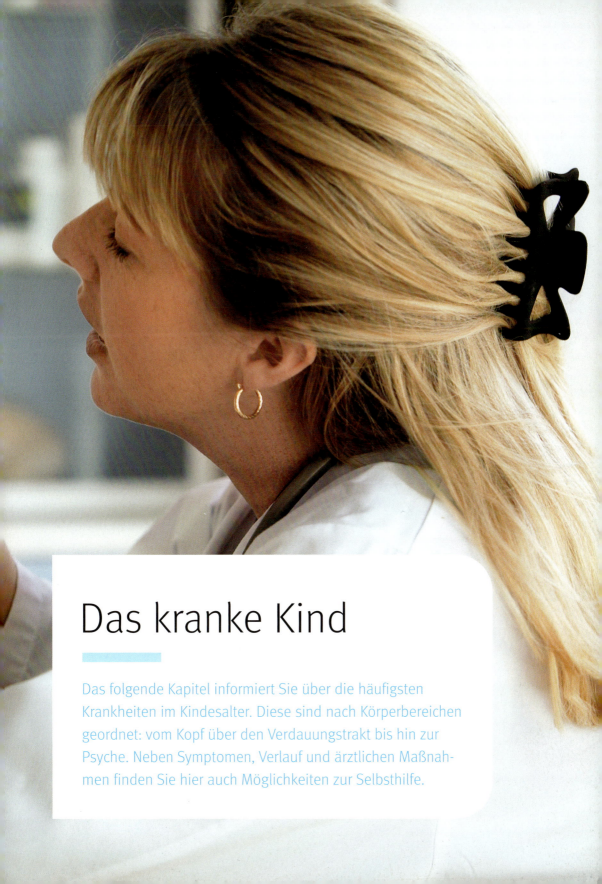

Das kranke Kind

Das folgende Kapitel informiert Sie über die häufigsten Krankheiten im Kindesalter. Diese sind nach Körperbereichen geordnet: vom Kopf über den Verdauungstrakt bis hin zur Psyche. Neben Symptomen, Verlauf und ärztlichen Maßnahmen finden Sie hier auch Möglichkeiten zur Selbsthilfe.

DAS KRANKE KIND

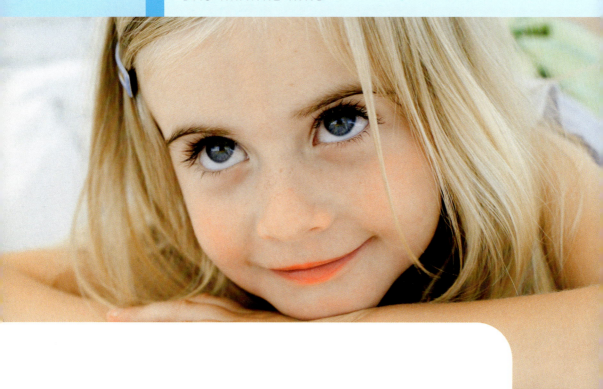

Augen, Ohren und Zähne

Aufbau und Funktion des Auges

Der Augapfel ruht, in Fett- und Bindegewebe eingebettet, in der knöchernen Augenhöhle. Die Augapfelwand besteht aus drei Schichten: der äußeren Schicht, der Lederhaut, die vorn in die durchsichtige Hornhaut übergeht, der mittleren Schicht, der Regenbogenhaut (Iris) und der gefäßreichen Aderhaut, und der inneren Schicht, der lichtempfindlichen Netzhaut (Retina).

In der Retina werden die Lichtreize in Nervenimpulse umgesetzt und über die Sehnerven zum Sehzentrum im Gehirn weitergeleitet. Die Sinneszellen der Netzhaut bestehen aus Stäbchen für das Hell- und Dunkelsehen und Zapfen für das Farbensehen.
Vorn im Augapfel lässt ein Loch in der Netzhaut – die Pupille – das Licht einfallen. Die Pupille reguliert die Stärke des Lichteinfalls: Sie verengt sich bei hellem Licht und weitet sich bei Dämmerlicht. Durch die Hornhaut und die Pupille gelangen die Lichtstrahlen auf die Augen-

AUGEN, OHREN UND ZÄHNE

linse, die die Strahlen bündelt und dadurch auf der Netzhaut ein scharfes Bild erzeugt. Zur Herstellung dieses Bildes kann die Linse ihre Brechkraft verändern: Beim nahen Sehen ziehen sich die Linsenmuskeln zusammen und die Linse verdickt sich, für die Fernsicht entspannen sich die Muskeln und die Linse wird flach. Zwischen Linse und Netzhaut befindet sich der Glaskörper, eine wasserklare, gallertige Substanz.

Jedes Auge besitzt sechs Augenmuskeln, die den Augapfel in alle Richtungen bewegen. Die Augenlider mit den Wimpern schützen das Auge vor äußeren Einflüssen. Die Lider sind innen von der Bindehaut überzogen. Im oberen äußeren Augenwinkel sitzt die Tränendrüse. Sie produziert Tränenflüssigkeit, die durch den Lidschlag über den ganzen Augapfel verteilt wird und ihn so feucht hält. Am inneren Augenwinkel sammelt sich die Flüssigkeit schließlich im Tränensack und wird über den Tränenkanal in den Nasenraum abgeleitet.

 INFO

Die Entwicklung der Sehfähigkeit

Etwa ab dem zweiten Lebensmonat lernen Babys, Gegenstände zu fixieren, und ab dem dritten Monat, ihnen mit den Augen zu folgen. Voll ausgebildet ist die Sehschärfe erst mit etwa fünf Jahren.

Bindehautentzündung

Eine Entzündung der Bindehaut – der Schleimhaut, die die Innenseite der Augenlider auskleidet – kann zahlreiche Ursachen haben: Rauch, Staub, grelles Sonnenlicht, Viren oder Bakterien. Die Bindehautentzündung (Konjunktivitis) kann auch Folge von Allergien oder Begleiterscheinung anderer Krankheiten wie Masern sein. Die Augen schmerzen und tränen, sind hochrot und lichtempfindlich. Eventuell wird schleimiges oder eitriges Sekret abgesondert.

SOLL IHR KIND ZUM ARZT?

Wenn sich die Bindehautentzündung nicht innerhalb von 48 Stunden bessert, suchen Sie bitte den Arzt auf. Klagt das Kind über ein Fremdkörpergefühl im Auge, gehen Sie am besten direkt zum Augenarzt.

SO HILFT DER ARZT

- Der Arzt wird als Erstes die Ursache der Konjunktivitis feststellen. Wenn die Bindehautentzündung durch eine Infektion hervorgerufen wurde, wird der Arzt Augentropfen oder eine Augensalbe verschreiben.
- Verursacht ein Fremdkörper die Beschwerden, wird ihn der Augenarzt entfernen.
- Leidet Ihr Kind an allergischer Bindehautentzündung, wird der Arzt antiallergische Augentropfen, zum Beispiel mit Cromoglicinsäure, verordnen und versuchen, die allergieauslösenden Substanzen zu finden.

DAS KRANKE KIND

 INFO

Häufigste Symptome

- Gerötete und geschwollene Bindehaut
- Schmerzende Augen, die tränen und lichtempfindlich sind
- Eitrige oder schleimige Absonderungen

SO HELFEN SIE IHREM KIND

Wenn Ihr Kind nicht mehr den Ursachen wie Rauch oder grellem Sonnenlicht ausgesetzt ist, heilt eine Bindehautentzündung in den meisten Fällen innerhalb weniger Tage ab. Am besten bleibt Ihr Kind im Zimmer, auf jeden Fall aber im Schatten. Setzen Sie ihm beim Hinausgehen eine gute Sonnenbrille auf.

Hausmittel: Waschen Sie die Augen Ihres Kindes mehrmals täglich mit lauwarmem, abgekochtem Wasser (Seite 219) aus. Benutzen Sie jedes Mal für jedes Auge ein frisches Tuch aus Baumwolle oder Leinen – keine Watte, sie fusselt. Auch kühle Umschläge tun Ihrem Kind gut. Das Ruhigstellen des betroffenen Auges durch einen Augenklappenverband lindert die Schmerzen.

Homöopathie: Unterstützend wirken Euphrasia D4 Globuli und Euphrasia Augentropfen. Gegen die Schwellung der Schleimhäute hilft Apis mellifica D4, dreimal täglich 5 Globuli.

Gerstenkorn

Das Gerstenkorn (Hordeolum) ist eine akute eitrige Entzündung der Haarwurzeldrüsen am Lidrand, die meistens durch Staphylokokken verursacht wird und ansteckend ist. Es bildet sich eine sehr schmerzhafte Rötung und Schwellung im Bereich der Bindehaut am Ober- oder Unterlidrand. Nach einigen Tagen entwickelt sich eine gelbliche Eiterpustel, die nach innen, zur Augenbindehaut hin, oder nach außen, zum Lid hin, durchbrechen kann. In schweren Fällen können die Bakterien in die Blutbahn gelangen.

SOLL IHR KIND ZUM ARZT?

Ein Gerstenkorn sollte immer vom Arzt behandelt werden. Es besteht die Gefahr der Superinfektion und Ausbreitung auf die Tränendrüsen oder den Tränensack.

SO HILFT DER ARZT

- Wenn nötig, das heißt bei hochgradig entzündetem Gerstenkorn, wird der Arzt Antibiotika-Salbe verordnen, in sehr schweren Fällen Antibiotika zum Einnehmen.

 INFO

Häufigste Symptome

- Sehr schmerzhafte Rötung im Bereich der Bindehaut und an den Lidrändern, die sich nach einigen Tagen mit Eiter füllt.

AUGEN, OHREN UND ZÄHNE

SO HELFEN SIE IHREM KIND

Bitte drücken Sie ein Gerstenkorn nie aus, sonst kann eine erneute Infektion entstehen.

Hausmittel: **Infrarotlichtbestrahlung (Seite 231) lässt das Gerstenkorn schneller »aufblühen«. Kühle, feuchte Augenkompressen (keine Watte verwenden!) lindern den Schmerz.**

Homöopathie: **Unterstützend wirken Staphisagria D30 einmal 1 Tablette zu Beginn der Erkrankung, und im Eiterstadium Pulsatilla D4 oder Hepar sulfuris D6, dreimal täglich 5 Globuli in den Mund. Gegen Schmerzen und Schwellung geben Sie zusätzlich Apis mellifica D4, dreimal täglich 5 Globuli.**

Lidrandentzündung

Zur Entzündung der Lider (Blepharitis) kommt es häufig im Gefolge von Erkältungskrankheiten oder einem endogenen Ekzem (Seite 171). Auch Allergien oder mechanische Reize durch Staub- oder Sandkörner können Lidrandreizungen hervorrufen.

Die Lider sind besonders an den Rändern stark gerötet, geschwollen und mit Schüppchen bedeckt. Es können sich Krusten bilden, die die Augenlider verkleben. Manchmal sind die Lidranddrüsen und die Wimpernwurzeln mit betroffen. Dann besteht die Gefahr, dass sich aus der Lidrandentzündung ein Gerstenkorn (Seite 64) entwickelt.

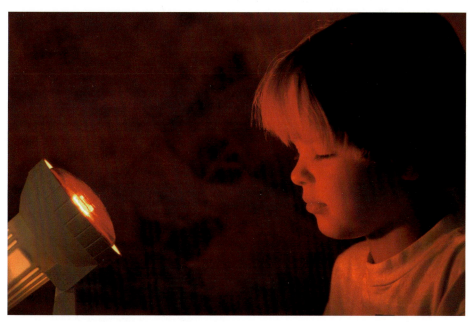

Bestrahlen mit Infrarotlicht kann bei eitriger Entzündung zwar nicht die Schmerzen lindern, sorgt aber dafür, dass ein Gerstenkorn schneller aufblüht.

DAS KRANKE KIND

INFO

Häufigste Symptome

- Stark gerötete, geschwollene Augenlider
- Schuppen auf den Augenlidern
- Verklebte Lidränder

SOLL IHR KIND ZUM ARZT?

Suchen Sie den Arzt auf, damit er die Diagnose sichert. Wenn sich die Lidrandentzündung nach etwa sechs Tagen nicht bessert, wird er Ihr Kind zum Augenarzt überweisen. Manchmal ist die Ursache eine nicht entdeckte Fehlsichtigkeit, die mit der richtigen Brille behoben werden kann.

SO HILFT DER ARZT

- In schweren Fällen prüft der Arzt durch einen Abstrich, ob eine bakterielle Infektion vorliegt, und verschreibt bei Bedarf antibiotische Augentropfen.

SO HELFEN SIE IHREM KIND

Hausmittel: Waschen Sie drei- bis viermal täglich die Augen Ihres Kindes mit lauwarmem, abgekochtem Wasser (Seite 219) aus. Weichen Sie die Krusten auf, bevor Sie sie wegwischen. Verwenden Sie ein Tuch aus Baumwolle oder Leinen – keine Watte.

Homöopathie: Unterstützend helfen Euphrasia D3 dreimal täglich 5 Globuli und Euphrasia Augentropfen.

Schielen

Ein Kind, das schielt, kann die Sehachsen der beiden Augen nicht auf einen Punkt richten. Ein Auge oder alle beide »wandern«. In den ersten drei Lebensmonaten ist dies völlig normal. Danach bleibt der »Silberblick« bei etwa vier Prozent der Kinder bestehen, meist weil die Augenmuskeln unausgewogen sind oder das Kind weitsichtig ist. Ein schielendes Kind benutzt nur ein Auge, und die Sehfähigkeit des anderen Auges geht verloren, wenn das Schielen nicht behandelt wird. Das schielende Kind kann kein räumliches Sehen entwickeln, dafür ist das Zusammenspiel beider Augen mit dem Gehirn erforderlich. Es ist deshalb notwendig, das Schielen möglichst frühzeitig zu erkennen und zu behandeln: Bei einem sechs Monate alten Säugling genügen oft Abdeckverbände, um wieder normales Sehen zu erreichen, während sie bei einem sechsjährigen Kind keinen Erfolg mehr zeigen.

SOLL IHR KIND ZUM ARZT?

Bei manchen Kindern zeigt sich erst im Rahmen einer Vorsorgeuntersuchung beim Kinderarzt, dass sie schielen. Wenn Sie bei Ihrem Kind einen »Silberblick«

INFO

Häufigste Symptome

- Schielen beim Fixieren von nahen Gegenständen

AUGEN, OHREN UND ZÄHNE

feststellen, bringen Sie es bitte zum Augenarzt. Er kann durch spezielle Untersuchungen bereits beim Baby ein Schielen diagnostizieren. Bitte denken Sie nicht, dass sich das Schielen auswachsen wird.

SO HILFT DER ARZT

- Wenn das Schielen frühzeitig erkannt wird, kann durch eine so genannte Okklusionsbehandlung mit Abdeckverbänden normales Sehen erreicht werden. Dabei wird dem schielenden Kind abwechselnd ein Auge für einige Stunden mit einem Pflaster zugeklebt, um auch das schwächere Auge zu trainieren.
- Spezielle Brillen mit Prismengläsern und Folien helfen ebenfalls, das kranke Auge zu trainieren.
- Hält das Schielen an, wird der Arzt zu einer Schieloperation raten, wenn Ihr Kind ins Schulalter kommt (vor diesem Alter nur in Ausnahmefällen). Dabei werden die ungleichen Augenmuskeln verkürzt oder versetzt.
- Beidseitiges Schielen durch Weitsichtigkeit lässt sich durch eine Brille korrigieren. Wenn das nicht hilft, bleibt nur eine Schieloperation.

SO HELFEN SIE IHREM KIND

Gehen Sie bei jedem Verdacht auf Schielen zum Arzt. Überzeugen Sie Ihr Kind, dass die verordneten Maßnahmen – Okklusionsverband oder Brille – auf jeden Fall eingehalten werden müssen.

Sehfehler

Nur wenn das Bild auf der Netzhaut scharf ist, sieht man gut. Wenn die Lichtstrahlen nicht richtig auf der Netzhaut gebündelt werden können, weil zum Beispiel der Augapfel zu lang oder zu kurz oder die Hornhaut verkrümmt ist, kommt es zu ungenügender Sehschärfe.

INFO

Kontaktlinsen

Ihr Kind kann Kontaktlinsen tragen, wenn sich seine Sehschwäche stabilisiert hat und es fingerfertig genug ist, um die Linsen selbst einzusetzen und herauszunehmen.

Babys mit angeborener Linsentrübung (Katarakt) können durch Kontaktlinsen vor Blindheit bewahrt werden: Die trübe Linse wird operativ entfernt und der Augenarzt setzt dem Neugeborenen eine Kontaktlinse ein, die die fehlende Brechkraft des Auges ausgleicht. Entsprechend dem Augenwachstum muss die Linse durch eine größere ersetzt werden, zunächst durch den Augenarzt, später durch die Eltern. Erst wenn die Sehfunktionen ausgereift sind, kann eine Kunststofflinse eingepflanzt werden.

DAS KRANKE KIND

Im Rahmen der Vorsorgeuntersuchungen ab dem Alter von dreieinhalb Jahren prüft der Arzt, ob Ihr Kind gut sieht. Haben Sie trotzdem das Gefühl, dass sein Sehvermögen gestört ist, suchen Sie einen Augenarzt auf. Er wird Ihrem Kind bei Bedarf eine Brille verordnen.

WEITSICHTIGKEIT

Bei der angeborenen Weitsichtigkeit (Hyperopie) handelt es sich um einen Brechungsfehler der Linse. Weitsichtige sehen gut in der Ferne, aber unscharf in der Nähe. Ihr Auge ist für die Brechkraft der Linse zu kurz gebaut, sodass auf der Netzhaut kein scharfes Bild entsteht. Den Fehler gleicht eine Brille mit Sammellinse aus.

KURZSICHTIGKEIT

Das Auge ist bei Kurzsichtigkeit (Myopie) nicht fähig, Objekte in der Ferne deutlich zu erkennen. Der Brennpunkt des Auges liegt vor der Netzhaut und nicht wie beim normalsichtigen Auge auf der Netzhaut, sodass die Gegenstände nicht scharf auf der Netzhaut abgebildet werden. Die Ursache liegt entweder in einem zu langen Augapfel oder einer zu starken Brechkraft der Linse. Mit einer Zerstreuungslinse in der Brille wird dieser Sehfehler korrigiert.

ASTIGMATISMUS

Beim Astigmatismus (Stabsichtigkeit) liegt eine ungleichmäßige Wölbung der Hornhaut oder der Linse vor. Das verhindert, dass Objekte scharf auf der Netzhaut abgebildet werden können. Weder in der Ferne noch in der Nähe sieht man scharf. Dieser Augenfehler lässt sich nicht so gut ausgleichen wie eine Kurz- oder Weitsichtigkeit. Mit speziellen Zylindergläsern oder Kontaktlinsen versucht man, die Sehschärfe möglichst gut einzustellen.

FARBFEHLSICHTIGKEIT

Bei etwa acht Prozent der Jungen und knapp einem Prozent der Mädchen besteht eine angeborene, nicht heilbare Farbfehlsichtigkeit. Am häufigsten ist die Rot-Grün-Blindheit: Das Kind kann Rot nicht von Grün unterscheiden. Anhand von Farbsehtafeln prüft der Arzt, ob Ihr Kind alle Farben sieht und sie unterscheiden kann.

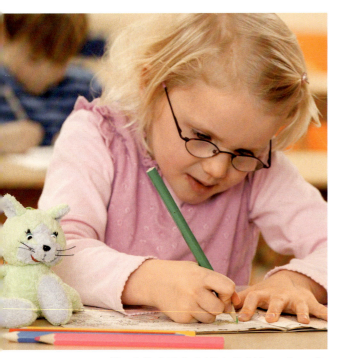

Eine Brille ist kein Schönheitsfehler mehr und sorgt bei Bedarf für mehr Durchblick.

AUGEN, OHREN UND ZÄHNE

Aufbau und Funktion des Ohrs

Das Ohr ist das Sinnesorgan zum Hören und setzt sich zusammen aus Außen-, Mittel- und Innenohr. Ohrmuschel, äußerer Gehörgang und Trommelfell bilden das Außenohr, das wie ein Trichter die Schallwellen auffängt. Sie versetzen das Trommelfell – die dünne Membran zwischen Außenohr und Mittelohr – in Schwingungen. Im Mittelohr werden die Schwingungen auf die drei in der Paukenhöhle liegenden, durch Gelenke miteinander verbundenen Gehörknöchelchen Hammer, Amboss und Steigbügel übertragen und so zum Innenohr weitergeleitet. Im vorderen Teil der Paukenhöhle mündet die Ohrtrompete (Eustachische Röhre), der Verbindungskanal zum Nasen-Rachen-Raum. Er sorgt für den Druckausgleich zwischen Mittel- und Außenohr.

Wegen dieser Verbindung wandern oft Infektionen vom Nasen-Rachen-Raum zum Ohr. Eine zweite Membran, das ovale Fenster, verbindet das Mittelohr mit dem im Innenohr gelegenen eigentlichen Hörorgan, der so genannten Hörschnecke. Zusätzlich befindet sich im Innenohrbereich das Gleichgewichtsorgan. In der Hörschnecke, einem flüssigkeitsgefüllten Schlauch mit Sinneshaaren, werden die auf das ovale Fenster übertragenen Schwingungen (Wellen) von den Hörzellen der Sinneshaare als Impulse an das Hörzentrum im Gehirn weitergeleitet. Ist der Hörvorgang irgendwo gestört, kommt es zu Schwerhörigkeit oder Taubheit. Allerdings kann schlechtes Hören auch von einer verstopften Ohrtrompete oder einem Erguss im Mittelohr kommen. Das Trommelfell kann nämlich nur dann richtig schwingen, wenn im Mittelohr und im äußeren Ohr der gleiche Luftdruck herrscht.

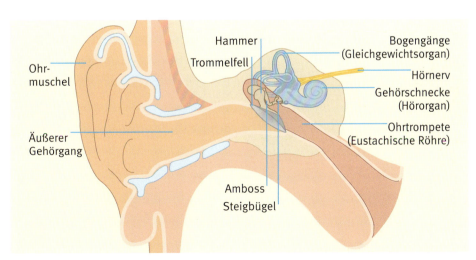

Das Ohr, unser Hörorgan, setzt sich aus Außen-, Mittel- und Innenohr zusammen. Im Innenohr befindet sich auch das Gleichgewichtsorgan.

DAS KRANKE KIND

Mittelohrentzündung

Die Mittelohrentzündung (Otitis media) bei Säuglingen und Kleinkindern kommt häufig vor und entsteht als aufsteigende Infektion in Folge von Infekten des Nasen-Rachen-Raums. Die Krankheitserreger, meist Viren, müssen nur einen kurzen Weg zurücklegen: Bei kleinen Kindern ist die Eustachische Röhre, der Kanal, der das Ohr mit dem Rachenraum verbindet, noch kurz und eng und schwillt bei Infekten leicht zu, sodass sich Sekret und Eiter im Mittelohr stauen.

Die Mittelohrentzündung beginnt meist plötzlich: Starke, pochende Ohrenschmerzen wecken das Kind häufig aus dem Schlaf. Es weint vor Schmerzen. Kleine Kinder werfen den Kopf hin und her und fassen sich an das schmerzende Ohr. Säuglinge mit Mittelohrentzündung sind unruhig, trinken schlecht und haben eventuell Durchfall und Fieber. Bei ihnen wird die Mittelohrentzündung leicht übersehen; so kann es passieren, dass das Trommelfell platzt und das gestaute Sekret aus dem Ohr läuft. Der Schmerz ist dann weg.
Bei rechtzeitiger und richtiger Behandlung hat das Kind meist innerhalb von ein bis drei Tagen keine Schmerzen mehr. Es kann aber für längere Zeit ein Mittelohrerguss (Seite 71) bestehen bleiben.

Komplikationen

Bei jeder Mittelohrentzündung besteht die Gefahr, dass die Entzündung auf die Warzenbeinzellen im Schädelknochen übergreift. Diese Mastoiditis kann unbehandelt zu Entzündungen des Innenohrs und der Hirnhäute (Meningitis, Seite 154) führen.

SOLL IHR KIND ZUM ARZT?

Bringen Sie Ihr Kind bitte bei jedem Verdacht auf Mittelohrentzündung zum Arzt. Wenn Ihr Säugling fiebert, wird ein erfahrener Arzt immer die Ohren untersuchen, auch bei Durchfall.

> **INFO**
>
> **Häufigste Symptome**
> - Heftigste Ohrenschmerzen
> - Fieber
> - Bei Säuglingen Unruhe, Weinen, eventuell Durchfall und Fieber

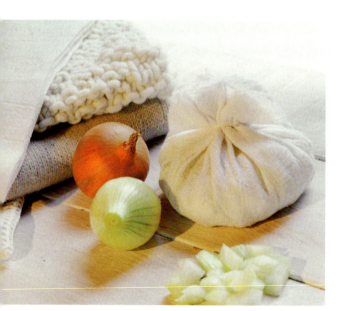

Ein Ohrwickel mit klein geschnittenen rohen Zwiebeln wirkt häufig schmerzlindernd.

AUGEN, OHREN UND ZÄHNE

SO HILFT DER ARZT
- Der Arzt untersucht die Ohren Ihres Kindes mit dem Ohrspiegel (Otoskop) und sieht das entzündete Trommelfell. Wenn nötig, wird er Ihrem Kind Antibiotika und abschwellende Nasentropfen verordnen.
- Gegen die Schmerzen wird er Zäpfchen oder Säfte, zum Beispiel Paracetamol, verschreiben.

SO HELFEN SIE IHREM KIND
Ohrentropfen nützen nichts, da sie nicht an den Ort der Entzündung gelangen – sie helfen nur bei einer Entzündung des äußeren Gehörgangs. Bevor Sie abschwellende Nasentropfen geben, probieren Sie es zunächst mit Hausmitteln. Vermeiden Sie Zugluft.

Hausmittel: Damit die Schleimhaut der Eustachischen Röhre abschwillt und das Ohr wieder belüftet wird, machen Sie Bestrahlungen mit Rotlicht (Seite 231), Kopfdampfbäder (Seite 220) oder lassen das Kind 0,9-prozentige Kochsalzlösung mit einem Kaltdampfvernebler (Pariboy®) inhalieren. Vorsicht: Rotlichtbestrahlung kann helfen, aber auch die Entzündung verstärken! Machen Sie Ohrwickel mit Alkohol oder Zwiebeln (Seite 223).

Homöopathie: Unterstützend geben Sie am ersten Tag Apis mellifica D3, alle zwei Stunden 5 Tropfen in den Mund. Ab dem zweiten Tag geben Sie Pulsatilla D4, viermal 1 Tablette, aufgelöst in etwas Wasser. Halten Sie gleichzeitig das Ohr warm.

Mittelohrkatarrh, Paukenerguss

Bei Erkältungen haben Kinder häufig einen Mittelohr- oder Tubenkatarrh, eine nicht eitrige Entzündung des Mittelohrs mit Sekretstau. Kann das Sekret nicht mehr abfließen, wird die Entzündung chronisch und es entsteht ein Mittelohrerguss, der Paukenerguss (Serotympanon). Er ist die Folge eines Infekts der oberen Luftwege. Die Schleimhaut der Eustachischen Röhre ist dadurch geschwollen und es staut sich Sekret in der Paukenhöhle des Mittelohrs. Dadurch können sich die Gehörknöchelchen nicht mehr bewegen und die Schallleitung zum Innenohr ist gestört. Bleibende Hörstörungen können die Folge sein. Kleinkinder sind durch ihre engen und kurzen Eustachischen Röhren anfälliger als größere Kinder.

SOLL IHR KIND ZUM ARZT?
Wenn Ihr Kind schlecht hört, lassen Sie bitte vom Arzt die Ursache abklären. Richtiges Hören ist unter anderem wichtig für die Sprachentwicklung (Seite 160).

 INFO

Häufigste Symptome
- Schwerhörigkeit auf einem oder beiden Ohren
- Taubheitsgefühl
- Chronischer Schnupfen

DAS KRANKE KIND

SO HILFT DER ARZT
- Der Arzt kann abschwellende Nasentropfen verschreiben oder Hausmittel empfehlen. In 80 Prozent heilt der Paukenerguss folgenlos ab.
- Wenn sich der Paukenerguss nach drei Monaten nicht zurückgebildet hat, wird der Arzt eventuell empfehlen, die Rachenmandeln entfernen zu lassen.
- Er wird Ihr Kind zum Hals-Nasen-Ohren-Arzt überweisen, der nach einem Schnitt ins Trommelfell (Paracentese) das Sekret absaugt. Manchmal wird diese Öffnung durch ein Paukenröhrchen offen gehalten, das ein paar Monate liegen bleibt. In dieser Zeit darf Ihr Kind nicht mit dem Kopf ins Wasser tauchen.

SO HELFEN SIE IHREM KIND

Pflanzliche Heilmittel: Sie können Ihrem Kind Thymiansäfte oder -tropfen zum Schleimlösen geben.

Hausmittel: Kopfdampfbäder (Seite 220), Infrarotbestrahlungen (Seite 231) und Zwiebelumschläge (Seite 223) sind bewährte Hausmittel zur Schleimhautabschwellung. Kaltdampfvernebler mit physiologischer (0,9-prozentiger) Kochsalzlösung, zweimal täglich 2 Milliliter, feuchten die Schleimhäute an und öffnen die Eustachischen Röhren.

Homöopathie: Unterstützend hilft zur Schleimverflüssigung Kalium bichromicum D12 und bei zähem, grün-gelbem Sekret Hepar sulfuris D6, jeweils dreimal täglich 5 Globuli.

Schwerhörigkeit

Hörstörungen bei Kindern behindern nicht nur den Kontakt zur Umwelt, sondern auch die Sprachentwicklung. Sie verursachen häufig seelische Störungen und hemmen die geistige Entwicklung. Wenn Sie regelmäßig die Vorsorgetermine wahrnehmen, wird der Arzt feststellen, ob Ihr Kind Probleme mit dem Hören hat. Ab etwa dem fünften Lebensmonat sollte ein Kind den Kopf zu einer Geräuschquelle hin drehen, und ab zehn Monaten sollte es auf seinen Namen hören.

Wenn Sie sich nicht sicher sind, ob Ihr Kind gut hört, stellen Sie sich hinter Ihr Kind, sodass es Sie nicht sieht, und knistern mit Butterbrotpapier. Ihr Kind sollte sich daraufhin umdrehen und die Geräuschquelle suchen.

Hörstörungen sollten frühmöglichst erkannt und behandelt werden, denn ohne richtiges Hörvermögen kann ein Kind nicht richtig sprechen lernen. Wenn Ihnen Störungen in der Sprachentwicklung Ihres Kindes auffallen, muss sein Hörvermögen durch eine pädaudiologische Untersuchung überprüft werden, bevor Ihr Kind eine logopädische Sprach-

 INFO

Häufigste Symptome

- Das Kind reagiert nicht auf Geräusche, wenn es die Geräuschquelle nicht sieht

AUGEN, OHREN UND ZÄHNE

 INFO

OAE-Test

Bei diesem Hörtest mit otoakustischen Emissionen (OAE) wird das Ohr des Kindes mit Tönen beschallt, die die Härchen der Sinneszellen im Innenohr zum Schwingen bringen. Diese Schwingungen verursachen Geräusche, die zwar unterhalb der Hörschwelle liegen, aber mit dem OAE-Testgerät gemessen werden können. Bei einer Schwerhörigkeit dagegen entstehen keine Schwingungsgeräusche an den Sinneszellen. Durch diese kurze, schmerzfreie und absolut verlässliche Möglichkeit kann das Hörvermögen bereits beim Neugeborenen überprüft werden. Daher sollte diese Untersuchung bei der Vorsorge U2 oder U3 durchgeführt werden. Zeigen sich durch den Test Verdachtsmomente auf eine Schwerhörigkeit, muss das Kind zu einer pädaudiologischen Untersuchung, das heißt zu einem darauf spezialisierten HNO-Arzt, überwiesen werden. Er kann durch weitere, altersabhängige Spezialuntersuchungen angeborene Hörstörungen im Säuglings- und Kleinkindalter feststellen und behandeln.

therapie beginnt. Hörprüfungen sollen schon beim Neugeborenen durchgeführt werden, am besten durch den OAE-Test.

SOLL IHR KIND ZUM ARZT?

Schon beim geringsten Verdacht auf eine Hörstörung sollten Sie den Arzt so früh wie möglich um Rat fragen.

SO HILFT DER ARZT

- Durch Hörtests stellt der Arzt fest, ob eine Schwerhörigkeit vorliegt. In diesem Fall wird er Ihr Kind zu einem HNO-Arzt (Pädaudiologen) überweisen, der ihm, wenn nötig, ein Hörgerät anpasst und eine Sprachtherapie (Logopädie) verordnet.
- Ist eine Ohrenentzündung oder ein chronischer Schnupfen die Ursache für die Hörstörung, bessert sich diese, sobald die Grundkrankheit überstanden und ausgeheilt ist.
- Manchmal wird Schwerhörigkeit vorgetäuscht durch eingedicktes Ohrenschmalz, das den Gehörgang verstopft. Wenn der Arzt die Ohren Ihres Kindes ausspült, hört es wieder gut. Diese Ohrspülungen dürfen Sie nicht selbstständig durchführen.

SO HELFEN SIE IHREM KIND

Achten Sie darauf, dass bei den Vorsorgeuntersuchungen U2 und U3 die Hörfähigkeit Ihres Kindes durch den speziellen Hörtest (OAE) überprüft wird. Wenn eine Schwerhörigkeit festgestellt worden ist, muss Ihrem Kind ein Hörgerät angepasst werden. Dieses Gerät muss regelmäßig vom Hörgeräteakustiker überprüft werden.

DAS KRANKE KIND

Aufbau und Funktion der Zähne

Ein Zahn ist aus der Zahnkrone, dem sichtbaren Teil, und der fest im Zahnfleisch verankerten Zahnwurzel aufgebaut. Dazwischen liegt der vom Zahnfleisch bedeckte Zahnhals. Die Zahnkrone ist vom Zahnschmelz überzogen, der härtesten Substanz des Körpers. Darunter liegt das Zahnbein (Dentin), das den größten Teil des Zahninneren ausfüllt und die Zahnwurzel bildet. Das Zahnbein umschließt das Zahnmark, das aus Nerven und Blutgefäßen besteht.

Bis zum dritten Lebensjahr hat ein Kind in der Regel alle Milchzähne bekommen – zehn im Oberkiefer und zehn im Unterkiefer. Sie wachsen nicht alle auf einmal, sondern treten meist paarweise zu verschiedenen Zeitpunkten durch das Zahnfleisch.

Ab dem 5. Lebensjahr verdrängen die bleibenden Zähne die Milchzähne, und mit etwa 14 Jahren fehlen nur noch die Weisheitszähne, die noch jahrelang auf sich warten lassen können.

ZAHNSPANGE ODER NICHT?

Sowohl die Milchzähne wie auch die bleibenden Zähne tanzen manchmal aus der Reihe: Sie können bis zu 90 Grad verdreht herauswachsen, oder die bleibenden Zähne kommen schon, obwohl die ersten noch nicht ausgefallen sind. Bei manchen Kindern ist der Kiefer zu klein oder der Gaumen zu eng, sodass Platzprobleme entstehen können. Eine Zahnfehlstellung führt gewöhnlich zum vorzeitigen Verschleiß und Verlust der Zähne. Wenn Sie daher den Verdacht haben, dass die Zahnstellung Ihres Kindes unregelmäßig ist, suchen Sie den Kinderarzt oder einen kieferorthopädisch ausgebildeten Zahnarzt auf. Er wird Sie beraten, ob und wann eine Zahnregulierung notwendig wird. Fehlstellungen müssen nur bei bleibenden Zähnen behoben werden, also häufig erst ab dem zwölften Lebensjahr, wenn bis dahin alle zweiten Zähne bis auf die Weisheitszähne herausgekommen sind. Eine Zahnregulierung wird mit einer festen oder herausnehmbaren Zahnspange durchgeführt. Die Behandlung dauert in der Regel mindestens ein bis zwei Jahre.

ZAHN VERLETZT – WAS TUN?

Kinder, die laufen und klettern lernen, fallen oft hin – manchmal aufs Gesicht. Dabei können sie sich einen Zahn ausschlagen oder ein Stück davon abbrechen. Manchmal werden die Zähne nur locker und stehen schief. Wird der Zahnnerv dabei verletzt, stirbt der Zahn ab und verfärbt sich grau. Ein toter oder angeschlagener Milchzahn sollte als Platzhalter sitzen bleiben. Ein ausgeschlagener Zahn kann nur selten wieder eingesetzt werden. In diesem Fall wird der Zahnarzt entscheiden, ob ein Platzhalter-Zahn einzusetzen ist, damit sich der nachwachsende bleibende Zahn in den vorgesehenen Platz einschieben kann.

Zuckerkaries

Zuckerkaries entsteht, wenn die vom bakteriellen Zahnbelag (Plaque) gebildete Säure den Zahnschmelz angreift und zerstört. Der Prozess kann so weit gehen, dass die Milchzähne nur noch als schwarze Stummel im Zahnfleisch stecken, das dann gleichzeitig eitrig entzündet ist. Schneidezähne und Eckzähne sind besonders häufig betroffen. Ist ein Milchzahn an Karies erkrankt, steckt er möglicherweise den nebenstehenden Zahn und vielleicht sogar den nachwachsenden zweiten Zahn an. Die Übeltäter dieser Karies sind zuckerhaltige Tees oder Säfte aus der Saugerflasche, an denen das Kind – zum Trost oder aus Lust – ständig nuckelt. Zucker vergärt mithilfe der Bakterien im Mund zu Säuren, die den Zahnschmelz angreifen, besonders wenn der Zucker lange im Mund bleibt und durch das Saugen regelrecht ins Zahnfleisch massiert wird.

SOLL IHR KIND ZUM ARZT?

Regelmäßige Zahnarztbesuche sind generell zu empfehlen. Nur er kann beurteilen, ob sich die Zähne gesund entwickeln.

SO HILFT DER ARZT

› Der Zahnarzt wird versuchen, die Karies aufzuhalten, indem er die kariösen Stellen säubert und mit einem speziellen Lack versiegelt, was jedoch selten den erhofften Erfolg bringt.

SO HELFEN SIE IHREM KIND

Geben Sie Ihrem Säugling nie gesüßte Tees oder Säfte aus der Flasche. Auch auf Zusätze in die Milchflasche sollten Sie verzichten! Wenn Sie Ihrem Baby Fruchtsaft geben wollen: nur frisch ausgepresst und löffelweise füttern.
Saft oder gesüßten Tee darf Ihr Kind nur aus dem Glas trinken. Verbannen Sie die Nuckelflasche!
Besonders risikoreich sind süße Zwischenmahlzeiten, wenn anschließend die Zähne nicht geputzt werden. Gewöhnen Sie Ihrem Kind deshalb frühzeitig an, sich regelmäßig nach allen Hauptmahlzeiten die Zähne zu putzen; dann schadet auch etwas Zucker den Zähnen nur wenig. Ohne diese Vorsorgemaßnahmen nützen alle regelmäßigen Fluoridgaben nichts.

INFO

Erste Hilfe bei Zahnweh

Durch Karies, aber auch beim Durchtreten der bleibenden Zähne ab dem fünften Lebensjahr können heftige Zahnschmerzen auftreten. Gehen Sie auf jeden Fall mit Ihrem Kind zum Zahnarzt. Außerhalb der Sprechstunden lindern warme Umschläge auf die Backe quälenden Zahnschmerz. Was noch helfen kann: Eine Gewürznelke lutschen lassen oder Viburcol®-Zäpfchen beziehungsweise Paracetamol-Saft geben. Wenn Ihr Kind zusätzlich Fieber hat, suchen Sie bitte den Notzahnarzt auf!

DAS KRANKE KIND

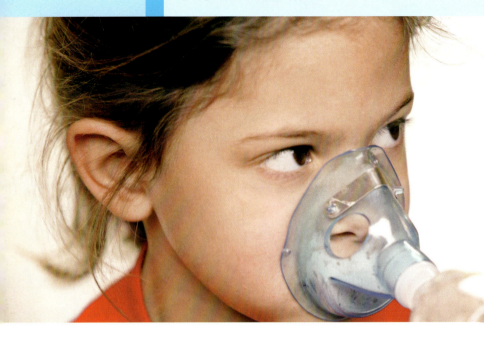

Atemwege

Aufbau und Funktion der Atmungsorgane

Die Atmungsorgane bestehen aus Atemwegen, Lunge und Atemmuskulatur. Die Atemwege dienen dem Reinigen, Filtern und Anwärmen der eingeatmeten Luft. Über die Lungen gelangt der eingeatmete Sauerstoff ins Blut. Im Austausch dringt Kohlensäure aus dem Blut in die Lunge und wird abgeatmet. Die Lungen sind von der Brustwand nur durch einen winzigen Spalt getrennt. Durch den Unterdruck in diesem Spalt liegen sie der Brustwand verschiebbar an, ohne in sich zusammenzufallen. Die Atemmuskulatur hebt und senkt den Brustkorb, weitet also die Lungen und lässt sie zum Ausatmen wieder zusammensinken.
Von der Bauchhöhle sind die Lungen durch eine dünne Muskelschicht, das Zwerchfell, getrennt. Es zieht sich beim Einatmen nach unten (die Lunge erweitert sich), beim Ausatmen entspannt sich das Zwerchfell und wölbt sich aufwärts. Diesen Vorgang steuert das Atemzentrum im Gehirn.

ATEMWEGE

IMMER DURCH DIE NASE ATMEN!

Die gesamten Atemwege (Nasen-Rachen-Raum und Bronchienwände) sind mit Schleimhaut ausgekleidet, die die Luft anfeuchten. Schleimhaut-Flimmerhärchen halten Schmutz, Viren und Bakterien auf und transportieren sie nach draußen. In den inneren Nasenwänden liegen dicke mit Blutgefäßen durchzogene Gewebsbalken: die Nasenmuscheln. Hier streicht die Atemluft vorbei und wird dabei erwärmt. Wichtig ist also, dass Ihr Kind durch die Nase atmet: zur Reinigung, Anfeuchtung und Anwärmung der Außenluft. In den Nasenraum münden die Ausführungsgänge der Nasennebenhöhlen, die »Entlüftungskanälchen« (Eustachische Röhre beider Mittelohren) sowie die Tränenkanäle, durch die die Tränen aus den Augen in die Nase laufen. Die Nasenhöhlenhinterwand ist die knöcherne Trennwand zum Gehirn. Durch diese Knochenplatte (Siebbein) treten die Riechnerven aus dem Gehirn in die Nasenschleimhaut.

Im Nasen-Rachen-Raum befindet sich außerdem viel lymphathisches Gewebe wie Rachenmandeln (Nasenpolypen, Adenoide) und Gaumenmandeln (Tonsillen). Die Gaumenmandeln sind rechts und links an den Gaumenbögen sichtbar, wenn man den Mund weit öffnet. Sie sind bei Kindern sehr groß und können in der Mitte zusammenstoßen. Zusammen mit der Thymusdrüse sind Polypen und Mandeln ein Ort für die Bildung der körpereigenen Immunabwehr. Sie gehören zum immunkörperbildenden System. Deshalb sollten sie bei kleinen Kindern nie entfernt werden, nur weil sie »zu groß« sind (Seite 90). Ihr ständiger Kontakt mit Krankheitserregern hat sie vergrößert und das Immunsystem gestärkt. Mit den Jahren hat das Kind genügend Antikörper zum Schutz gegen weitere Infektionen aufgebaut. Polypen, Mandeln und Thymus bilden sich dann von allein zurück.

Hat die Luft den Nasen- und Rachenraum passiert, strömt sie durch die Luftröhre (Trachea) in die Lungenäste (Bronchien) bis in deren kleinste Verzweigungen (Bronchiolen) und erreicht schließlich die Lungenbläschen (Alveolen). In den Wänden dieser Bläschen laufen kleinste Aderverzweigungen (Kapillaren). Sie nehmen den Sauerstoff aus der Lunge ins Blut auf und geben Kohlensäure aus dem Blut in die Lunge ab.

 INFO

Infektionen der oberen Luftwege

90 Prozent der Infektionen der oberen Luftwege, also von Nase, Rachen und Luftröhre, werden durch Viren hervorgerufen. Hier helfen – anders als gegen Bakterien – keine Antibiotika. Viren werden durch »Tröpfcheninfektion« – beim Husten, Niesen, Sprechen – von Mensch zu Mensch übertragen. Viele Virenstämme treten nur zu bestimmten Jahreszeiten auf und befallen vorwiegend spezielle Abschnitte der Atemwege, wie etwa die Nasenschleimhaut.

DAS KRANKE KIND

Bronchitis und Bronchiolitis

Die Bronchitis ist eine akute entzündliche Erkrankung der Schleimhäute in der Luftröhre und den kleineren Atemwegen der Lunge. In 90 Prozent sind die Krankheitserreger Viren.
Nach einer Tröpfcheninfektion erkrankt das Kind fünf bis sechs Tage später an Bronchitis oder Bronchiolitis.
Die Symptome bei Bronchitis: Zunächst trockener, hohler Husten, nach wenigen Tagen folgt Husten mit Auswurf von weißlich-zähem Schleim, eventuell hört man rasselnde Atmung. Säuglinge und Kleinkinder husten den Schleim hoch, können ihn aber nicht ausspucken, sondern verschlucken ihn. Bei heftigen Hustenstößen

 INFO

Häufigste Symptome

› Zunächst trockener Husten, der zu Husten mit Auswurf wird
› Erbrechen beim Husten

kann dieser Schleim mit Mageninhalt erbrochen werden. Eine Bronchitis sollte nicht länger als etwa 14 Tage dauern. Fieber kann in den ersten Tagen auftreten. Eine Sonderform ist die Bronchiolitis, die Schleimhautentzündung der kleinsten Luftröhrenverzweigungen (Bronchiolen) tief in der Lunge. Die Erreger sind RS-Viren (Respiratory-Syncytial-Viren), die Haupterkrankungszeiten Winter und Frühjahr. Die Bronchiolitis erzeugt typische Verengungen (Spastik) der Bronchiolenwände, die das Atmen so erschweren können, dass das Kind im Krankenhaus behandelt werden muss.

Komplikationen

Eine Bronchitis kann in eine Lungenentzündung übergehen. Die Bronchiolitis kann ein überempfindlich reagierendes Bronchialsystem nach sich ziehen (Asthma bronchiale, Seite 167). Bei Säuglingen unter sechs Monaten kann sie zur spastischen Bronchitis mit Atemnot führen.

SOLL IHR KIND ZUM ARZT?

Bei Fieber über 38,5 °C, eitrigem, gelblich-grünlichem Auswurf oder Husten, der sich über eine Woche hinaus nicht bessert, muss Ihr Kind zum Arzt.

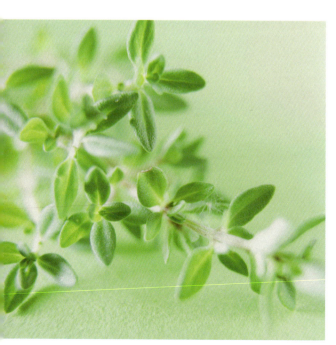

Thymian fördert den Hustenauswurf – ein bewährter Wirkstoff in Hustensäften.

ATEMWEGE

SO HILFT DER ARZT

> Bei starkem Reizhusten kann er in den ersten Tagen codeinhaltige Hustenstiller verordnen. Bei Bronchiolitis und Spastik hilft Inhalieren mit bronchialerweiternden Medikamenten.

> Eine bakterielle Bronchitis wird der Arzt mit Antibiotika behandeln.

SO HELFEN SIE IHREM KIND

Am wichtigsten sind viel frische Luft und schleimlösende Substanzen: Hustensäfte mit pflanzlichen Wirkstoffen aus Thymian (Seite 228) oder chemische Schleimlöser aus der Apotheke (Ambroxol oder Acetylcystein). Geben Sie dem Kind viel zu trinken, am besten Tee. Hustendämpfende Mittel sollten Sie nur am Beginn der Erkrankung für ein bis zwei Tage geben. Später, wenn sich Schleim bildet, darf das Abhusten nicht gedämpft werden.

Hausmittel: Stellen Sie einen Wäscheständer mit feuchten Handtüchern ins Zimmer. Dadurch wird die Luft angefeuchtet. Brustwickel mit Schweineschmalz (Seite 224) wirken schleimlösend. Sie fördern die Durchblutung und lösen auf diese Weise den Schleim. Bestrahlungen mit Infrarotlicht (Seite 231), dreimal täglich zehn Minuten, und Kopfdampfbäder mit Salzwasser helfen ebenfalls (Seite 220).

Homöopathie: Unterstützend geben Sie dreimal täglich 1 Tablette Kalium bichromicum D6; es löst den Schleim. Reizhusten dämpft Cuprum metallicum D3 oder Bryonia D3, dreimal täglich 1 Tablette.

Erkältung

Die gewöhnliche Erkältung ist eine Tröpfcheninfektion der oberen Luftwege durch Rhinoviren. Bei Erstinfektion im Säuglingsalter kommt es oft auch zum Befall von Bronchien und Lungengewebe. Die erkrankten Kinder sind nur einige Tage ansteckend. Symptome sind allgemeines Krankheitsgefühl, Schnupfen und/oder Husten, geschwollene Augen-, Nasen- und Rachenschleimhaut, eventuell auch geschwollene Ohrenschleimhäute. Bei Säuglingen ist beim Erstkontakt mit Rhinoviren die Luftröhrenschleimhaut mit befallen (Tracheobronchitis). Fieber – hoch oder niedrig – kann auftreten. Eine Erkältung dauert sieben bis zehn Tage und hinterlässt für einige Monate eine Immunität gegen den Rhinovirenstamm, der die Erkältung ausgelöst hat.

SOLL IHR KIND ZUM ARZT?

Sie sollten den Arzt um Rat fragen, wenn eine Erkältung länger als fünf bis sechs Tage lang dauert und wenn Fieber nicht

 INFO

Häufigste Symptome

> Abgeschlagenheit

> Schnupfen

> Husten

> Geschwollene Schleimhäute

> Fieber

DAS KRANKE KIND

innerhalb von zwei Tagen verschwindet. Bei Erkältungen im Säuglingsalter sollten Sie immer den Arzt aufsuchen.

SO HILFT DER ARZT

› Er kann durch Untersuchungen, zum Beispiel durch einen Nasenabstrich, prüfen, ob neben Viren auch Bakterien beteiligt sind. In diesem Fall können Antibiotika nötig werden.

SO HELFEN SIE IHREM KIND

Gegen Erkältungen durch Viren gibt es keine gezielte Therapie. Die Beschwerden können gelindert werden mit schleimhautabschwellenden Medikamenten, eventuell hustendämpfenden Mitteln oder Fieberzäpfchen.
Lassen Sie Ihr Kind täglich den Saft einer ausgepressten Orange trinken; so erhält es genügend Vitamin C. Geben Sie jedoch keine heiße Milch mit Honig, das würde die Verschleimung fördern.
Hat Ihr Kind kein Fieber, lassen Sie es so häufig wie möglich an die frische Luft. Beachten Sie: Die Schlafzimmertemperatur sollte nicht über 15 °C liegen.

Hausmittel: Nasentropfen aus Zuckerlösung (Seite 228) und Dampfbäder (Seite 220) befreien die Nase. Stellen Sie einen Wäscheständer mit feuchten Handtüchern ins Schlafzimmer; das verbessert die Luft.

Homöopathie: Die Auswahl unterstützender homöopathischer Mittel richtet sich nach den speziellen Symptomen. Ihr Arzt wird Ihnen gegebenenfalls gern helfen.

Halsentzündung

Halsentzündungen sind bei Kindern unter zwei Jahren meist virusbedingte Entzündungen. Im Kindergarten- und Schulalter dagegen kann es häufiger zu bakteriellen Halsentzündungen kommen, besonders durch hämolysierende Streptokokken der Gruppe A, die auch die Erreger von Scharlach (Seite 195) sind.

Halsentzündungen werden durch Tröpfchen- und Schmierinfektion übertragen. Mehr oder weniger plötzlich treten Halsweh und Schluckbeschwerden auf. Rachenhinterwand, Gaumen, Zäpfchen und Gaumenmandeln sind gerötet und geschwollen und die Schleimhaut eventuell mit glasig-schleimigen Belägen überzogen. Die Halslymphknoten sind tastbar und können Bohnengröße erreichen. Virusbefall führt eher zu glasig-hellrot geschwollenen Schleimhäuten, bei leichtem bis hohem Fieber. Bakterien verursachen mehr dunkelrot geschwollene Schleimhäute mit schmierigem Belag oder eitrigen Stippchen und erhöhte Temperatur bis mäßiges Fieber.

Um festzustellen, ob Ihr Kind eine Halsentzündung hat, leuchten Sie ihm mit einer Taschenlampe in den Mund. Ihr Kind legt den Kopf weit zurück, öffnet den Mund und sagt langgezogen »Aaaah«. Dadurch können Sie die Rachenhinterwand sehen. Verdeckt trotzdem die Zunge die Sicht, drücken Sie sie hinten mit einem sauberen, möglichst breiten Löffelstiel oder Holzspatel nach unten. Doch bitte Vorsicht, damit Sie keinen Brechreiz auslösen!

ATEMWEGE

INFO

Häufigste Symptome

- Halsschmerzen
- Schluckbeschwerden
- Rot verfärbter Rachenraum mit geschwollenen Schleimhäuten
- Fieber
- Vergrößerte Halslymphknoten

SOLL IHR KIND ZUM ARZT?

Zeigen sich nach drei bis vier Tagen keine Anzeichen einer Besserung, ist ein Besuch beim Arzt nötig, um Komplikationen auszuschließen beziehungsweise zu behandeln. Bei Verdacht auf Scharlach gehen Sie bitte sofort mit Ihrem Kind zum Arzt!

SO HILFT DER ARZT

- Er kann örtlich schleimhautbetäubende Tabletten oder Lösungen verordnen.
- Eventuell macht er einen Rachenabstrich, um die Erreger nachzuweisen. Wenn nötig, wird er Antibiotika verordnen.

SO HELFEN SIE IHREM KIND

Pflanzliche Heilmittel: Gegen Schluckbeschwerden helfen Pastillen oder Tees aus Pflanzenextrakten wie Salbei, Thymian, Efeu, Spitzwegerich.

Hausmittel: Machen Sie warme oder kalte Halswickel (zum Beispiel Quarkwickel oder Kartoffelwickel), je nachdem, was Ihr Kind vorzieht (Seite 223–224).

Hyperreagibles Bronchialsystem

Ein hyperreagibles Bronchialsystem muss man in Betracht ziehen, wenn das Kind innerhalb eines Jahres mehr als drei Monate ununterbrochen Husten hat – mit oder ohne Schleimerbrechen. Wenn beim Atmen ein pfeifendes, keuchendes Geräusch zu hören ist und Ihr Kind schlecht Luft bekommt, spricht man dann von einer obstruktiven Bronchitis. Diese entsteht, wenn sich ein Kind mit einem hyperreagiblen Bronchialsystem mit einem Virus angesteckt hat. Ihr Kind braucht dann eine intensive Behandlung mit Inhalationen und Tropfen oder bronchienerweiternden Säften beziehungsweise entzündungshemmenden Medikamenten. Diese Behandling ist sehr wichtig, denn unbehandelt kann die Erkrankung chronisch werden und womöglich zu kindlichem Asthma führen.

Ein hyperreagibles Bronchialsystem ist in der Regel angeboren beziehungsweise vererbt. Allergien (Seite 162), schädliche Umweltreize, besonders Tabakrauch, aber auch eingeatmete Fremdkörper können ein hyperreagibles Bronchialsystem vortäuschen.

INFO

Häufigste Symptome

- Husten über mehrere Monate mit oder ohne Schleimerbrechen

DAS KRANKE KIND

SOLL IHR KIND ZUM ARZT?

Der Arzt muss diagnostizieren, ob ein hyperreagibles Bronchialsystem vorliegt, und dieses vom Keuchhusten und allergischen Husten abgrenzen. Bei jedem neuen Krankheitsschub sollten Sie den Arzt aufsuchen, um Folgeschäden zu vermeiden.

SO HILFT DER ARZT

› Der Arzt wird versuchen, die Ursachen zu beseitigen und die Grundkrankheit zu behandeln. Ansonsten behandelt er nur die Symptome durch Inhalationen mit bronchienerweiternden Substanzen und entzündungshemmendes Kortison, um Komplikationen zu verhüten.

› Leidet Ihr Kind an Allergien, kann er zum Schutz der überempfindlichen Bronchialschleimhäute Cromoglicinsäure zum Inhalieren verschreiben.

SO HELFEN SIE IHREM KIND

Ihr Kind braucht bis zur Besserung eine Dauertherapie mit schleimlösenden Medikamenten (siehe Bronchitis, Seite 78). Zur Inhalation kann ein Inhalationsgerät (Pariboy®) aus dem Sanitätshaus hilfreich sein. Jeder Krankheitsschub muss intensiv behandelt werden. Klimakuren an der See oder im Hochgebirge können zu längeren Zeiten der Besserung führen. Bei chronischer Bronchitis übernehmen die Krankenkassen die Kosten. Fragen Sie am besten Ihren Arzt danach.

Kehlkopfentzündung

Die Kehlkopfentzündung (Laryngitis) wird meistens von Viren verursacht, die dann auch die Luftröhre infizieren. Wenige Tage nach der Ansteckung kommt es zu trockenem, rauem, bellendem Husten und zu Heiserkeit. Manchmal ist der Husten tonlos (aphonisch). Die Stimme klingt belegt, sie kann zeitweise auch wegbleiben, sodass der Patient nur flüstern kann. Manche Kinder bekommen Fieber.
Eine Sonderform ist die Epiglottitis, eine lebensbedrohliche Entzündung der oberen Stimmbänder. Husten fehlt, aber die Sprache ist kloßig. Wegen der Erstickungsgefahr müssen Sie sich sofort mit dem Arzt oder Notarzt in Verbindung setzen!

Komplikationen

Besonders bei Säuglingen und Kleinkindern kann sich durch das Anschwellen der Schleimhäute ein Krupphusten (Seite 83) entwickeln.

SOLL IHR KIND ZUM ARZT?

Wenn Ihr Kind länger als zwei Tage aphonisch hustet, sollte es zum Arzt. Beachten

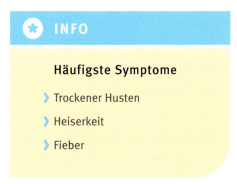

INFO

Häufigste Symptome

› Trockener Husten

› Heiserkeit

› Fieber

ATEMWEGE

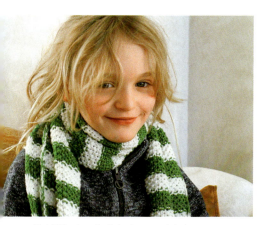

Bei Kälte ist ein Schal unverzichtbar.

Sie bitte: Sehr plötzlicher, starker, trockener Husten kann auch bedeuten, dass sich das Kind an einem Fremdkörper verschluckt hat, der nun in der Luftröhre steckt (Seite 271).

SO HILFT DER ARZT

› Er wird prüfen, ob Ihr Kind an Keuchhusten leidet, etwas verschluckt hat oder an Epiglottitis erkrankt ist.
› Er kann schleimlösende und hustenlindernde Medikamente verordnen.

SO HELFEN SIE IHREM KIND

Wenn Ihr Kind nicht fiebert, lassen Sie es an die frische Luft, bei kaltem Wind mit Schal über Nase und Mund. Es darf weiter in die Schule gehen, sollte jedoch vom Schulsport befreit werden. Wenig und leises Sprechen fördert die Heilung einer Kehlkopfentzündung.

Hausmittel: Selbst gemachter Hustensaft (Seite 229) löst den Schleim und lindert den Hustenreiz. Auch Inhalieren mit Kochsalzlösung hilft (Seite 220).

Krupphusten (Pseudokrupp)

Etwa fünf Prozent aller Kinder zwischen etwa neun Monaten und viereinhalb Jahren sind anfällig für Krupphusten. Ausgelöst wird er meist durch eine Virusinfektion, aber Umwelteinflüsse wie nasskaltes Wetter, Luftverschmutzung und Passivrauchen begünstigen zusätzlich die Entstehung dieser Erkrankung des Kehlkopfes, bei der sich die Schleimhaut entzündet und anschwillt. Bei Säuglingen und Kleinkindern ist der Kehlkopfspalt noch sehr eng. Durch die Schleimhautschwellung wird der Kehlkopfspalt noch enger und droht sich im Extremfall zu verschließen: Luftnot und bellender Husten sind die Folgen. Erst bei älteren Kindern über acht bis neun Jahren ist der Kehlkopf schon weit genug, sodass es nicht mehr zum Krupphusten kommt.

Die Symptome: Abends oder nachts kommt es nach einigen Stunden Schlaf plötzlich zu rauem, bellendem Husten

 INFO

Häufigste Symptome

› Bellender Husten aus dem Schlaf heraus
› Atemnot
› Laut hörbares Einziehen der Luft
› Angstzustände

DAS KRANKE KIND

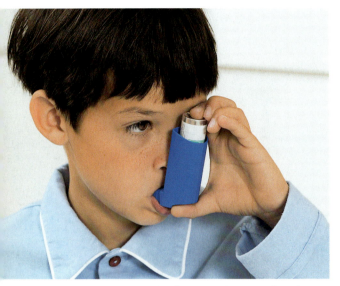

Gegen Schwellungen und Atemnot bitte bei Krupphusten kein Asthmaspray, sondern Inhalationstropfen geben.

mit Atemnot und lautem, ziehendem Einatmen (Stridor). Die Kinder erwachen, spüren die Atemnot und bekommen Angst. Meist waren einige Tage vorher schon Zeichen einer leichten Erkältung da.

SOLL IHR KIND ZUM ARZT?
Setzen Sie sich umgehend mit dem Arzt in Verbindung, wenn Ihr Kind seinen ersten Kruppanfall hat. Auch wenn sich bei nachfolgenden Anfällen die Atemnot durch Ihre Behandlung nicht bessert, sollten Sie sofort den Arzt oder Notarzt rufen – es besteht Erstickungsgefahr!

SO HILFT DER ARZT
› Er gibt Ihrem Kind Inhalationstropfen und ein Kortison-Zäpfchen zur Beseitigung der Schwellungen und der Atemnot. Wenn keine Besserung eintritt, muss Ihr Kind Krankenhaus.
› Nach dem ersten Krupp-Anfall verordnet der Arzt hustendämpfende Zäpfchen, Inhalationstropfen und Kortison-Zäpfchen, damit Sie bei neuerlichen Symptomen gezielt helfen können.

SO HELFEN SIE IHREM KIND
Bewahren Sie in erster Linie Ruhe! Lassen Sie im Badezimmer beigeschlossenem Fenster heißes Wasser in die Wanne laufen, am besten mit dem Brausekopf. Währenddessen nehmen Sie Ihr Kind auf den Arm, beruhigen es, hängen ihm eine Decke um und bringen es an die frische, kalte Luft (offenes Fenster oder Balkon), auch im Winter. Danach setzen Sie sich mit ihm ins Badezimmer, damit es die feuchte Luft inhalieren kann.
Bieten Sie dem Kind viel Flüssigkeit zu trinken an.
Geben Sie dem Kind Epinephrin-Inhalationstropfen in den Mund und geben Sie zusätzlich die vom Arzt verordneten Kortison-Zäpfchen. Zäpfchen und Tropfen sollten Sie immer auch auf Reisen mitnehmen. Wenn trotz der Gabe von Epinephrin und Kortison weiter Atemnot besteht: Sofort den Notarzt rufen! Führen Sie eine Atemspende (Seite 265) durch, bis er eintrifft.

Homöopathie: Unterstützend helfen Spongia D5 Tropfen und Sambucus D6 Tropfen zur Schleimlösung sowie Apis mellifica D6 Tropfen zur Schleimhautabschwellung. Im akuten Anfall geben Sie je 5 Tropfen der drei Medikamente abwechselnd im Abstand von fünf Minuten, bis Besserung eintritt.

ATEMWEGE

Lungenentzündung

Die Lungenentzündung (Pneumonie) ist eine Entzündung des Lungengewebes, insbesondere der Lungenbläschen. Sie kann als Komplikation einer Erkältung oder Bronchitis auftreten, entwickelt sich manchmal aber auch ganz plötzlich. Erreger sind meist Viren oder Bakterien.
Das Kind hat leichtes bis hohes Fieber. Der Husten kann trocken oder schleimig sein, laut bellend oder kurz anstoßend und schmerzhaft. Das Kind atmet immer beschleunigt und ist sehr kurzatmig. Es leidet unter Atemnot, mit angedeuteter Blauverfärbung von Lippen und Mund. Beim Säugling und jungen Kleinkind sieht man beim Einatmen ein deutliches Einsinken der Haut zwischen den Rippen sowie zwischen Kehlkopf und Schlüsselbeinen, oft auch deutliche Bewegungen der Nasenflügel. Viele Kinder klagen über Bauchschmerzen.

SOLL IHR KIND ZUM ARZT?
Bei jedem Verdacht auf Lungenentzündung gehen Sie bitte sofort zum Arzt!

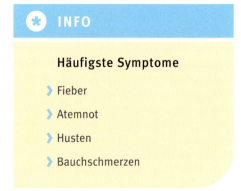

INFO

Häufigste Symptome
- Fieber
- Atemnot
- Husten
- Bauchschmerzen

Neugeborene und Säuglinge unter vier Monaten müssen im Krankenhaus behandelt werden. Bei älteren Kindern hängt es vom Schweregrad der Krankheit ab.

SO HILFT DER ARZT
- Bei Verdacht auf eine Virus-Pneumonie kann der Arzt zunächst auf Antibiotika verzichten.
- Bei erneutem Fieberanstieg nach Besserung oder unklarem Verlauf sind wegen der Gefahr der bakteriellen Superinfektion Antibiotika nötig.

SO HELFEN SIE IHREM KIND
Achten Sie auf genügend Frischluft im Krankenzimmer. Das Fenster sollte Tag und Nacht offen sein. Der Arzt entscheidet, ob Bettruhe nötig ist. Erhöhen Sie den Kopfteil des Bettes, zum Beispiel durch Bücher unter den Bettpfosten. Wichtig: Säuglinge sind »Bauchatmer«. Der Bauch muss beim Atmen frei beweglich sein. Deshalb dürfen Sie einen Säugling mit Lungenentzündung nie auf den Bauch legen!

Hausmittel: Geben Sie Ihrem Kind viel zu trinken, am besten Kräutertee. Auch schleimlösende Medikamente sind hilfreich (Seite 78). Zur Fiebersenkung eignen sich Wadenwickel (Seite 226) oder fiebersenkende Zäpfchen.

Homöopathie: Unterstützend helfen dreimal täglich 5 Globuli Aconitum D3 oder Belladonna D3, bei hohem Fieber stündlich. Zur Schleimlösung geben Sie Kalium bichromicum D6, dreimal täglich 5 Globuli.

Mandelentzündung

Die akute Mandelentzündung (Angina tonsillaris) ist eine Infektionskrankheit der Gaumenmandeln durch Viren oder Bakterien. Eine bakterielle Angina wird vorzugsweise durch Streptokokken verursacht und beginnt meist plötzlich mit hohem Fieber und starken Schluckbeschwerden. Ihr Kind fühlt sich sehr krank und isst nicht mehr. In der Mundhöhle sieht man stark gerötete Mandeln, wobei die Rötung oft auf Zäpfchen, Gaumen und Rachenhinterwand übergeht. Auf den Mandeln können gelbliche Eiterstippchen oder netzförmige Streifen sichtbar sein. Die Lymphknoten am Hals und unter den Ohren sind stark geschwollen und druckschmerzhaft.
Bei der Virus-Angina sind die Lymphknoten dagegen kaum vergrößert, Mandeln und Zunge nicht belegt. Mandeln und Rachenhinterwand sind hell- bis hochrot. Das Kind fühlt sich nicht so krank.
Bitte beachten Sie: Scharlach (Seite 195) ist eine Sonderform der Streptokokken-Angina und muss bei Angina am besten immer durch einen Abstrich ausgeschlossen werden.

SOLL IHR KIND ZUM ARZT?
Ein Kind mit Angina muss immer in ärztliche Behandlung.

SO HILFT DER ARZT
> Nur der Arzt kann entscheiden, ob Streptokokken oder Viren die Angina hervorgerufen haben. Bei der Streptokokken-Angina verordnet der Arzt Ihrem Kind sofort Antibiotika für zehn Tage, die auch nach Abklingen der Beschwerden nicht vorzeitig abgesetzt werden dürfen.
> Wenn mehr als dreimal jährlich fieberhafte eitrige (bakterielle) Mandelentzündungen auftreten, muss bei größeren Kindern überlegt werden, ob die Mandeln operativ entfernt werden sollen (vgl. Seite 77).

SO HELFEN SIE IHREM KIND
Geben Sie Ihrem Kind Schmerzzäpfchen, um die Hals- und Schluckbeschwerden zu lindern.
Eine bakterielle Angina muss mit Antibiotika behandelt werden! Nach Ablauf einer Streptokokken-Angina oder Scharlach sollten drei Wochen später Herz und Urin (wegen der Nieren) kontrolliert werden. Durch die Antibiotika-Behandlung besteht bereits nach 24 Stunden keine Ansteckungsgefahr mehr. Ihr Kind ist aber noch nicht gesund und sollte deshalb für die zehntägige Antibiotika-Einnahmezeit auf jeden Fall zu Hause bleiben.

INFO

Häufigste Symptome

> Hohes Fieber
> Halsschmerzen
> Appetitlosigkeit
> Stark gerötete Mandeln
> Eiterstippchen auf den Mandeln

ATEMWEGE

Hausmittel: Zur Fiebersenkung eignen sich neben Fieberzäpfchen auch Wadenwickel (Seite 226). Solange das Fieber anhält, bleibt Ihr Kind zu Hause. Geben Sie ihm viel zu trinken, am besten warmen Tee, zum Beispiel Kamillentee mit Orangensaft.

Homöopathie: Unterstützend können Sie bei viraler Angina bei akutem, sprunghaft ansteigendem Fieber dreimal täglich 1 Tablette Aconitum D30 geben, bei langsam einsetzendem Fieber mit rotem, verschwitztem Kopf täglich 1 Tablette Belladonna D30. Bei Belägen sind Mercurius solubilis D6 und Hepar sulfuris D6, jeweils 5 Globuli alle zwei Stunden im Wechsel, hilfreich. Gegen die Schmerzen hilft Apis mellifica D6 und Cantharis D6, dreimal täglich 1 Tablette.

Nasennebenhöhlenentzündung

Zu den Nasennebenhöhlen gehören die Kieferhöhlen, Stirnhöhlen, Keilbeinhöhlen und Siebbeinzellen. Entzündungen der Nasennebenhöhlen (Sinusitis) treten bei Kleinkindern und Jugendlichen vorzugsweise im Rahmen einer viralen Erkältung auf. Welche der Nasennebenhöhlen betroffen wird, hängt insbesondere vom Alter des Kindes ab. Entzündungen der Kieferhöhlen und Siebbeinzellen entstehen erst ab dem Kindergartenalter, Entzündungen der Keilbeinhöhlen dagegen treten frühestens im Schulalter auf. Die Stirnhöhlen bilden sich zwar schon ab dem zweiten Lebensjahr, sind aber erst etwa ab dem zehnten Lebensjahr bei Nasennebenhöhlenentzündungen mit beteiligt.

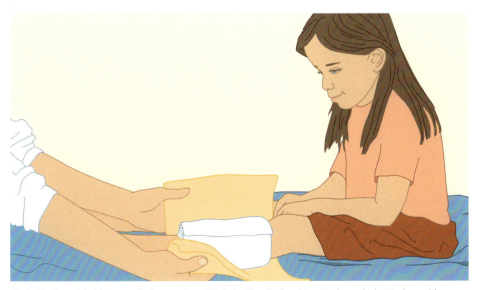

Auch Wadenwickel können Fieber senken: Wickeln Sie ein feuchtes Tuch um jede Wade und legen Sie ein trockenes Handtuch darüber.

DAS KRANKE KIND

 INFO

Häufigste Symptome

- Schnupfen
- Ausfluss von gelblich grünem Sekret
- Reizhusten
- Kopfschmerzen

Die durch Viren verursachten akuten Nebenhöhlenentzündungen verlaufen ähnlich wie ein akuter Virusschnupfen und dauern etwa ein bis zwei Wochen. Bei bakteriellen Nebenhöhlenentzündungen dagegen zeigt sich in der Regel keine Besserungstendenz; sie erfordern daher – nach Bakteriennachweis – Antibiotika. Typische Symptome sind der Ausfluss von gelblich grünem, zähem Sekret aus der Nase und Reizhusten, da der Schleim die Rachenhinterwand hinabläuft. Die Kinder husten oft minutenlang bis zum Erbrechen, besonders abends ein bis zwei Stunden nach dem Einschlafen und morgens kurz vor dem Aufwachen. Viele Kinder klagen über Kopfschmerzen, besonders wenn sie den Kopf nach vorn beugen. Läuft das Sekret auch ins Mittelohr, kann es zur schmerzhaften Mittelohrentzündung kommen (Seite 70).

Komplikationen

Bei einer Nasennebenhöhlenentzündung besteht die Gefahr einer Knochenhautentzündung oder, bei Befall der Siebbeinzellen, einer Hirnhautentzündung.

SOLL IHR KIND ZUM ARZT?

Bei Verdacht auf eine Nebenhöhlenentzündung müssen Sie in jedem Fall den Arzt aufsuchen.

SO HILFT DER ARZT

- Für die Diagnose kann eine Ultraschalluntersuchung oder eine Röntgenaufnahme notwendig sein.
- Bei eitriger bakterieller Nasennebenhöhlenentzündung ist ein Abstrich zum Bestimmen der Bakterien nötig, damit der Arzt ganz gezielt ein passendes Antibiotikum einsetzen kann.

SO HELFEN SIE IHREM KIND

Die akute Virus-Sinusitis wird wie akuter Schnupfen behandelt (Seite 89).

Hausmittel: Bei Nasennebenhöhlenentzündungen haben sich Infrarotbehandlungen bewährt: Dreimal täglich zehn Minuten anwenden; der Lampenabstand zum Gesicht sollte 30 bis 50 Zentimeter betragen (Verbrennungsgefahr!). Inhalationen mit Kochsalzlösung (Seite 220), besonders vor dem Einschlafen, helfen. Auch hohe Luftfeuchtigkeit ist wichtig: Feuchte Tücher auf einem Wäscheständer im Krankenzimmer dienen diesem Ziel. Wenn möglich, lassen Sie das Fenster auch nachts offen stehen. Tagsüber lassen Sie Ihr Kind viel an die frische Luft.

Homöopathie: Die Auswahl unterstützender homöopathischer Mittel richtet sich nach den speziellen Symptomen. Fragen Sie einen homöopathisch ausgebildeten Arzt um Rat.

ATEMWEGE

Schnupfen

Schnupfen (Rhinitis, Rhino-Pharyngitis) ist die häufigste aller Erkrankungen: Kleinkinder bekommen ihn bis zu neunmal im Jahr, Kindergartenkinder bis zu zwölfmal – sie rutschen praktisch von einem Infekt in den nächsten –, Schulkinder bis zu sechsmal. Erwachsene erkranken durchschnittlich drei- bis fünfmal pro Jahr.

Schnupfen erfasst fast immer auch den oberen Rachenraum. Erreger sind zu 90 Prozent Viren, übertragen durch Tröpfcheninfektion. Bis man den Schnupfen spürt, vergehen nur Stunden bis wenige Tage: Es beginnt mit einem leichten Kratzen im Hals, dann folgt Niesen und eine laufende Nase mit wässrig-klarer Flüssigkeit. Nasen- und Rachenschleimhäute sind rot und geschwollen. Das Sekret wird zunehmend schleimig-gelblich. Die Nasenatmung ist behindert. Bei Säuglingen kann es zu Trinkschwäche kommen. Säuglinge (Seite 47) und Kleinkinder können einige Tage hoch fiebern. Schnupfen verschwindet nach acht bis zehn Tagen.

 INFO

Häufigste Symptome

› Niesen

› Laufende Nase

› Sekret zunächst wässrig-klar, dann schleimig und gelblich

Hinter einem über Monate anhaltenden Schnupfen kann eine Fehlbildung der Nasenscheidewand, eine Nasennebenhöhlenentzündung oder eine Allergie stecken. Der Arzt wird die Ursachen aufspüren und die Grundkrankheit behandeln.

SOLL IHR KIND ZUM ARZT?

Trinkschwäche bei Schnupfen im Säuglingsalter ist auf jeden Fall Anlass für einen Arztbesuch. Dauert ein Schnupfen ohne Besserung länger als zwei Wochen, sollte Ihr Kind ebenfalls zum Arzt. Er wird gegebenenfalls einen Abstrich vornehmen, um festzustellen, ob die Virusinfektion zusätzlich durch Bakterien »superinfiziert« ist.

SO HILFT DER ARZT

› Er kann für einige Tage abschwellende Nasentropfen verschreiben.

SO HELFEN SIE IHREM KIND

Oberster Grundsatz: viel frische Luft. Lassen Sie Ihr Kind möglichst oft ins Freie, wenn es nicht fiebert. Säuglinge sollten tagsüber draußen oder wenigstens direkt am offenen Fenster schlafen, auch im Winter ab 7 °C. Ziehen Sie Ihr Baby warm an und setzen Sie ihm im Freien immer eine Mütze zum Schutz vor Ohrenentzündungen auf!

Benutzen Sie zum Nasenreinigen keine Sekretsauger oder Wattestäbchen, sondern gedrehte Watte oder ein gedrehtes Papiertaschentuch. Helfen Sie Klein- und Kindergartenkindern beim Schnäuzen: Ein Nasenloch fest zuhalten und das andere »ausprusten« lassen. Falsches Schnäuzen treibt das Sekret in

DAS KRANKE KIND

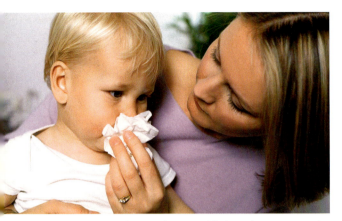

Halten Sie Ihrem Kind beim Schnäuzen nur ein Nasenloch zu; so kann das Sekret abfließen.

Richtung Mittelohr, eventuell mit der Folge einer Mittelohrentzündung. Im Vergleich dazu ist »Hochziehen« besser, wenn das Nasenlaufen stört.

Hausmittel: Zum Abschwellen der Nasenschleimhaut geben Sie selbst gemachte Nasentropfen (Seite 228) oder Majoranbutter (Seite 228) oder auch vom Arzt verordnete Nasentropfen. Achtung: Chemisch hergestellte Tropfen können die Schleimhäute zu stark austrocknen, sie werden dadurch geschädigt! Eincremen mit Majoranbutter hilft außerdem bei wunder Haut an Nase und Lippen infolge häufigen Schnäuzens.

Homöopathie: Unterstützend helfen bei Schnupfen viele homöopathische Mittel, zum Beispiel Allium cepa D3 bei Fließschnupfen, alle zwei bis drei Stunden 5 Globuli, oder Kalium bichromicum D6 bei zähem Schleim, dreimal täglich 5 Globuli. Bei Säuglingen hilft Sambucus D3, dreimal täglich 5 Globuli.

Vergrößerte Mandeln

Die Rachenmandeln (Adenoide, im Volksmund Polypen genannt), die sich an der Rachenhinterwand oberhalb des Gaumens befinden, sind bei Kindern als Zeichen aktiver Antikörperbildung zum Aufbau der körpereigenen Abwehr vergrößert. Deshalb sagt ihre Größe nichts über krankhafte Veränderungen aus. Sie können so groß werden, dass sie die Nasenatmung behindern und die Kinder nur mit offenem Mund atmen, nasal sprechen und im Schlaf extrem schnarchen. Verlegen die Rachenmandeln die Belüftungskanäle (Eustachische Röhre) zwischen Mittelohr und Nasenhöhle, kommt es zum chronischen Tubenkatarrh durch Flüssigkeitsansammlung im Mittelohr (Seite 71). Das Kind hat Ohrenschmerzen und hört schlecht.

Auch die Gaumenmandeln (Tonsillen), am Zungengrund rechts und links hinter dem Gaumensegel zu sehen, dienen dem Aufbau der Abwehrfunktion. Sie sind daher bei Kindern ebenfalls oft vergrößert

 INFO

Häufigste Symptome

› Behinderte Nasenatmung

› Nasale Sprache

› Schnarchen im Schlaf

› Schwerhörigkeit

› Appetitlosigkeit

ATEMWEGE

(Tonsillen-Hyperplasie). Vergrößerte Gaumenmandeln sind schleimhautfarben, entweder glatt oder stark zerklüftet. In ihren Grübchen können weißlich gelbe Herde sichtbar sein: kein Eiter, sondern »Ausschwitzungen« der Mandeln. In Einzelfällen werden die Tonsillen so groß, dass sie in der Mitte zusammenstoßen, mit der Folge einer »kloßigen« Sprache und behinderter Nasenatmung.

SOLL IHR KIND ZUM ARZT?

Hat Ihr Kind ständig Ohrenschmerzen und hört schlecht, schnarcht es nachts und verliert seinen Appetit, sollten Sie seine Mandeln vom (HNO-)Arzt begutachten lassen.

SO HILFT DER ARZT

- Im Falle vergrößerter Rachenmandeln wird der Arzt zunächst auf eine operative Behandlung verzichten. Wenn durch die Größe der Rachenmandeln Atemnot oder chronische Mittelohrentzündungen entstehen, müssen sie allerdings entfernt werden. Bei sonst gesunden Kindern operiert man heute ambulant. Vorher muss sichergestellt sein, dass die Blutgerinnung des Kindes normal funktioniert. Eine Blutabnahme zur Laboruntersuchung ist deshalb nötig. Außerdem sollte Ihr Kind nicht gerade akut erkrankt, etwa erkältet, sein.
- Vergrößerte Gaumenmandeln müssen nur operiert werden, wenn sie die Atmung zu stark behindern.
- Hat ihr Kind mehr als dreimal im Jahr eine fieberhafte eitrige Mandelentzündung (Seite 86), sollten die Gaumenmandeln operativ entfernt werden.

SO HELFEN SIE IHREM KIND

Lassen Sie Ihr Kind so viel wie möglich an die frische Luft.

Hausmittel: Für besseres Durchatmen sorgen Kopfdampfbäder (Seite 220). Das Abwehrsystem Ihres Kindes stärken Sie mit Wechselduschen (Seite 219).

Homöopathie: Die Auswahl unterstützender homöopathischer Mittel richtet sich nach den speziellen Symptomen. Fragen Sie einen homöopathisch ausgebildeten Kinderarzt um Rat.

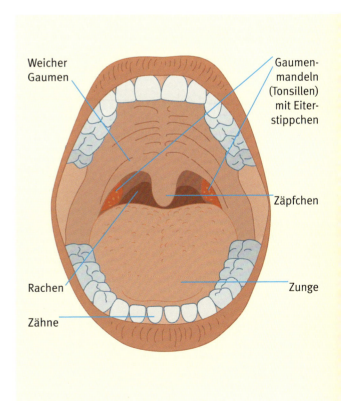

Nur bei häufigen Beschwerden müssen vergrößerte Mandeln entfernt werden.

DAS KRANKE KIND

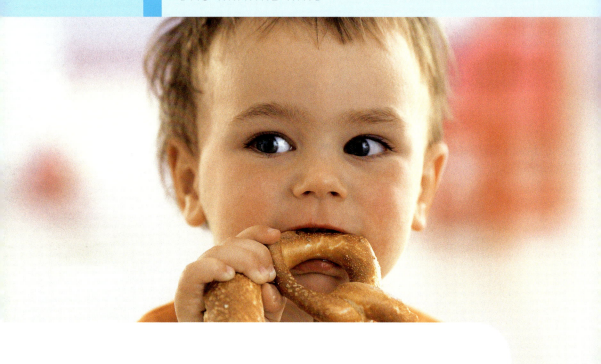

Magen und Darm

Aufbau und Funktion der Verdauungsorgane

Die Verdauungsorgane Magen, Dünndarm, Dickdarm und Mastdarm gehören ebenso zu einem funktionierenden Verdauungssystem wie Mundhöhle, Zähne, Speiseröhre und die Verdauungsdrüsen Speicheldrüsen, Leber mit Galle und Gallenblase sowie Bauchspeicheldrüse. Alle zusammen sorgen für die Verdauung. Unter diesem Begriff versteht man die mechanische und chemische Verarbeitung der durch den Mund aufgenommenen Nahrung, damit ihre Inhaltsstoffe ins Blut gelangen können. Nur so kann der Stoffwechsel aufrecht erhalten und der Energiebedarf des Organismus entsprechend gedeckt werden.

Zunächst zerkleinern die Zähne die groben Teile der Nahrung. Die Schneidezähne zerteilen und die Backenzähne zermahlen, was ihnen die Zunge immer wieder zuschiebt. Mithilfe des Speichels und seiner Enzyme entsteht ein gleitfähiger Brei, der in kleinen Portionen durch die Speiseröhre in den Magen wandert.

MAGEN UND DARM

Dort geht die chemische Verdauung weiter. Magensäure und Magensaft mit dem eiweißspaltenden Enzym Pepsinogen und dem fettverdauenden Enzym Lipase werden zugemischt. Die Salzsäure im Magensaft tötet mit der Nahrung eingedrungene Schadstoffe ab und treibt die Verdauung voran. Zwischen vier und zehn Stunden verweilt der Nahrungsbrei im Magen. Kohlenhydrate bleiben nur kurz, Fette dagegen sehr lange. Ist der Nahrungsbrei genügend verdaut, wird er mit wellenartigen Bewegungen der Magenwand durch den Magenpförtner (Pylorus) weitertransportiert.

Im anschließenden Zwölffingerdarm gelangen Galle aus der Leber und Pankreassaft aus der Bauchspeicheldrüse (Pankreas) dazu.

Die Passage durch den Dünndarm dient der weiteren Aufschließung der Nahrungsstoffe und der Aufnahme ihrer Spaltprodukte sowie der Vitamine und der Mineralstoffe ins Blut. Dazu ist der Dünndarm innen mit einer Schleimhaut ausgestattet, in der die Enzyme zur Verdauung wirksam sind. Außerdem ist er innen mehrfach gefaltet und mit Darmzotten besetzt, was die verdauungswirksame Oberfläche wesentlich vergrößert.

Unverdaubare Nahrungsreste wandern schließlich in den Dickdarm, werden dort unter Mithilfe von Fäulnisbakterien vergärt und durch Wasserentzug eingedickt. Im Mastdarm werden die Reste gespeichert und in Portionen als Stuhl (Fäzes) durch den After ausgeschieden.

Blinddarmentzündung

Die Blinddarmentzündung (Appendizitis) ist eine akute bakterielle Entzündung des Wurmfortsatzes am Blinddarm des Dickdarms. Obwohl sie in jedem Alter auftreten kann, erkranken 70 Prozent der Betroffenen zwischen dem 5. und dem 30. Lebensjahr, mit einem Häufigkeitsgipfel bei 10- bis 15-Jährigen. Jungen sind häufiger betroffen als Mädchen.

Fast immer beginnt eine Blinddarmentzündung mit unregelmäßig wiederkehrenden Schmerzattacken im ganzen Bauchraum, oft auch im Oberbauch und in der Nabelgegend. Erst allmählich lokalisiert sich der Schmerz im rechten Unterbauch und bleibt beständig. Wenige Stunden später kommt es zum typischen Loslass-Schmerz im rechten Unterbauch: vermehrte Schmerzen beim Eindrücken und Loslassen der Bauchdecke. Charakteristisch ist auch eine Schmerzsteigerung beim Hüpfen auf dem rechten Bein.

 INFO

Häufigste Symptome

- Schmerzen im gesamten Bauchraum, besonders aber im rechten Unterbauch
- Bauchdeckenspannung
- Mäßig hohes Fieber bis 38,5 °C
- Übelkeit und Erbrechen, Verstopfung oder Durchfall

DAS KRANKE KIND

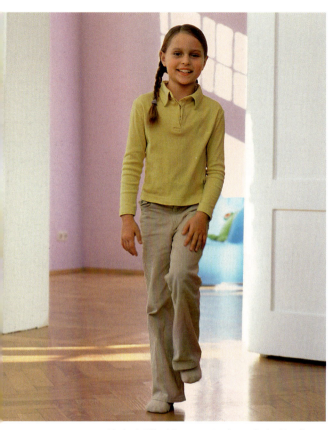

Typisch Blinddarmentzündung: Beim Hüpfen auf rechts sind die Bauchschmerzen größer.

Fieber, Durchfall oder Verstopfung, aber auch Erbrechen können dabei vorkommen und einen Magen-Darm-Katarrh vortäuschen.

Komplikationen

Ist der Schmerz nach einigen Stunden plötzlich weg und die Bauchdecke wieder weich, besteht der Verdacht auf einen akuten Bruch des Wurmfortsatzes. Eiter kann in die Bauchhöhle austreten und eine Bauchfellentzündung verursachen. Ihr Kind muss sofort notoperiert werden!

SOLL IHR KIND ZUM ARZT?

Bei jedem akuten und unklaren Bauchschmerz, der länger als zwei Stunden dauert, sollten Sie an eine Blinddarmentzündung denken und einen Arzt zu Rate ziehen. Fahren Sie auch im Urlaub sofort in die nächstgelegene Klinik. Das gilt vor allem, wenn es sich um ganz plötzliche, kolikartige Bauchschmerzen handelt und sich Ihr Kind spontan mit angezogenen Beinen auf die rechte Seite legt.

SO HILFT DER ARZT

› Um die Diagnose zu sichern, wird Ihr Arzt das Fieber messen und das Blutbild des Kindes untersuchen. Findet er erhöhte Temperatur und erhöhte weiße Blutkörperchen, so bleibt als einzige Behandlungsmöglichkeit, den entzündlichen Wurmfortsatz operativ zu entfernen. Verläuft die Operation ohne Komplikationen, wird Ihr Kind rund zehn Tage im Krankenhaus bleiben müssen.

SO HELFEN SIE IHREM KIND

Ihr Kind muss nach dem Krankenhausaufenthalt noch für mindestens eine Woche zu Hause – aber nicht im Bett – bleiben. Vermeiden Sie fürs Erste jede Anstrengung für Ihr Kind, lassen Sie es für etwa vier Wochen nichts Schweres heben. Mehrere Wochen sollte es keinen anstrengenden Sport betreiben. Leichte gymnastische Übungen zu Hause, die Sie mit dem Arzt absprechen, sind jedoch empfehlenswert.

Darmeinstülpung

Die Darmeinstülpung (Invagination) entsteht infolge einer angeborenen abnormen Beweglichkeit des Darmes. Ein Teil des Darmes, in den meisten Fällen das letzte Stück des Dünndarms, schiebt sich in den nachfolgenden Darmabschnitt. Eine Darmeinstülpung kann ganz unerwartet bei ein- bis zweijährigen, sonst gesunden Kindern vorkommen.
Es treten akute Attacken von heftigsten, kolikartigen Bauchschmerzen mit Schreien, Erbrechen und Schocksymptomen (Blässe, kalter Schweiß und Unruhe) auf, die von Phasen völliger Unauffälligkeit unterbrochen sind. Das Kind wird apathisch, es verfällt zusehends. Darüber hinaus kann es zu Durchfall mit Blutbeimischung kommen. Meist kann der Arzt dann eine walzenförmige, feste Veränderung (Darmwalze) im rechten Unterbauch tasten.

SOLL IHR KIND ZUM ARZT?

Es handelt sich hierbei um einen Notfall. Suchen Sie bei Verdacht auf eine Darmeinstülpung sofort einen Arzt auf oder rufen Sie den Notarzt. Ohne entsprechende Behandlung führt die Erkrankung innerhalb weniger Tage zum Tode.

SO HILFT DER ARZT

- Der Arzt wird die Diagnose sichern und Ihr Kind umgehend ins Krankenhaus einweisen.
- Im Frühstadium wird er versuchen, den eingestülpten Darm durch einen Einlauf mit Röntgenkontrastmittel wieder zurückzubringen. Diese Behandlung hat vor allem bei Säuglingen und Kleinkindern gute Erfolgsaussichten, wenn sie innerhalb der ersten 12 Stunden nach dem Einsetzen der Schmerzen vorgenommen wird. Bleibt der Erfolg aus, muss sofort operiert werden, da sonst der eingestülpte Darmteil abstirbt.

SO HELFEN SIE IHREM KIND

**Im Fall einer Darmeinstülpung müssen Sie die Behandlung Ihres Kindes den Ärzten überlassen. Bleiben Sie aber, wenn möglich, bei Ihrem Kind im Krankenhaus.
Nach der Entlassung sollten Sie Ihr Kind schonen, wie es grundsätzlich nach einem operativen Eingriff üblich ist. Geben Sie ihm leichte Nahrung und sorgen Sie dafür, dass es sich körperlich nicht anstrengt. Vor allem darf es nichts Schweres heben.**

INFO

Häufigste Symptome

- Kolikartige Bauchschmerzen
- Durchfall mit blutigem Schleim
- Schocksymptome
- Symptomfreies Intervall
- Starkes Erbrechen

DAS KRANKE KIND

Darmverschluss

Ist die normale Darmpassage durch ein Hindernis blockiert, handelt es sich um einen Darmverschluss (Ileus). Die Folge: Der Transport des Darminhalts ist teilweise oder vollständig unterbrochen. Ein Darmverschluss kann mechanisch verursacht werden (Fremdkörper) sowie durch Darmverschlingung oder durch eine Lähmung der Darmbewegung (Peristaltik) entstehen. Er kann in jedem Alter auftreten, aber auch angeboren sein. Die Zeichen eines Darmverschlusses entwickeln sich allmählich oder treten akut auf, je nachdem, in welchem Darmabschnitt sich das Hindernis befindet.

Beim mechanischen Verschluss reagiert der Darm mit verstärkter Bewegung (Mobilität), um das Hindernis zu überwinden. Infolgedessen ist der Bauchraum schmerzhaft aufgetrieben (Blähbauch) und Erbrechen, Koliken und Verstopfung treten auf. Ferner kommt es zum Schocksyndrom mit kaltem Schweiß, Unruhe und fahler Blässe.

Die Ursache für einen Darmverschluss aufgrund einer Lähmung bei Kindern kann eine schwere Infektion sein. Durch entzündliche und giftige (toxische) Veränderungen kommt es zur Lähmung der Darmwand; der Nahrungsbrei wird nicht weitertransportiert. Beim Abhören des Bauchraums besteht eine »Todesstille«. Der Bauch ist durch Gasbildung aufgetrieben. Es wird kein Stuhl ausgeschieden. Im Gegensatz zum Verschluss durch einen Fremdkörper treten Spontan- oder Druckschmerzen nur in abgeschwächter Form auf. Massives Erbrechen und schockähnliche Zustände können jedoch ebenfalls vorkommen. Letztendlich kann der Darminhalt erbrochen werden.

SOLL IHR KIND ZUM ARZT?
Bringen Sie Ihr Kind bitte bei jedem Verdacht auf einen Darmverschluss sofort zum Arzt oder verständigen Sie den Notarzt. Ohne ärztliche Hilfe besteht akute Lebensgefahr!

SO HILFT DER ARZT
› Der Arzt wird die Diagnose bei Verdacht auf Darmverschluss mit Ultraschalluntersuchungen und Röntgenaufnahmen absichern. Bestätigt sich die Diagnose, muss sofort operiert werden.

SO HELFEN SIE IHREM KIND
Nach der Krankenhausbehandlung sollten Sie Ihr Kind in der Phase der Genesung weder seelisch noch körperlich belasten. Es braucht jetzt viel Ruhe. Sprechen Sie den Ernährungsplan Ihres Kindes für die Zeit nach der Operation mit dem behandelnden Arzt ab.

INFO

Häufigste Symptome

› Massives Erbrechen
› Kolikartige Bauchschmerzen
› Verstopfung
› Aufgetriebener Bauch
› Schwacher Puls

MAGEN UND DARM

Gastritis, Magengeschwür, Zwölffingerdarmgeschwür

Bei nächtlichen Bauchschmerzen, Schmerzen mit Druck, Abwehrschmerzen bei der ärztlichen organischen Untersuchung im Bereich des Oberbauchs oder gar Nachweis von Blutungen im Magen-Darm-Trakt ist an eine Magenschleimhautentzündung (Gastritis) oder ein Magengeschwür (Ulcus) zu denken. Beide werden durch das Bakterium Helicobacter pylori hervorgerufen. Sie sind also nachgewiesenermaßen Infektionserkrankungen und werden nicht durch Stress ausgelöst.
Der Infektionsweg der Magenschleimhautentzündung geht über den direkten Kontakt zu Speichel, Erbrochenem oder Stuhl, in Entwicklungsländern auch über verschmutztes Wasser bereits im ersten Lebensjahr. Etwa die Hälfte der Bevölkerung ist im Erwachsenenalter mit Helicobacter pylori angesteckt; aber nur zehn Prozent haben dabei die oben erwähnten Beschwerden. Diese Patienten, auch alle Kinder und Jugendlichen, dürfen nur nach fachärztlicher Untersuchung, Nachweis der Bakterien und deren Resistenzbestimmung mit einer kombinierten Antibiotika-Therapie behandelt werden.
In den westlichen Industrieländern kommt eine durch Bakterien ausgelöste Magenschleimhautentzündung oder ein Magengeschwür seltener vor. Der Grund: Die Wohnverhältnisse sind weniger beengt und kindliche Infektionen (zum Beispiel Mittelohrentzündung, Seite 70) werden zunehmend mit Antibiotika behandelt, die gleichzeitig die Helicobacter bekämpfen. Alle durch Helicobacter pylori angesteckten Kinder entwickeln eine Gastritis, aber nur zehn Prozent haben organische Beschwerden wie Oberbauchdruck, Erbrechen, Übelkeit und Gewichtsabnahme. Jede Magenschleimhautentzündung kann auf den Zwölffingerdarm übergreifen und dort eine Entzündung oder ein Zwölffingerdarmgeschwür hervorrufen.

BEI KLEINKINDERN SCHWER ZU ERKENNEN

Die Symptome der bakteriellen Magenschleimhautentzündung und des Magengeschwürs sind gleich. Ein erkrankter Säugling oder ein Kleinkind kann nur durch ganz unspezifische Zeichen auf seine Krankheit hinweisen. Nahrungsverweigerung, Erbrechen, mangelhaftes

> **INFO**
>
> **Häufigste Symptome**
> - Krampfartige, stechende, drückende oder brennende Oberbauchbeschwerden beim oder nach dem Essen, aber auch vor dem Essen, während der Nacht oder am frühen Morgen (Nüchternschmerz)
> - Übelkeit und Erbrechen
> - Kopfschmerzen
> - Appetitlosigkeit
> - Schlechte Laune
> - Gewichtsabnahme

DAS KRANKE KIND

Gedeihen, Schreiattacken nach dem Trinken und krampfartige Bauchschmerzen wie bei den Dreimonatskoliken (Seite 41) sind deutliche Anzeichen. Beim Säugling wird die Krankheit häufig erst durch Blut im Stuhl oder blutiges Erbrechen erkannt. Kindergartenkinder klagen oft wochen- und monatelang über immer wiederkehrende unbestimmte Bauchschmerzen mit allgemeinem Krankheitsgefühl. Sie sind appetitlos und neigen zum Erbrechen, gelegentlich mit Blutbeimengungen. Erst ab dem sechsten bis siebten Lebensjahr sind Kinder in der Lage, genau anzugeben, wo es schmerzt. Sie spüren brennende, nagende Schmerzen im Magen oder im Nabelbereich, sind schlecht gelaunt und haben häufig eine belegte Zunge.

Bei einem Zwölffingerdarmgeschwür ist es ganz typisch, dass der Schmerz nach dem Essen für zwei bis drei Stunden verschwindet, während er sich beim Magengeschwür durch die Nahrungsaufnahme verstärkt. Mundgeruch, saures Aufstoßen und Völlegefühl sind weitere Anzeichen für ein Zwölffingerdarmgeschwür.

Komplikationen

Bricht Ihr Kind immer wieder Blut und sind die Stühle teerschwarz gefärbt, sind dies Anzeichen für einen ernsten Verlauf.

SOLL IHR KIND ZUM ARZT?

Wenn Ihr Kind länger als eine Woche nachts, morgens oder nach dem Essen über Bauchschmerzen klagt, sollten Sie vorsichtshalber einen Arzt aufsuchen. Wird Blut erbrochen oder Teerstuhl (geronnenes Blut im Stuhl) abgesetzt, gehört das Kind sofort ins Krankenhaus.

SO HILFT DER ARZT

> Der Arzt wird zur Abklärung ein Blutbild machen und Stuhluntersuchungen auf Blut veranlassen. Außerdem wird er einen Harnstoff-Atemtest auf Helicobacter-Bakterien vornehmen.
> Um die Diagnose abzusichern, sollte eine Magenspiegelung (Endoskopie) durchgeführt werden. Dabei leuchtet der behandelnde Arzt das Mageninnere aus und entnimmt eine Schleimhautprobe. Selbst bei Säuglingen kann eine Magenspiegelung nötig werden.
> Ziel der Untersuchungen ist, die organische Ursache für die Magenbeschwerden zu erkennen und zu behandeln. An der entnommenen Magenschleimhautprobe bestimmt der Arzt die notwendige Antibiotika-Therapie.

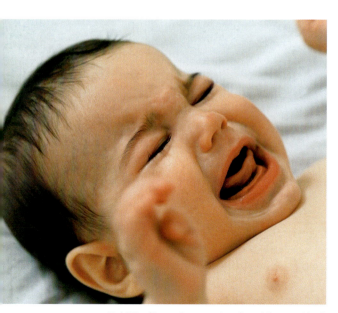

Bei Säuglingen kommt eine Gastritis zum Glück extrem selten vor.

MAGEN UND DARM

INFO

Funktionelle Bauchschmerzen

An chronischen, sich häufig wiederholenden (rezidivierenden) Bauchschmerzen leiden 10 bis 15 Prozent aller Schulkinder. Bauchschmerzen sind also ein oft auftretendes, alltägliches Krankheitsbild in der kinderärztlichen Praxis.

Diese anfallsartigen Schmerzen können im Bereich des Oberbauchs (epigastrisch), des Nabels (periumbilical) oder im Unterleib (dyspeptisch) auftreten. Bei über 90 Prozent der erkrankten Kinder kann trotz ärztlich genauer körperlicher Untersuchung keine organische Ursache gefunden werden. Bei intensiver Befragung kommen als Ursachen für die Schmerzreaktion der funktionellen Bauchschmerzen hauptsächlich Probleme in der Familie, im Freundeskreis und in der Schule vor. Alle ärztlichen wissenschaftlichen Untersuchungen der letzten Jahre weisen darauf hin, dass chronisch rezidivierende Bauchschmerzen nicht durch ein Bakterium hervorgerufen wurden.

SO HELFEN SIE IHREM KIND

Im akuten Zustand sollten Sie Ihr Kind auf alle Fälle bis zum Abklingen der Schmerzen, das heißt mindestens acht Tage, zu Hause behalten. Achten Sie darauf, dass es die verordneten Antibiotika über die gesamte Therapiedauer einnimmt. Wichtig ist außerdem, dass Ihr Kind in der Genesungsphase Ruhe hat und nicht überfordert wird.
Eine spezielle Diät ist nicht notwendig. Sie sollten jedoch Nahrungsmittel meiden, die Ihr Kind schon immer schlecht vertragen hat. Häufige und kleine Mahlzeiten sind am besten verträglich.
Bei funktionellen Bauchschmerzen achten Sie auch auf Ruhe, geregelten Tagesablauf und dass Ihr Kind nicht überfordert wird. Angstzustände und psychische Überreaktionen lassen sich bei Kindern über zehn Jahren mit autogenem Training behandeln. Schwer wiegende psychische Probleme können eine Familientherapie erfordern.

Hausmittel: Feuchtwarme Bauchwickel (Seite 225) helfen ebenso wie Magen-Darm-Tee (Seite 229).

Homöopathie: Unterstützend helfen Nux vomica D4 und Arsenicum album D6, vor und nach dem Essen je 5 Globuli. Bei starkem Magendrücken kommen verschiedene Medikamente in Betracht, die allerdings nur vom homöopathisch ausgebildeten Arzt ausgesucht werden können. Wenn sich Ihr Kind vor Schmerzen krümmt, hilft Magnesium D4.
Bei Schmerzen, die sich durch Strecken des Körpers bessern, verspricht Belladonna D30 oder Mandragora D4, dreimal täglich 5 Globuli, Hilfe.

DAS KRANKE KIND

Leistenbruch

Die Bauchwand hat einige schwache Bindegewebsstellen, an denen so genannte Brüche entstehen können: Das betrifft vor allem die Leiste, wo durch natürliche Bauchdeckenlücken Blutgefäße, Nerven, Bänder und Samenstränge in den Oberschenkel und zu den Genitalien laufen. Ein Bruch (Hernie) liegt vor, wenn bewegliche Gewebeteile der Bauchhöhle (Bauchfell und Darmschlingen) durch die Lücken austreten. Weitere Bruchpforten liegen oft im Nabelring und Zwerchfellbereich. Leistenbrüche sind die wichtigsten und häufigsten Brucharten im Säuglingsalter. Sie treten bei einem Prozent aller Kinder auf und sind bei Buben neunmal häufiger als bei Mädchen. Nicht selten besteht eine familiäre Veranlagung für Leistenbrüche. In zwei Drittel der Fälle werden Leistenbrüche in den ersten drei Lebensmonaten erkennbar. Sie sind in der Leistenbeuge deutlich als Vorwölbung zu sehen und gut zu fühlen. Sie können einseitig und beidseitig auftreten. Die Schwellungen (Bruchsäcke) in der Leiste werden besonders deutlich beim Anspannen der Bauchmuskulatur: wenn das Kind niest, hustet, schreit oder Stuhlgang hat.

Ein normaler Leistenbruch verursacht meist weder Schmerzen noch Unwohlsein. Eine Operation ist notwendig, kann aber in Ruhe geplant werden. Sind allerdings Eingeweideteile in der Bruchpforte eingeklemmt, treten starke Schmerzen, Übelkeit und Erbrechen auf. Dann muss sofort operiert werden (Notoperation!).

SOLL IHR KIND ZUM ARZT?

Bei Verdacht auf Leistenbruch müssen Sie Ihr Kind unbedingt zum Arzt bringen. Bei diesen sichtbaren Schwellungen im Leistenbereich kann es sich zwar auch um Lymphknoten oder einen Leistenhoden handeln, aber ein Leistenbruch muss immer ärztlich ausgeschlossen werden.

SO HILFT DER ARZT

- Ein Leistenbruch muss immer operiert werden. Solange keine Eingeweideteile eingeklemmt sind, kann die Operation in Ruhe geplant werden. Bei eingeklemmtem Bruch dagegen muss eine Notoperation durchgeführt werden.
- Eine geplante Operation kann ambulant in der Klinik oder vom Kinderchirurgen in seiner Praxis vorgenommen werden.

SO HELFEN SIE IHREM KIND

Gehen Sie rechtzeitig zum Arzt und lassen Sie Ihr Kind operieren. Von allein bessert sich kein Leistenbruch.

> **INFO**
>
> **Häufigste Symptome**
> - Wölbung in der Leistengegend
> - Bauchschmerzen
>
> Bei eingeklemmtem Bruch zusätzlich:
> - Erbrechen
> - Stuhlverhaltung
> - Kreislaufschwäche

MAGEN UND DARM

Magen-Darm-Katarrh

Der Magen-Darm-Katarrh (Gastroenteritis) ist eine Erkrankung, die durch Bakterien oder Viren hervorgerufen wird. In 60 Prozent der Fälle sind die Erreger Rotaviren, zu 20 Prozent sind es Bakterien wie Salmonellen (häufigste Erreger bei Lebensmittelvergiftungen), Shigellen (Erreger der Ruhr) oder Coli-Bakterien, wobei sich die Erreger in 40 Prozent der Durchfallerkrankungen nicht nachweisen lassen. Die restlichen 20 Prozent der Krankheitserreger verteilen sich auf Mikroorganismen, zum Beispiel Lamblien und Amöben oder Pilze, wie Hefepilze (Soor) und Schimmelpilze. Diese Erreger gelangen meist durch verdorbene Lebensmittel in den Körper.

Der Magen-Darm-Katarrh tritt in zwei Formen auf: als Darmentzündung mit kolikartigen Leibschmerzen und breiigen bis wässrigen oder schleimig-blutigen Durchfällen, aber ohne Erbrechen, oder mit Magen- und Darmbeschwerden, Durchfall und Erbrechen. In beiden Fällen kann leichtes bis hohes Fieber auftreten. Die Symptome setzen sehr plötzlich ein: So kann Ihr Kind nach einer Mahlzeit auf einmal unter Übelkeit und Erbrechen leiden. Die Schwere der Erkrankung hängt vom Ausmaß des Wasserverlustes und dem damit verbundenen Verlust an lebenswichtigen Salzen (Elektrolyten) zusammen. Je jünger Ihr Kind ist, desto schneller kann der Flüssigkeitsverlust zur Austrocknung des Körpers führen, was lebensgefährlich ist.

Durchfall entsteht, wenn die Krankheitskeime sich in gefährlichen Mengen an der Dünndarmschleimhaut festsetzen. Je nach Keimart kommt es dadurch zu einer gestörten Reaktion der Schleimhaut mit vermehrter Ansammlung von Flüssigkeit im Darm, die zum Wasser- und Elektrolyt-(Mineralien-)Verlust in der Blutbahn und in den Körperzellen führt. Die Folge ist eine innere Vergiftung und Austrocknung (Exsikkose).

Die Grundlage der Behandlung eines akuten, unkomplizierten Durchfalls besteht darin, so rasch wie möglich den Wasser- und Elektrolytverlust zu ersetzen und frühzeitig gut verträgliche Nahrung zu verabreichen, damit die Darmschleimhaut nicht weiter geschädigt wird.

Die Höhe des Wasserverlustes lässt sich an dem verlorenen Körpergewicht durch regelmäßiges Wiegen bestimmen. Ein akuter und unkomplizierter Durchfall des Kindes mit einem Gewichtsverlust unter fünf Prozent des Körpergewichtes lässt sich im Allgemeinen ausreichend durch schnell verabreichte hypoosmolare Elektrolytflüssigkeit behandeln. Bei blutigen Durchfällen und vielen gleichzeitigen

INFO

Häufigste Symptome

› Magen- und Darmbeschwerden
› Durchfall und eventuell Erbrechen
› Kolikartige Bauchschmerzen
› Leichtes bis hohes Fieber

DAS KRANKE KIND

Erkrankungen in Kindergärten, Heimen und Schulen sollten die Krankheitserreger nachgewiesen werden.
Bei unklarem Krankheitsverlauf sowie bei Säuglingen mit einem Körpergewichtsverlust von mehr als fünf Prozent sollte das Kind im Krankenhaus behandelt werden.

SONDERFORM DES DURCHFALLS

Leidet Ihr Kind an schwerem und blutigem Durchfall, könnten neben Salmonellen so genannte enterohämorrhagische Escherichia-coli-(EHEC-)Bakterien die Ursache sein, die über rohe Kuhmilch und rohes Rindfleisch sowie von bereits Erkrankten übertragen werden. Bei etwa jedem zweiten Betroffenen drohen schwere Komplikationen wie Darmblutungen und Nierenversagen.

SONDERFORM DES ERBRECHENS

Aus jedem häufigen Erbrechen bei jeglicher organischen Ursache kann es durch den starken Elektrolyt- und Flüssigkeitsverlust zu einer Störung der Zusammensetzung des Mineralhaushalts im Blut kommen: Es bilden sich verstärkt so genannte Ketonkörper, die der Körper über die Atemluft in der Lunge abzubauen versucht. Dadurch kommt es zum typischen Atmungsgeruch nach Aceton (riecht ähnlich wie Nagellackentferner oder säuerliches Obst). Diese Brechattacken mit Acetongeruch führen zu einer Fehlmeldung im Brechzentrum des Gehirns, sodass dieses Erbrechen nicht mehr ohne medikamentöse Hilfe und Zufuhr von Elektrolytlösungen unterbrochen werden kann: Man spricht von unstillbarem oder acetonämischem Erbrechen.

Das acetonämische Erbrechen kann bei sensiblen Kindern, insbesondere im frühen Schulalter, auch durch psychische Stresssituationen wie Schulangst, seelische Überforderungen und Infekte ausgelöst werden.
Um unstillbares Erbrechen umgehend zu stoppen, müssen zentral (das heißt im Brechzentrum des Gehirns) eingreifende Medikamente wie Dimenhydrinat-Zäpfchen gegeben werden. Außerdem ist es wichtig, den Flüssigkeitsverlust durch Elektrolyttee auszugleichen. Die Symptome zur Einschätzung des Flüssigkeitsverlusts sind die gleichen wie bei Durchfall (siehe Tabelle gegenüber).

SOLL IHR KIND ZUM ARZT?

Gehen Sie bitte zum Arzt, wenn Ihr Säugling länger als sechs Stunden erbricht und/oder Durchfall hat. Bei größeren Kindern warten Sie nicht länger als zwölf Stunden mit dem Arztbesuch, es sei denn, der Zustand des Kindes bessert sich. Selbst wenn Ihr Kind ausschließlich unter Durchfall mit Bauchkrämpfen leidet, müssen Sie auch immer an eine Blinddarmentzündung (Seite 93) denken.

SO HILFT DER ARZT

› Der Arzt wird als Erstes die Diagnose sichern.
› Zum Ausgleich des Wasserverlustes (Rehydrierung) verordnet er eine ausreichende Zufuhr von Flüssigkeit. Bei unstillbarem Erbrechen wird er die Wasserzufuhr durch eine Infusion über die Blutbahn durchführen. Um den Brechreiz zu stoppen, verordnet der Arzt Zäpfchen oder Tropfen.

MAGEN UND DARM

SO HELFEN SIE IHREM KIND

Ein Wasserverlust von fünf bis zehn Prozent des Körpergewichts muss mit einer hypoosmolaren Elektrolytlösung aus der Apotheke ausgeglichen werden. Dieser Ausgleich muss 30 bis 80 Milliliter Flüssigkeit pro Kilo Körpergewicht in drei bis vier Stunden betragen.

Bei einem Körpergewicht von fünf Kilo sind das im Durchschnitt 6,5 Milliliter innerhalb von fünf Minuten. Ein Säugling bis zehn Kilo braucht zusätzlich 100 Milliliter Milch oder gesüßten Tee pro Kilo Körpergewicht pro Tag. Kinder zwischen 10 und 20 Kilo brauchen 50 Milliliter pro Kilo Körpergewicht pro Tag, über 20 Kilo sind es 20 Milliliter pro Kilo und Tag. Nach jeder Windel mit Durchfall werden erneut 10 Milliliter Elektrolytlösung pro Kilo Körpergewicht gefüttert. Alle sechs Stunden muss das Gewicht kontrolliert werden. Der Gewichtsverlust darf sich nicht erhöhen, er sollte sich nach Möglichkeit verringern.

Bei Erbrechen muss die Elektrolytlösung im Kühlschrank auf 4 bis 8 °C abgekühlt sein. Alle fünf bis zehn Minuten müssen 5 bis 10 Milliliter beziehungsweise 1/2 bis 2 Esslöffel davon verabreicht werden.

Säuglinge werden weiterhin gestillt, Kinder sollen normale Nahrung bekommen. Wichtig ist allein der Ersatz der verlorenen Flüssigkeit.

 WICHTIG

Symptome zur Einschätzung des Flüssigkeitsverlusts bei Durchfall

	Leicht (unter 5 %)	Mittelschwer (5 bis 10 %)	Schwer (über 10 %)
Gewichtsverlust			
Allgemeinzustand	Wach, unruhig, durstig	Extrem unruhig oder schwach	Bewusstseinsgetrübt, kalte Arme und Beine
Hautbeschaffenheit	Normal	Trocken, schlaff	Stehende Hautfalten
Schleimhäute	Feucht	Trocken	Sehr trocken
Augen	Normales Niveau	Eingesunken	Tief eingesunken
Tränen	Ja	Nein	Nein
Urinmenge	Normal	Keine	Keine
Fontanelle	Im Schädelniveau oder leicht eingesunken	Deutlich eingesunken	Tief eingesunken

DAS KRANKE KIND

Nabelkolik

Unter einer Nabelkolik versteht man immer wieder auftretendes, mehr oder weniger heftiges Bauchweh, das in der Nabelgegend angegeben wird und vor allem zwischen dem vierten und zwölften Lebensjahr auftritt. Oftmals ist eine solche Kolik psychischer Natur und durch das sehr empfindliche vegetative Nervensystem gesteuert. Betroffen sind besonders sensible und ehrgeizige Kinder – vor allem Mädchen –, die sich gern selbst überfordern und schnell aufregen. Sie sind blässlich, erbrechen leicht und neigen besonders an Händen und Füßen zum Schwitzen. Häufig können sie beängstigende oder auch freudige Ereignisse seelisch nicht richtig verarbeiten und die aufgestaute psychische Spannung löst die Bauchschmerzen aus.

Aus heiterem Himmel klagen die Kinder über anfallsartige Bauchschmerzen im Nabelbereich oder im Oberbauch und krümmen sich vor Schmerz nach vorn. Der Bauch bleibt dabei weich. Die Schmerzattacken hören meist nach wenigen Minuten so plötzlich auf, wie sie begonnen haben, können aber auch bis zu zwei Stunden anhalten.

SOLL IHR KIND ZUM ARZT?
Ziehen Sie immer einen Arzt zu Rate, damit ernsthafte Erkrankungen wie eine Blinddarmentzündung (Seite 93) oder Gastritis (Seite 97) ausgeschlossen werden.

SO HILFT DER ARZT
- Der Arzt untersucht Ihr Kind gründlich, um organische Ursachen für die Bauchschmerzen auszuschließen.
- Er wird Sie über Ihr Kind und sein Umfeld befragen, um mögliche Konfliktsituationen aufzuspüren.

SO HELFEN SIE IHREM KIND
Wenden Sie sich Ihrem Kind besonders liebevoll zu und versuchen Sie, Konflikte zu klären. Lassen Sie sich vom Arzt beraten, ob eine psychologische Betreuung Ihrem Kind helfen kann.

Hausmittel: Massieren Sie den Bauch Ihres Kindes mit der warmen Hand. Feuchtwarme Wickel (Seite 225) lindern die Bauchschmerzen. Bei einer Blinddarmentzündung verschlimmern warme Wickel jedoch die Beschwerden!

Homöopathie: Unterstützend hilft bei sehr nervösen Kindern Chamomilla D30, 1 Tablette zu Beginn der Kolik; bei Übelkeit kann man Nux vomica D4, 1 Tablette, dazugeben. Ist das Kind benommen, hilft Tabacum D30, 1 Tablette. Bei heftigsten Schmerzen geben Sie Colocynthis D6, 1 Tablette, dazu.

> **INFO**
>
> **Häufigste Symptome**
> - Anfallsartige Schmerzen im Oberbauch oder Nabelbereich
> - Weicher Bauch
> - Seelische Anspannung

MAGEN UND DARM

Verstopfung

Wenn ein Kind nur selten Stuhlgang hat, muss es nicht unbedingt an Verstopfung leiden. Auch bei Kindern sind die Stuhlgewohnheiten ganz individuell, dreimal am Tag kann genauso normal sein wie zweimal die Woche. Erst wenn ein Kind (nicht der voll gestillte Säugling, der fünfmal am Tag oder auch nur alle zehn Tage Stuhlgang haben kann) länger als vier Tage nicht »muss« oder der Kot so hart und fest ist, dass es das Kind schmerzt, ihn herauszudrücken, spricht man von Verstopfung. Meist ist falsche Ernährung die Ursache. Zu wenige Ballaststoffe, zu viel Schokolade und zu wenig Flüssigkeit lassen den Stuhl hart werden. Schmerzt der Kotabsatz, hat der harte Kot kleine schmerzhafte Einrisse (Fissuren) am After verursacht. Das Kind bekommt Angst vor dem nächsten Gang aufs Klo und unterdrückt den Stuhldrang. Am Ende wird der Dickdarm überdehnt und lahmgelegt: Der Reflex für die Stuhlentleerung geht verloren, der Stuhl wird nur noch unwillkürlich abgesetzt und der After ist ständig verschmiert, da weicher Kot an dem harten Kotballen im Dickdarm vorbeifließt. Chronisch verstopfte Kinder haben eine tastbare Kotwalze im linken Unterbauch und einen aufgetriebenen Bauch.

SOLL IHR KIND ZUM ARZT?
Wenn Sie glauben, dass Ihr Kind an Verstopfung leidet, lassen Sie sich bitte vom Arzt beraten.

SO HILFT DER ARZT
› Der Arzt wird Ihr Kind genau untersuchen: den Bauch abtasten, den Enddarm austasten, eine Ultraschalluntersuchung machen. Eine Kontrastmitteldarstellung des Darms kann notwendig werden, um organische Ursachen auszuschließen.
› Ist eine psychische Störung Grund für die Verstopfung, wird der Arzt Sie beraten und Ihnen ein Verhaltenstraining und die notwendigen Hausmittel für weichen Stuhl empfehlen. Unter Umständen empfiehlt Ihr Arzt aber auch eine Psychotherapie.

SO HELFEN SIE IHREM KIND
Bei akuter Verstopfung genügt meist ein Klistier oder ein Glycerinzäpfchen.
Bei chronischer Verstopfung müssen Sie Ihrem Kind über fünf bis acht Wochen ein ärztlich verordnetes Abführmittel geben. Erst wenn sich der Stuhlgang normalisiert hat, kann ballaststoffreiche Nahrung wie Rohkost, Gemüse und Vollkornprodukte sowie viel Flüssigkeit die Behandlung mit Abführmitteln ersetzen. Dem verstopften Säugling sollten Sie zwischen den Stillmahlzeiten viel zu trinken geben – Tee oder Wasser.

> **✱ INFO**
>
> **Häufigste Symptome**
> › Seltener, harter, trockener Stuhl
> › Schmerzen beim Stuhlgang
> › Bauchkrämpfe
> › Appetitverlust

DAS KRANKE KIND

Wurmerkrankungen

Wurmerkrankungen bei Kindern oder Jugendlichen werden am häufigsten durch Madenwürmer, aber auch durch Spulwürmer und Bandwürmer ausgelöst, die sich Ihr Kind durch Lebensmittel, im Sandkasten oder bei Tieren holen kann. Wurmeier gelangen über den Mund in Magen und Darm und entwickeln sich im Körper zu Würmern. Madenwurmweibchen kriechen nachts aus dem Darm heraus und legen ihre mikroskopisch kleinen Eier um den After herum ab. Das führt zu Juckreiz und durch Kratzen gelangen die Eier unter die Fingernägel und über den Mund wieder in den Darm (Selbstinfektion). Dieser Kreislauf dauert bis zu zwei Monate, deshalb müssen Kinder mit Wurmerkrankungen häufig zwei- bis dreimal nachbehandelt werden.

Madenwürmer sieht man im Stuhl wie ein bis zwei Millimeter lange abgeschnittene weiße Bindfadenstücke, die sich bewegen. Spulwürmer sehen ähnlich aus wie Regenwürmer. Von Bandwürmern finden Sie im Stuhlgang Ihres Kindes Wurmglieder von fünf bis zehn Millimetern, die wie Nudelstücke aussehen.

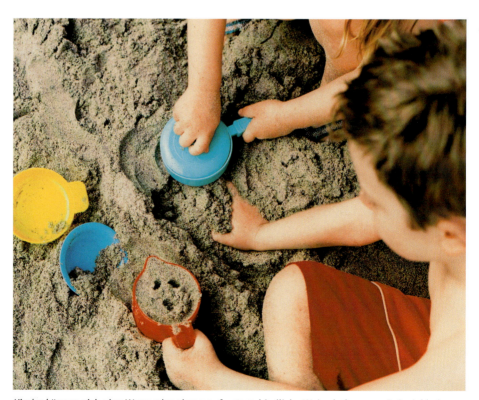

Kinder können sich eine Wurmerkrankung auf unterschiedliche Weise holen: zum Beispiel beim Spielen im Sandkasten.

MAGEN UND DARM

> **INFO**
>
> ### Häufigste Symptome
>
> - Juckreiz in der Afterregion
> - Lebende Würmer oder Wurmteile im Stuhl
> - Kolikartige Leibschmerzen
> - Erbrechen
> - Augenringe
> - Müdigkeit
> - Gewichtsstillstand oder -abnahme

Kinder mit Wurmbefall sind müde und schlapp. Sie haben oft Ringe unter den Augen und gedeihen schlecht. Madenwürmer verursachen nachts starkes Jucken am After. Kinder mit Spulwürmern neigen eher zu Bauchweh bis hin zur Kolik, haben Blähungen und unerklärlichen Durchfall. Bei Bandwürmern haben die betroffenen Kinder unklare Bauchbeschwerden, Heißhunger oder Appetitlosigkeit und nehmen deutlich ab.

SOLL IHR KIND ZUM ARZT?

Die Behandlung einer Wurmerkrankung gehört immer in die Hände eines Arztes. Bei Madenwurmbefall sollte sich nach Möglichkeit die ganze Familie untersuchen lassen.

SO HILFT DER ARZT

> Er wird Ihrem Kind Wurmmittel zum Einnehmen verschreiben. Moderne Medikamente töten die Würmer ab, sie schaden dem Körper des Kindes jedoch nicht.

SO HELFEN SIE IHREM KIND

Bitte beachten Sie immer die Packungsbeilagen der Wurmmittel und halten Sie sich an die empfohlenen hygienischen Maßnahmen wie Wäschewechsel nach der Behandlung. Nachts sollte Ihr Kind in der Behandlungszeit eine eng sitzende Badehose tragen, um das Kratzen zu verhindern.

Da Wurmeier unter den Fingern Ihres Kindes haften könnten, besteht die Gefahr, dass Spielsachen, Kleidungsstücke oder Nahrungsmittel verunreinigt werden. Waschen Sie diese Dinge gründlich mit heißem Wasser und Spülmittel, sonst können die Krankheitserreger auch auf andere Menschen übertragen werden. Schneiden Sie die Fingernägel Ihres Kindes ganz kurz.

Hausmittel: Geben Sie Ihrem Kind eine Woche lang morgens nüchtern eine Tasse Sauerkrautsaft oder 100 Gramm rohes Sauerkraut oder 2 bis 3 rohe Karotten pro Tag.

Homöopathie: Unterstützende Behandlung bei Madenwürmern: Cina D4, Abrotanum D3 und Spigelia D4 – dreimal täglich 5 Globuli für zwei Wochen.
Bei Spulwürmern: Teucrium marum D2.
Bei Bandwürmern: Natrium sulfuricum D12 und Crotalus D12.

DAS KRANKE KIND

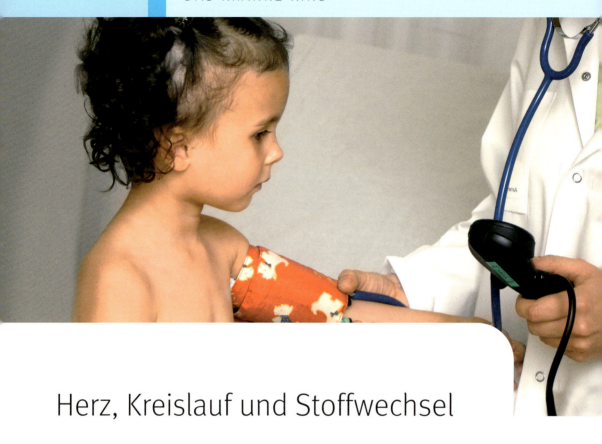

Herz, Kreislauf und Stoffwechsel

Aufbau und Funktion des Herz-Kreislauf-Systems

Der Mensch benötigt zum Leben energiereiche Nahrungsmittel wie Eiweiß, Fett und Kohlenhydrate. Der Organismus gewinnt daraus mittels Sauerstoff Energie, die für alle Lebensvorgänge notwendig ist. Dabei entstehen Wasser, das energiearme Kohlendioxid und verschiedene Abfallprodukte, die der Körper mit dem Harn, dem Stuhl und der Atemluft wieder ausscheidet. Die energiereichen Stoffe werden durch das Blut zu den Körperzellen transportiert, in denen der Stoffwechsel stattfindet. Das Herz pumpt mit seiner linken Kammer sauerstoffreiches Blut durch die arteriellen Blutgefäße bis zu den dünnsten Haargefäßen (Kapillaren). In den Kapillaren wird der Sauerstoff an die Gewebezellen abgegeben. Das nun sauerstoffarme Blut nimmt das beim Zellstoffwechsel entstehende Kohlendioxid auf und transportiert es in den Blutadern (Venen) zum rechten Vorhof des Herzens zurück (großer Kreislauf). Von hier fließt es in die rechte Herzkammer, wo der kleine Kör-

HERZ, KREISLAUF UND STOFFWECHSEL

perkreislauf beginnt: Das rechte Herz pumpt das kohlendioxidangereicherte Blut in die Lunge. Dort wird das Kohlendioxid über die Lungenbläschen abgeatmet und so aus dem Körper entfernt. Der mit dem Einatmen in die Lunge gelangte Luftsauerstoff tritt durch die Wand der Lungenbläschen ins Blut über und heftet sich an die roten Blutkörperchen. So wird aus dem dunkleren Venenblut das hellrote, sauerstoffhaltige arterielle Blut.

Das Blut erfüllt aber noch weitere Aufgaben: Neben den roten Blutkörperchen, den Erythrozyten, sind im Blut weiße Blutkörperchen, die Leukozyten und Lymphozyten. Letztere gehören zum körpereigenen Abwehrsystem, sie »patrouillieren« durch Lymphknoten, Lymphwege und das Gefäßsystem, spüren Krankheitserreger auf und bekämpfen sie.

Ist in diesem komplizierten System von Herz, Blut und Lymphgefäßen ein Organ nicht voll funktionsfähig, kann es zur Erkrankung kommen. Fehlt beispielsweise dem Herzmuskel die Pumpkraft für die lebensnotwendige Durchblutung des Körpers, sind Löcher in der Trennwand der Herzhälften oder schließen die Herzklappen nicht richtig, staut sich das Blut in den vorgelagerten Organen (Leber und Lunge). Dadurch wird die Sauerstoffversorgung des Körpers gestört. Die Kinder sind blass und nehmen an Gewicht schlecht zu. Solche Herzfehler bei Kindern (Seite 110) sind meist angeboren und können heute fast immer operiert werden.

Anämie

Anämie ist ein Mangel an roten Blutkörperchen (Erythrozyten) und/oder an rotem Blutfarbstoff (Hämoglobin). Das Hämoglobin transportiert den lebenswichtigen Sauerstoff und verleiht den roten Blutkörperchen ihre Färbung. Die Anämie beim Kind kann durch einen Blutverlust bei Verletzungen oder durch ererbte Blutgerinnungsstörungen (Hämophilie) entstehen. Andere Ursachen können sein: die ungenügende Produktion von roten Blutkörperchen im Knochenmark oder die verkürzte Lebenszeit der Erythrozyten bei den so genannten hämolytischen Anämien, von denen es viele Formen gibt. Bei der im Kindesalter häufigsten Anämie, der Eisenmangelanämie, ist der Aufbau des Hämoglobins durch einen Mangel an Eisen im Blut gestört. Charakteristisch für eine Anämie ist die blasse Haut des Kindes, insbesondere unter den Fingernägeln, an den Lippen und an der Bindehaut der Augen. Kommen Müdigkeit, Konzentrationsschwäche, Schlappheit und Appetitlosigkeit hinzu,

 INFO

Häufigste Symptome

> Blasse Lippen und Nägel, blasse Augenbindehaut

> Müdigkeit

> Atemnot bei Anstrengung

DAS KRANKE KIND

sollten Sie den Arzt aufsuchen. Nur das Blutbild kann eine Anämie aufdecken! Allerdings sollten Sie wissen: Viele Kinder, die blass aussehen und müde wirken, sind nicht blutarm. Sie haben nur eine angeborene dicke Oberhaut, durch die das rote Blut in den Blutgefäßen nicht durchschimmert.

SOLL IHR KIND ZUM ARZT?

Bei Verdacht auf Anämie müssen Sie mit Ihrem Kind auf jeden Fall den Arzt aufsuchen. Eine Anämie kann auch Symptom für eine andere Erkrankung sein.

SO HILFT DER ARZT

- Über das Blutbild kann der Arzt feststellen, ob Ihr Kind anämisch ist. Eventuell folgt eine genauere Untersuchung im Krankenhaus.
- Falls die Anämie durch Eisenmangel verursacht wird, verordnet der Arzt Eisengaben in Form von Tropfen, Säften oder Tabletten.
- Bei Frühgeburten und voll gestillten Säuglingen kann durch eine vorsorgliche Gabe von Eisentropfen nach der Geburt dieser Anämie vorgebeugt werden.

SO HELFEN SIE IHREM KIND

Beziehen Sie viele eisenhaltige Nahrungsmittel in Ihren täglichen Speiseplan ein. Besonders geeignet sind Fleisch, Innereien und Eigelb, aber auch dunkelgrüne Blattgemüse und Nüsse. Vitamin C fördert die Aufnahme von Eisen, daher sollten Sie Ihrem Kind jeden Tag Obst oder frisch gepressten Orangensaft geben.

Herzfehler

Die häufigsten Herzfehler im Kindesalter sind angeboren. Meist ist es ein mangelhafter Verschluss der Herzscheidewand (Septumdefekt). Weitere Störungen in der Herzentwicklung können fehlerhafte Herzklappen oder falsche Anschlüsse der herznahen Blutgefäße sein. Bei einem Herzfehler zeigt das Kind im Vergleich zu Gleichaltrigen eine allgemeine Leistungsschwäche.

Der Arzt erkennt einen Verdacht sofort beim Abhören des Herzens. Die normalen Herztöne, die Herzschläge, sind nicht rein, es treten typische systolische Geräusche auf. Spezialuntersuchungen wie EKG, Echo-KG, Herzschall-, Ultraschall- und Röntgenuntersuchungen müssen in diesem Fall beim Kind durchgeführt werden. Eventuell wird über die Blutgefäße eine Sonde (Herzkatheter) zum Herzen geführt. Auf diese Weise kann man die Sauerstoff- und Kohlendioxidkonzentration in den einzelnen Herzkammern bestimmen.

 INFO

Häufigste Symptome

- Auffallende Müdigkeit
- Mangelhafte körperliche Belastbarkeit und häufige Pausen beim Spielen
- Blauverfärbungen der Lippen, Finger und Zehen

HERZ, KREISLAUF UND STOFFWECHSEL

Viele Herzfehler lassen sich heute operativ korrigieren, doch nicht jeder Defekt am Herzen muss operiert werden. In vielen Fällen bilden sich Septumdefekte von selbst zurück.

Nicht jedes Herzgeräusch ist ein Herzfehler. Oft entsteht ein Herzgeräusch (Systolikum) bei einem nicht fest gespannten Sehnenfaden an den Herzklappen. Durch den Blutfluss beim systolischen Herzschlag vibriert der lockere Sehnenfaden und ist als Herzgeräusch zu hören, im Liegen deutlicher als im Stehen. Das Kind ist herzgesund, es muss nicht operiert werden.

SOLL IHR KIND ZUM ARZT?
Bei Verdacht auf einen Herzfehler muss Ihr Kind sofort in ärztliche Behandlung.

SO HILFT DER ARZT
- Er wird das Herz abhören und, sofern erforderlich, weitere Untersuchungen veranlassen. Jedes dritte Kind hat ein Strömungsgeräusch am Herzen, das mit einer Herzerkrankung nichts zu tun hat und nicht behandelt werden muss. Man spricht dann von einem akzidentellen Herzgeräusch (Systolikum).
- Befindet sich ein kleines Loch im Muskel zwischen der linken und rechten Herzkammer (Ventrikelseptumdefekt), wird der Arzt Ihr Kind in den ersten Lebensjahren regelmäßig untersuchen. Normalerweise wird das Loch durch das Herzwachstum kleiner und beeinträchtigt die Herzfunktion nicht mehr.
- Bei der »Blausucht«, den zyanotischen Herzfehlern, fällt dem Arzt sofort die lila-bläuliche Verfärbung der Lippen, Finger und Zehen auf. Bei diesen Herzfehlern wird der Körper nicht genügend mit Sauerstoff versorgt. Das Kind ist dadurch körperlich nicht leistungsfähig. Eine operative Korrektur dieser Herzfehler ist nötig.
- Herzklappenfehler, eine Störung der Ventilklappen, die die Richtung des Blutkreislaufs regulieren, müssen nicht immer operiert werden. Beachten Sie aber bitte: Ihr Kind darf keinen Leistungssport betreiben.

SO HELFEN SIE IHREM KIND
Weisen Sie den Arzt auch bei einer leichten Erkältung immer auf den Herzfehler Ihres Kindes hin. Bakterielle Infekte beispielsweise müssen in jedem Fall sofort mit Antibiotika behandelt werden, um einer Verschlimmerung des Herzfehlers vorzubeugen.

> **WICHTIG**
>
> ### Risiko Myokarditis/Endokarditis
>
> Hat Ihr Kind einen Herzfehler, so besteht immer das Risiko, dass sein Herz bei Infektionen miterkrankt. Bakterien oder Viren können alle Teile des Herzens wie den Herzmuskel (Myokarditis, lebensgefährlich!), den Herzbeutel (Perikarditis) oder die Innenwände der Herzkammern (Endokarditis) befallen. Schon ein kleiner Eiterherd, zum Beispiel an den Zähnen, reicht dazu aus. Am häufigsten gelangen Streptokokken nach einer eitrigen Mandelentzündung in die Blutbahn und damit zum Herz.

DAS KRANKE KIND

Herzrhythmusstörungen

Der Herzrhythmus ist genau definiert als die Anzahl der Herzschläge pro Minute in Ruhe. Die natürliche Schlagfolge des Herzens ist vom Alter, von der körperlichen Aktivität, vom Trainingszustand, von der Psyche und von der Körpertemperatur abhängig (Seite 28). Eine Besonderheit bei Kindern ist, dass beim Einatmen die Herzfrequenz höher ist als beim Ausatmen. Besonders deutlich sind diese Unregelmäßigkeiten beim Einschlafen und während der Aufwachphase, aber auch nach körperlicher Belastung.

Von diesen normalen Unregelmäßigkeiten des Herzrhythmus muss man die Herzrhythmusstörungen unterscheiden, wie etwa die zu schnelle Schlagfolge, die Tachykardie (Herzjagen). Ursache kann eine seelische Erregung sein, eine enorme körperliche Anstrengung oder auch ansteigendes Fieber. Bei Kindern kommen auch zusätzliche Vorhof- oder Herzkammerschläge zum normalen Herzrhythmus vor, die der Arzt Extrasystolen nennt. Auch Arrhythmien, Unregelmäßigkeiten im sonst normalen Herzrhythmus, sind recht häufig. Es muss sich dabei nicht um eine Herzkrankheit handeln. Diese Rhythmusstörungen sind auch bei gesunden, jedoch seelisch labilen Kindern und Jugendlichen zu beobachten. Verbindet sich die Rhythmusstörung des Herzens mit einer labilen Kreislauflage und wirkt das Kind kränklich, sollte es Bettruhe einhalten und Sie sollten den Arzt verständigen. Es besteht die Gefahr einer Herzmuskelentzündung (Myokarditis, Seite 111)!

SOLL IHR KIND ZUM ARZT?

Wenn Ihr Kind Herzrasen oder ein Stolpern des Herzschlags bemerkt, lassen Sie bitte die Ursache vom Arzt abklären.

SO HILFT DER ARZT

› Herzrhythmusstörungen müssen immer ärztlich durch ein EKG (Elektrokardiogramm) abgeklärt werden. Dabei wird der Verlauf der Herzströme in Ruhe, aber auch bei körperlicher Belastung, festgestellt. Danach entscheidet der Arzt, ob die Herzrhythmusstörungen mit Medikamenten behandelt werden müssen oder nicht. Insgesamt sind die Behandlungsergebnisse bei kindlichen Herzrhythmusstörungen günstig.

SO HELFEN SIE IHREM KIND

Vermeiden Sie Anstrengung, seelische Erregung und halten Sie eventuelles Fieber niedrig. Zeigt Ihr Kind neben den Herzrhythmusstörungen eine allgemeine körperliche Angeschlagenheit, sollte es bis zur Klärung Bettruhe einhalten. Ernähren Sie Ihr Kind leicht und salzarm, geben Sie ihm die Mahlzeiten in kleinen Portionen.

 INFO

Häufigste Symptome

› Herzklopfen

› Herzstolpern

› Unregelmäßige Schlagfolge

› Herzjagen

HERZ, KREISLAUF UND STOFFWECHSEL

Aufbau und Funktion von Pankreas und Schilddrüse

Die Bauchspeicheldrüse (Pankreas) liegt – vom Zwölffingerdarm umrahmt – unter dem Magen im mittleren Oberbauch und teilt sich mit der Gallenblase einen gemeinsamen Ausführungsgang, über den die Verdauungsenzyme in den Zwölffingerdarm abgegeben werden. Die Bauchspeicheldrüse liefert zum einen die Enzyme in den Darm, die für die Verdauung von Kohlenhydraten und Eiweiß benötigt werden, zum anderen produziert sie Hormone (Insulin und Glukagon), die sie zur Regulierung des Blutzuckerspiegels direkt in das Blut abgibt. Wird nicht genügend Insulin gebildet, entsteht ein Diabetes mellitus.

Die Schilddrüse liegt im Halsbereich vor und unterhalb des Kehlkopfes. Sie produziert Hormone, die das Wachstum sowie die körperliche und geistige Entwicklung fördern und sämtliche Stoffwechselvorgänge regulieren. Ihre Arbeit kann sie nur leisten, wenn genügend Jod in der Nahrung ist. Fehlt Jod, kann es zum Jodmangelkropf kommen. Einem Kropf können Sie am leichtesten vorbeugen, wenn Sie regelmäßig Jodsalz verwenden. Kinder brauchen täglich 40 bis 100 Mikrogramm Jod.

Von Stoffwechselkrankheiten spricht man ganz allgemein, wenn Enzyme und Hormone mangelhaft arbeiten oder in falscher Menge produziert werden. Auch Vitaminmangelkrankheiten zählen dazu, da Vitamine zahlreiche Stoffwechselprozesse beeinflussen.

Diabetes mellitus

Der jugendliche Diabetes mellitus (Diabetes juvenilis) beruht immer auf einem angeborenen Insulinmangel. Insulin reguliert den Blutzuckerspiegel, indem es dafür sorgt, dass Glukose – der im Blut zirkulierende Zucker – in die Zellen transportiert wird. Fehlt Insulin, erhalten die Zellen nicht mehr genügend Glukose, um ihren Energiebedarf zu decken, und der Zucker staut sich im Blut (Hyperglykämie). Der Körper versucht den Zuckerüberschuss über den Urin loszuwerden, was zu vermehrter Urinausscheidung und schließlich zur Austrocknung führt. Da die Zellen ihre Energie nicht mehr über den Zucker bekommen, verbrennen sie stattdessen Eiweiß und Fette. Das Fett- und Muskelgewebe schwindet. Es entstehen so genannte Ketone, die Blut und Gewebe übersäuern und zum lebensbedrohlichen diabetischen Koma führen können.

Ein zuckerkrankes Kind hat großen Durst und muss häufig zur Toilette. Es ist müde, magert ab und seine Leistungen in der Schule lassen nach. Wenn die Erkrankung rasant verläuft, kommen noch Erbrechen, Kopfschmerzen, Bauchschmerzen und eventuell Bewusstlosigkeit hinzu.

SOLL IHR KIND ZUM ARZT?

Gehen Sie beim geringsten Verdacht auf Diabetes bitte sofort zum Arzt.

SO HILFT DER ARZT

› Der Urinzucker wird durch eine Harnuntersuchung, der Glukosespiegel im Blut durch einen Bluttest nachgewiesen.

DAS KRANKE KIND

INFO

Häufigste Symptome

› Großer Durst

› Große Urinmengen

› Müdigkeit und Gewichtsverlust

› Diabeteskranke Kinder müssen für den Rest ihres Lebens das fehlende Insulin spritzen; geschlucktes Insulin würde von den Verdauungssäften im Magen zerstört.
› Jedes Kind mit einer neu aufgetretenen Zuckerkrankheit muss zuerst im Krankenhaus behandelt werden, damit sein Blutzucker exakt eingestellt wird und es lernt, wie man sich selbst die Spritzen gibt und den Blutzucker kontrolliert.
› In allen europäischen Ländern gibt es zahlreiche Zentren für diabetische Kinder, in Deutschland eine Organisation, die sich um kleine Diabetes-Patienten kümmert (Adressen Seite 294–295).
› Zurzeit wird von der Pharmaindustrie ein Insulin entwickelt, das als Mundspray verabreicht werden kann.

SO HELFEN SIE IHREM KIND

Ihr diabeteskrankes Kind soll ein möglichst normales Leben führen; geben Sie ihm keine Sonderrolle! Überwachen Sie das Spritzen und die Blutzuckerkontrolle Ihres Kindes, aber achten Sie darauf, dass es so viel wie möglich selbst macht. Lassen Sie Ihr Kind an einer Diabetes-Schulung teilnehmen.

Schilddrüsenerkrankungen

Bei Schilddrüsenerkrankungen unterscheidet man zwischen Unterfunktion und Überfunktion der Schilddrüse. Zur Schilddrüsenunterfunktion (Hypothyreose) kommt es bei einem Mangel an Schilddrüsenhormonen im Blut, der entweder angeboren ist oder durch Jodmangel in der Nahrung oder Schilddrüsenentzündung erworben wurde. Der Säugling mit angeborener Unterfunktion kommt unauffällig zur Welt. Innerhalb weniger Wochen trinkt er immer schlechter, wird bewegungsarm und schlaff, bekommt einen dicken Bauch und leidet an Verstopfung. Die Haut wird sehr trocken und die Zunge ist vergrößert, sodass der Mund offen steht. Wird die angeborene Unterfunktion nicht, zu spät oder unzureichend behandelt, bleibt das Kind in seiner geistigen und körperlichen Entwicklung extrem zurück. Diese Rückstände kann es nicht mehr aufholen. Die angeborene Hypothyreose ist die häufigste Stoffwechselstörung beim Neugeborenen. Die Ursachen dafür sind entweder Fehlbildungen, mangelhafte Ausbildung der Schilddrüse oder genetische Störungen. Bei allen Kindern verursacht ein Jodmangel in der Nahrung die Schilddrüsenunterfunktion. Sie beginnt schleichend: Das Kind ist matt, friert ständig, leidet an Verstopfung und bleibt im Wachstum zurück.
Bei einer Schilddrüsenüberfunktion (Hyperthyreose) produziert die Schilddrüse zu viele Hormone, die den Stoffwechsel rasant beschleunigen: Die Herz-

HERZ, KREISLAUF UND STOFFWECHSEL

frequenz nimmt bis zum Herzjagen zu, trotz Appetit verliert das Kind Gewicht, es ist unruhig, zittert, schwitzt und kann sich nicht konzentrieren. Die Augen treten auffallend hervor (Exophthalmus).

INFO

Häufigste Symptome

Schilddrüsenunterfunktion beim Säugling:

- Verstopfung
- Trinkschwäche
- Trockene Haut
- Vergrößerte Zunge
- Geistiger und körperlicher Entwicklungsrückstand
- Kropfbildung

Schilddrüsenunterfunktion beim älteren Kind:

- Verstopfung
- Leistungsabfall
- Ständiges Frieren
- Kropfbildung
- Kleinwuchs

Schilddrüsenüberfunktion:

- Herzjagen
- Gewichtsverlust
- Unruhe, Schwitzen
- Kropfbildung
- Hervortretende Augäpfel

SOLL IHR KIND ZUM ARZT?

Suchen Sie bei jedem Verdacht auf eine Schilddrüsenerkrankung den Arzt auf.

SO HILFT DER ARZT

- Der Arzt bestimmt durch eine Blutuntersuchung die Menge an Schilddrüsenhormonen.
- Bei einer Schilddrüsenunterfunktion verordnet er das fehlende Hormon in Form von Tabletten, die lebenslang genommen werden müssen; nur so kann sich das Kind körperlich und geistig normal entwickeln.
- Bei einer Schilddrüsenüberfunktion verordnet der Arzt Medikamente, die die Hormonproduktion drosseln. Da die Dosis immer dem aktuellen Bedarf angepasst werden muss, wird er Ihr Kind regelmäßig zu Kontrolluntersuchungen bestellen.
- Zur Vorsorge wird in Deutschland routinemäßig bei allen Neugeborenen ein Schilddrüsentest (TSH-Test) durchgeführt.

SO HELFEN SIE IHREM KIND

Lassen Sie unbedingt bei Ihrem Neugeborenen einen TSH-Test durchführen. Gehen Sie regelmäßig zu den notwendigen ärztlichen Kontrolluntersuchungen. Benutzen Sie ausschließlich Jodsalz in Ihrer Küche und setzen Sie jodhaltige Lebensmittel, vor allem Seefisch, häufig auf den Speisezettel.

Homöopathie: Bei Schilddrüsenunterfunktion hilft unterstützend zu den verordneten Medikamenten Thyreoidinum D10, täglich 1 Tablette.

DAS KRANKE KIND

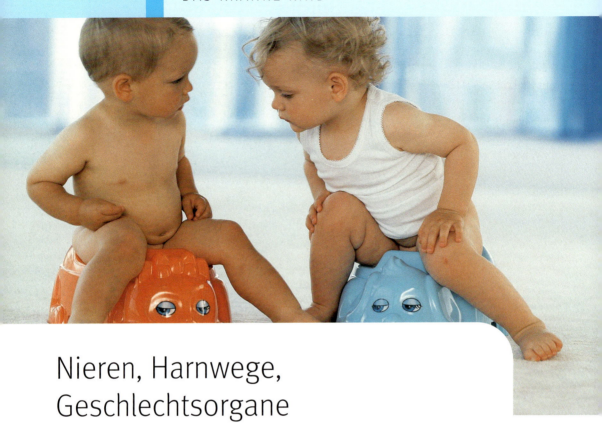

Nieren, Harnwege, Geschlechtsorgane

Aufbau und Funktion des Urogenitalsystems

Die beiden Nieren liegen außerhalb der Bauchhöhle rechts und links von der Wirbelsäule. Sie sind durch das sie umgebende Nierenfettgewebe vor Stößen geschützt. Jede Niere besteht aus Nierenrinde und Nierenbecken, das in den Harnleiter übergeht. Die Nieren reinigen das Blut von den Abfallstoffen des Stoffwechsels und bilden den Urin, täglich einen bis eineinhalb Liter. Der Urin fließt über die Harnleiter in die Harnblase, wo er gesammelt und portionsweise durch die Harnröhre abgegeben wird.

Die Nieren dienen hauptsächlich der Regulation des Wasser- und Salzhaushaltes. Neben der normalen Flüssigkeitsausscheidung verliert der Körper Wasser und Salze über die Haut beim Schwitzen sowie beim Atmen. Daher muss der Mensch neben der festen Nahrung täglich etwa eineinhalb Liter Flüssigkeit (am besten Wasser und Tee) trinken. Bei Säuglingen und Kleinkindern liegt bei Erbrechen und Durchfall der Flüssigkeitsbedarf noch

NIEREN, HARNWEGE, GESCHLECHTSORGANE

höher (Seite 103). Lebensgefährlich bedroht ist das Kind bei einem zu hohen Wasserverlust.

Beim Säugling und Kleinkind gibt der Füllungszustand der Blase den Impuls zum Wasserlassen. Je älter das Kind wird, desto besser kommt der Schließmuskelreflex unter die Kontrolle seines Willens. Anfangs kann die Blase nur den Druck von 50 Milliliter Urin aushalten. Diese Füllmenge wird mit dem Zurückhalten immer größer. Bei Jugendlichen liegt die Blasenkapazität bei gut einem Liter.

MÄNNLICHE UND WEIBLICHE GESCHLECHTSORGANE

Eng verbunden mit den Harnwegsorganen sind die Geschlechtsorgane. Zusammen bilden sie das so genannte Urogenitalsystem. Die äußeren männlichen Geschlechtsorgane sind Glied (Penis) und Hodensack (Skrotum). In ihm liegen die beiden Hoden (Testes). Von ihnen gehen die Samenleiter aus, die durch den Leistenkanal zur Samenblase führen. Von da gelangt der Samenleiter im Bereich der Vorsteherdrüse (Prostata) in die Harnröhre.

Die weiblichen Geschlechtsorgane bestehen aus den innen liegenden Eierstöcken (Ovarien), den Eileitern (Tuben), der Gebärmutter (Uterus) und der Scheide (Vagina). Zu den äußeren Anteilen der weiblichen Geschlechtsorgane zählen die großen Schamlippen (Labien), die kleinen Schamlippen (Vulva) sowie der Scheidenvorhof mit dem Jungfernhäutchen (Hymen).

Blasen-Nieren-Rückfluss

Die häufigste organische Störung beim Erlernen des kontrollierten Wasserlassens ist der unwillentliche Rückfluss von Urin aus der Blase über einen oder beide Harnleiter in Richtung Nierenbecken oder Niere (vesico-renaler Reflux). Dieser Rückfluss tritt beim kontrollierten Wasserlassen auf, wenn die Harnleiter eine angeborene Fehleinmündung in die Blase haben. Normalerweise führen die Harnleiter schräg durch die Blasenwand und werden durch den Druck der Blasenwand beim Wasserlassen geschlossen. Münden die Harnleiter senkrecht durch die Blasenwand, lassen sie sich durch den Blasendruck nicht schließen. Stattdessen wird Urin in Richtung Nieren zurückgepresst, was zu einer Erweiterung der Harnleiter und des Nierenbeckens führen kann, insbesondere wenn der Blasenmuskel verspannt ist. Der in Richtung Nieren zurückfließende Urin kann im Nierenbecken oder in der Nierenrinde zu einer viralen oder bakteriellen Entzündung führen. Unbehandelt kann es zu einer chronischen Nierenentzündung mit Bluthochdruck oder sogar zu einem Nierenversagen kommen.

SOLL IHR KIND ZUM ARZT?

Wenn Sie das Gefühl haben, dass Ihr Kind ungewollt noch einnässt, obwohl es bereits trocken sein müsste, oder wenn es auffallend häufig zur Toilette muss, sollten Sie sich ärztlich beraten lassen. Ein Kind mit den Symptomen einer Harnweginfektion (Seite 118) müssen Sie auf jeden Fall zum Kinderarzt bringen.

DAS KRANKE KIND

Harnwegsinfektion

Bei einer Harnwegsinfektion (HWI) können allein oder zusammen Harnröhre, Blase oder Harnleiter entzündet sein. Die Entzündung kann sich auch auf die Nierenbecken der Nieren sowie auf das Nierengewebe ausdehnen. Krankheitserreger sind Viren oder Bakterien. Sie wandern von außen durch die Harnröhre in die Blase. Im warmen Urin vermehren sie sich und können die Nieren entzünden. Harnwegsinfekte sind bei Kindern bis zu drei Jahren recht häufig. Vier bis fünf Prozent der Mädchen (sie haben kürzere Harnwege) und ein Prozent der Jungen erkranken daran.

Die akute Harnwegsentzündung kann sich mit Brennen beim Wasserlassen, häufigem

INFO

Häufigste Symptome

> Verzögertes Erlernen der kontrollierten Blasenentleerung

> Eine oder mehrere Harnwegsentzündungen

> Erneuter Harndrang, nachdem die Blase gerade entleert wurde

SO HILFT DER ARZT

> Der Arzt wird den Urin auf seine Zusammensetzung hin untersuchen, um eine bakterielle oder virale Entzündung auszuschließen oder gegebenenfalls zu behandeln. Er wird Blase, Harnleiter und beide Nieren mit Ultraschall kontrollieren. Eventuell ist auch ein MCU (Miktions-Cysto-Urogramm) erforderlich, um die Flussrichtung des Urins während des Wasserlassens nachzuweisen.

> Beim behandlungsbedürftigen Blasen-Nieren-Reflux wird der Arzt Ihr Kind zu einem Kinderurologen überweisen.

SO HELFEN SIE IHREM KIND

Zögern Sie nicht, bei einem Harnwegsinfekt die Ursache ärztlich abklären zu lassen. Ist ein Reflux nachgewiesen, halten Sie sich an die Ratschläge des Kinderurologen.

INFO

Häufigste Symptome

Bei Kleinkindern:

> Appetitlosigkeit

> Erbrechen

> Fieber

> Erneutes Einnässen

Bei älteren Kindern:

> Schmerzen beim Wasserlassen

> Häufiger Harndrang

> Schmerzen in der Leistengegend

> Fieber

NIEREN, HARNWEGE, GESCHLECHTSORGANE

Harndrang, Fieber bis 38,5 °C und Kopfschmerzen zeigen. Kinder, die schon trocken waren, neigen erneut zum Einnässen. Sind die Nieren mit erkrankt, besteht immer hohes Fieber (über 39 °C) und Schüttelfrost (Seite 120). Starke Schmerzen strahlen dann vom Rücken bis in die Leistengegend. Aber erst das ältere Kind klagt über die typischen Beschwerden. Wiederkehrende Infektionen legen den Verdacht auf eine Fehlbildung der Harnwege nahe, was ärztlich abzuklären ist. Bei Jungen sollte bereits nach dem ersten, bei Mädchen spätestens nach dem zweiten Harnwegsinfekt eine Röntgenkontrolle und eine Ultraschalluntersuchung der Harnwege vorgenommen werden.

Komplikationen

Harnwegsinfektionen können leicht chronisch werden, wenn sie nicht behandelt werden. In späteren Jahren sind sie dann oft die Ursache für Nierenentzündung, Bluthochdruck und Nierenversagen.

SOLL IHR KIND ZUM ARZT?

Bei unklaren Befindlichkeitsstörungen wie Appetitmangel, Bauchweh, Durchfall oder Fieber bringen Sie Ihr Kind zum Arzt: Handelt es sich um eine Harnwegsinfektion, muss sie behandelt werden.

SO HILFT DER ARZT

- Vor jeder Behandlung wird der Urin auf Bakterien untersucht.
- Bei Bakterien wird der Arzt Antibiotika verordnen und wiederholte Urinkontrollen vornehmen. Da die Krankheit zu chronischem Verlauf neigt und Rückfälle vorkommen, müssen auch bei leichten Fällen Antibiotika über einen längeren Zeitraum gegeben werden.
- Nach jeder Harnwegsinfektion muss über Monate alle zwei bis vier Wochen der Urin kontrolliert werden.

SO HELFEN SIE IHREM KIND

Bestätigt der Arzt die Diagnose HWI, sollte Ihr Kind in der akuten Phase und bei schwerem Verlauf im Bett bleiben. Halten Sie seine Füße und den Unterleib warm. Geben Sie Ihrem Kind viel zu trinken, damit die Harnwege gut durchgespült werden (Seite 230).

Homöopathie: Unterstützend geben Sie dreimal täglich 1 Tablette Rhus toxicodendron D30 oder Dulcamara D30, bei Mädchen auch Pulsatilla D4, bis zur endgültigen Besserung. Zeigt sich nach zehn Tagen keine Besserung, ist unterstützend ein vierwöchiger Behandlungsversuch mit Dulcamara D3 angezeigt, gefolgt von Berberis vulgaris D3 für vier Wochen und Solidago D4 für weitere vier Wochen bei gleicher Dosierung.

Urinprobe für den Arzt

Für die Urinabnahme zu Hause können Sie ein gut ausgekochtes Marmeladenglas mit Schraubdeckel verwenden. Waschen Sie morgens Ihr Kind gründlich und gehen Sie mit ihm zur Toilette. Nachdem das Kind etwas Wasser gelassen hat, halten Sie das Glas in den Urinstrahl und fangen 10 bis 50 Milliliter Urin ab (Mittelstrahlurin). Den restlichen Urin macht Ihr Kind in die Toilette. Das verschlossene Gefäß kann bis zum Arztbesuch zwei Stunden im Kühlschrank aufbewahrt werden.

DAS KRANKE KIND

Hodenhochstand

Während der Fetalzeit entwickeln sich die Hoden in der Bauchhöhle und wandern normalerweise bis zur Geburt in den Hodensack. Bei einem Drittel der Frühgeborenen und bei drei Prozent der reif geborenen Jungen findet man nach der Geburt einen einseitigen oder beidseitigen Hodenhochstand. Der Hoden ist nicht im Hodensack tastbar. Liegt er tastbar in der Leiste, so wächst er meist in den ersten drei Monaten in den Hodensack hinunter. Deshalb müssen alle Neugeborenen mit einem Hodenhochstand nach drei Monaten vom Arzt kontrolliert werden. Ursache für einen Hodenhochstand kann eine hormonelle Störung, eventuell auch ein familiär bedingter Anlagedefekt sein.

Ein häufiger Befund bei Jungen sind Pendelhoden. Im Warmen sind die Hoden im Hodensack tastbar, bei Berührung und im Kalten rutschen sie in den Leistenkanal hoch. Dies bedarf keiner Behandlung.

SOLL IHR KIND ZUM ARZT?
Bleibt der Hoden im warmen Körperinneren, kann das samenbildende Gewebe geschädigt werden. Suchen Sie deshalb bei Verdacht den Arzt auf. Die Behandlung eines Hodenhochstands sollte bis zum 18. Lebensmonat abgeschlossen sein.

SO HILFT DER ARZT
- Er wird versuchen, durch Hormongaben den Abstieg der Hoden auszulösen. Die Therapie ist meist erfolgreich. Andernfalls muss der Junge operiert werden.

Nierenentzündung

Bekommt Ihr Kind zwei bis drei Wochen nach einem Scharlach (Seite 195) oder einer eitrigen Halsentzündung (Seite 86) erneut Fieber mit Schwellungen der Augenlider und Kopfschmerzen und ist der Urin blutig-braun, so kann es sich um eine akute Nierenentzündung (Glomerulonephritis) handeln. Nierenleiden sind häufig die Folge anderer Krankheiten. Betroffen sind hauptsächlich Kinder zwischen zwei und zwölf Jahren. Die Erreger sind vorwiegend Streptokokken oder Viren, die über die Blutbahn ins Nierengewebe gelangen. Die Entzündung erschwert die Urinausscheidung, die Durchblutung der Niere wird gestört. Die Folge ist Bluthochdruck. Eiweißstoffe und rote Blutkörperchen wandern vom Blut direkt in den

 INFO

Häufigste Symptome
- Erkrankung tritt meist nach eitriger Halsentzündung oder Scharlach auf
- Mäßiges bis hohes Fieber
- Übelkeit und Kopfweh
- Blutig-brauner Urin
- Ödeme im Gesicht
- Schmerzen am Rücken in der Nierengegend, die bis in die Leiste ausstrahlen

NIEREN, HARNWEGE, GESCHLECHTSORGANE

Harn, verbrauchte, nicht ausgeschiedene Stoffwechselprodukte und Wasser sammeln sich unter der Haut (Ödembildung) oder häufen sich im Blut (Vergiftung) an. Die Ödeme sind besonders im Gesicht und an den Augenlidern zu sehen.
Die meisten Fälle von Nierenentzündung verlaufen leicht. Die schwere Form der Erkrankung ist selten, auch sie kann jedoch bei entsprechender Antibiotika-Behandlung völlig ausheilen. Das Kind muss zwei bis drei Wochen ins Bett und sich dann vier bis sechs Wochen schonen.

SOLL IHR KIND ZUM ARZT?

Zeigt Ihr Kind die charakteristischen Symptome und hatte kurz zuvor eine eitrige Halsentzündung oder Scharlach, sollten Sie umgehend den Arzt aufsuchen.

SO HILFT DER ARZT

- Für zwei bis drei Wochen erhält das Kind hohe Gaben von Antibiotika.
- Der Arzt stellt einen Diätplan auf, um die Nierenfunktion zu entlasten (Nierenschonkost): wenig Eiweiß und kein Salz; Fett und Kohlenhydrate sind erlaubt. Die Trinkmenge und die Ausscheidungsmenge des Kindes muss genau aufeinander abgestimmt werden.
- Im akuten Stadium kann ein Krankenhausaufenthalt nötig werden.

SO HELFEN SIE IHREM KIND

Achten Sie darauf, dass Ihr Kind die verordnete Bettruhe einhält. Halten Sie seine Nierengegend warm und sorgen Sie für warme Füße. Richten Sie sich bei der Ernährung Ihres Kindes genau nach den Anweisungen des behandelnden Arztes.

Scheidenentzündung

Entzündungen im Genitalbereich sind häufig und äußern sich durch Rötungen und Schwellungen. Die Erreger einer Scheidenentzündung sind fast ausschließlich Bakterien. Doch auch Pilze, Würmer oder Fremdkörper, die beim Spielen in die Scheide gerutscht sind, können die Entzündung hervorrufen. Bei wiederholten (rezidivierenden) Erkrankungen muss auch an sexuellen Missbrauch gedacht werden.

SOLL IHR KIND ZUM ARZT?

Beim Auftreten der charakteristischen Entzündungssymptome sollten Sie den Arzt aufsuchen – auch um einen Harnwegsinfekt (Seite 118) auszuschließen.

SO HILFT DER ARZT

- Er untersucht das Kind auf Fremdkörper in der Scheide, entfernt diese gegebenenfalls und macht einen Abstrich.
- Bei Bakterieninfektionen sind Antibiotika nötig. Gegen Pilze oder Würmer wird er entsprechende Medikamente

 INFO

Häufigste Symptome

- Entzündete und geschwollene Haut im Genitalbereich
- Juckreiz
- Brennen beim Wasserlassen

DAS KRANKE KIND

verordnen. Zusätzlich empfiehlt sich eine lokale Behandlung wie bei Windeldermatitis (Seite 58).

SO HELFEN SIE IHREM KIND

Halten Sie den Genitalbereich Ihres Kindes sauber. Trägt das Mädchen noch Windeln, achten Sie darauf, dass diese locker sitzen, und wickeln Sie Ihr Kind häufiger. Vor allem die Nachtwindeln sollten mindestens einmal zusätzlich gewechselt werden. Geben Sie Ihrem Kind aber keinesfalls weniger zu trinken, nur um das Einnässen zu verhindern. Lassen Sie es tagsüber häufiger ohne Windeln laufen.

Hausmittel: Unterstützend helfen Sitzbäder (Seite 221) mit Kamillentee. Alternativ können Sie Kamillenblütenöl oder Arnikatinktur in Sitzbäder geben.

Vorhautentzündung

Die Vorhautentzündung ist eine akute, entzündliche und schmerzhafte Schwellung der Vorhaut oder von Teilen der ganzen Penishaut. Penishaut und Vorhaut sind hochrot, ödematös geschwollen und können bluten. Unter der Vorhaut kann sich Eiter ansammeln. Es kommt zu brennenden Schmerzen beim Wasserlassen und zum Harnverhalten. Die Ursache sind Bakterien (Streptokokken oder Staphylokokken), die durch verschmutzte Hände beim Wasserlassen oder beim Spielen an der Vorhaut dorthin gelangen.

SOLL IHR KIND ZUM ARZT?

Da eine Vorhautentzündung sehr schmerzhaft ist, sollten Sie umgehend einen Arzt aufsuchen.

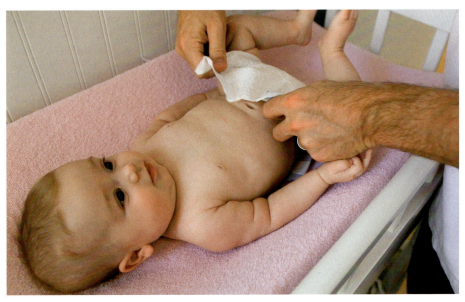

Ist Ihr Kind im Genitalbereich entzündet, müssen Sie seine Windeln öfter wechseln.

NIEREN, HARNWEGE, GESCHLECHTSORGANE

 INFO

Häufigste Symptome

› Schmerzhafte Schwellung der Vorhaut oder des ganzen Penis
› Brennende Schmerzen beim Wasserlassen
› Harnverhalten

SO HILFT DER ARZT
› Er wird Ihrem Kind Bäder und antibiotikahaltige Salben verordnen.
› In schlimmen Fällen wird er Ihr Kind ins Krankenhaus überweisen.

SO HELFEN SIE IHREM KIND
Hausmittel: Lauwarme Bäder mit Kamillenblütenöl (Seite 221) oder desinfizierende Bäder aus der Apotheke lindern die Schmerzen. Sie können dazu einen Joghurtbecher verwenden und den Penis Ihres Kindes darin baden.

Homöopathie: Unterstützend lassen Sie Ihr Kind Apis mellifica D3 und Arnica D4, alle zwei Stunden jeweils 5 Tropfen zusammen einnehmen. Bei blutiger Vorhautentzündung geben Sie ihm dreimal täglich 5 Globuli Lachesis D12 bis zur Besserung.

Vorhautverengung

Bei der Vorhautverengung (Phimose) besteht ein Missverhältnis zwischen der Größe der Eichel und der Weite der Vorhaut des Penis. Die Vorhaut lässt sich nicht leicht über die Eichel streifen oder schnürt diese ab. Eine Phimose muss im Säuglings- oder Kleinkindalter operiert werden, wenn Störungen beim Wasserlassen auftreten. Der Urin staut sich hinter der Vorhaut, bläht diese wie einen kleinen Ballon auf und kann Entzündungen am Glied verursachen. Beim Wasserlassen ist der Strahl dann meist recht spärlich und es bleibt Restharn in der Blase.

SO HILFT DER ARZT
› Bei einer Phimose-Operation wird die Vorhaut gekürzt beziehungsweise vollständig entfernt (Beschneidung).

SO HELFEN SIE IHREM KIND
Ihr Kind sollte nach der Operation keine engen Unterhosen tragen. Bei Schmerzen (vor allem nachts) geben Sie ihm ein Paracetamol-Zäpfchen.

 INFO

Häufigste Symptome

› Die Penisvorhaut lässt sich gar nicht über die Eichel schieben
› Spärlicher Harnstrahl
› Ballonbildung beim Urinieren

DAS KRANKE KIND

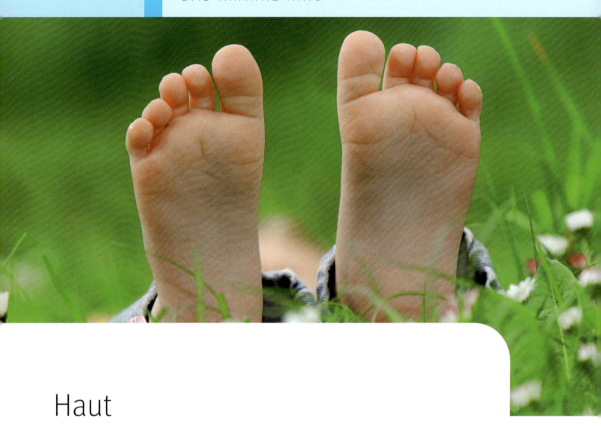

Haut

Aufbau und Funktion der Haut

Die Haut, das Organ mit der größten Flächenausdehnung, erfüllt viele lebenswichtige Aufgaben: Sie vermittelt Sinneseindrücke, schützt vor Krankheitserregern und reguliert die Körpertemperatur. Sie besteht aus drei Schichten: der Oberhaut (Epidermis) mit Talg- und Schweißdrüsen sowie Haaren und Nägeln; der Lederhaut (Corium), die die Oberhaut stützt und mit Nährstoffen versorgt; der Unterhaut (Subcutis) aus Fettzellen und Bindegewebe, die als Polsterung und Wärmeschutz für die inneren Organe dienen.

Die Haut ist nicht nur unterschiedlichen Temperaturen, Sonne, Wind und Wetter ausgesetzt. Stressfaktoren sind auch schadstoffhaltige Luft, trockene Heizungsluft, allergieauslösende Substanzen in Nahrung und Kleidung sowie Putzmittel. Hautkrankheiten stören nicht nur rein körperlich durch Jucken, Schmerzen oder Spannungsgefühl. Die Betroffenen leiden oft auch wegen ihrer sichtbaren Symptome unter seelischen Belastungen.

HAUT

Abszess, Furunkel

Abszesse und Furunkel entstehen durch Eindringen von Kokken-Bakterien in tiefere Hautschichten, meist durch die Schweißdrüsengänge oder entlang der Haarbalgdrüsen (Talgdrüsen). Manchmal dringen die Bakterien auch durch kleine Verletzungen in die Haut ein. Aus einem kleinen Bläschen mit rotem Hof entwickelt sich in kürzester Zeit ein erbsen- bis nussgroßer Abszess. Durch Eindringen in die Tiefe der Haut entstehen Furunkel: schmerzhafte, heiße Hautschwellungen, die sich rot oder blaurot verfärben, prall oder teigig und stecknadel- bis kindsfaustgroß werden können.

SOLL IHR KIND ZUM ARZT?
Wenn Sie bei Ihrem Kind einen Abszess oder Furunkel entdecken, gehen Sie bitte sofort zum Arzt.

SO HILFT DER ARZT
- Oberflächliche Abszesse wird der Arzt öffnen und lokal desinfizieren. Danach werden antibiotikahaltige Salben aufgetragen.
- Bei Furunkeln wird der Arzt Antibiotika zum Einnehmen verordnen, um auf diese Weise ein Ausbreiten der Infektion zu verhindern.
- Größere Abszesse und Furunkel müssen mit teerhaltigen Zugsalben behandelt werden. Die Vereiterung zieht sich daraufhin zusammen und kapselt sich ab (so genanntes Reifen des Abszesses). Eventuell müssen Abszesse und Furunkel operiert werden.

 INFO

Häufigste Symptome

Abszess:
- Erbsen- bis nussgroßer, schmerzhafter Hautknoten

Furunkel:
- Blaurote, pralle, schmerzhafte Hautschwellung

SO HELFEN SIE IHREM KIND
Hausmittel: Rotlichtbestrahlungen (dreimal täglich zehn Minuten) beschleunigen die Heilung: Die Abszesse und nicht zu tiefe Furunkel reifen und öffnen sich dann meist von selbst.

Homöopathie: Unterstützend helfen bei Abszessen Belladonna D30 und Sulfur D6, dreimal 5 Globuli pro Tag im täglichen Wechsel. Bei stechenden Schmerzen geben Sie Apis mellifica D4, dreimal täglich 5 Globuli. Bei Furunkeln helfen Apis mellifica D4 und Belladonna D30, dreimal 5 Globuli täglich. Bei beginnender Eiterung geben Sie Mercurius solubilis D6, dreimal täglich 5 Globuli. Zur Steigerung der Abwehrkraft Ihres Kindes hilft nach der Abheilung der Abszesse oder Furunkel die tägliche Einnahme von Silicea D6 und Echinacea angustifolia D2, dreimal täglich 5 Globuli über längere Zeit.

DAS KRANKE KIND

Akne

Akne und unreine Haut sind typische Pubertätsleiden. Durch die altersbedingte übermäßige Talgproduktion verstopfen die Haarfollikel und es entstehen Mitesser (Komedonen). Das sind schwarze Punkte, wenn sie oberflächlich sitzen, und weißliche, erhabene Papeln, wenn sie sich in tieferen Schichten entwickeln. Diese unreine Haut in der Pubertät ist von der Akne mit bakteriellen Entzündungen zu unterscheiden, die der Arzt behandeln muss. Bei Akne mischt sich der verstärkt produzierte Talg mit Fettsäuren und Hautbakterien und die Haarfollikel entzünden sich: Es kommt zu den typischen roten Papeln, Pusteln und Pickeln mit gelbem Eiterherd. Durch bakterielle Superinfektionen können sich Abszesse entwickeln. Meist befällt die Akne nur Jugendliche und junge Erwachsene bis zum Alter von 25 bis 30 Jahren, sehr selten auch das Gesicht von Säuglingen und Neugeborenen (siehe Neugeborenenakne, Seite 48).

SOLL IHR KIND ZUM ARZT?
Falls Selbsthilfemaßnahmen bei unreiner Haut nicht greifen und eine Akne entsteht, ist ärztliche Hilfe nötig.

SO HILFT DER ARZT
- Bei starker Entzündung wird der Arzt Antibiotika verordnen, um die Bakterien zu bekämpfen.
- Männliche Hormone (Androgene) verstärken die Akne und sind in geringem Ausmaß auch bei Mädchen und Frauen vorhanden. Daher kann bei jungen Frauen mit schwerer Akne eine Hormonbehandlung (Pille mit Zusatz von Anti-Androgenen) die Haut günstig beeinflussen.

INFO

Häufigste Symptome
- Schwarze oder weiße Mitesser
- Rote Papeln und Pusteln mit gelbem Eiterherd beziehungsweise Entzündung

SO HELFEN SIE IHREM KIND
Um unreine Haut in den Griff zu bekommen, muss die Entstehung von Mitessern (Komedonen) verhindert werden. Die Haarfollikel dürfen nicht verstopfen, damit der Talg abfließen kann. Schälmittel aus der Apotheke oder Drogerie (Wirkstoffe: Vitamin-A-Säure oder Benzoylperoxid) lösen die Verhornungen und drosseln die übermäßige Talgproduktion. Drücken Sie Pickel und Mitesser nicht selbst aus, sie entzünden sich leicht. Das könnte mehr schaden als nützen. Hautunreinheiten beseitigt eine geschulte Kosmetikerin viel besser. Zur Reinigung sollten Sie alkalifreie Syndetseife (Seife für besonders empfindliche Haut) benutzen.
Der Verzicht auf bestimmte Nahrungsmittel wie Schokolade, Nüsse, Fett oder Gewürze oder eine spezielle Diät verhindern die Pickel nicht.

HAUT

Faulecken

Mit dem Begriff »Faulecken« werden allgemein verschiedenartig verursachte Entzündungen der Mundwinkel, Ohrläppchen, Finger- und Zehenspalten bezeichnet. Sie kommen bei Kindern häufig vor. Erreger sind meist Staphylokokken- oder Streptokokken-Bakterien oder Hefepilze (Soor), die durch Schmierinfektion übertragen werden. Aus Faulecken am Nagelbett können Nagelbettentzündungen entstehen.

Manchmal entstehen Faulecken auch durch mechanisches Reiben, etwa durch häufiges Nuckeln am Schnuller, oder durch zu enge und raue Handschuhe oder Socken.

An einem, meist aber beiden Mundwinkeln oder Ohrläppchen, an Finger- oder Zehenspalten bilden sich kleine oder große entzündliche rote, nässende, rissige, krustenbildende Herde (so genannte Rhagaden). Diese Rhagaden können auch minimale Zeichen einer Neurodermitis (Seite 171) sein. Durch Lecken an den Mundwinkeln oder Kratzen infizieren sich die Kinder ständig aufs Neue. In seltenen Fällen sind Faulecken in den Mundwinkeln Zeichen einer Blutarmut (Anämie, Seite 109), die vom Arzt behandelt werden muss.

SOLL IHR KIND ZUM ARZT?

Bitte suchen Sie den Arzt auf, wenn sich die Faulecken durch Selbsthilfemaßnahmen nicht innerhalb von zwei Wochen bessern.

SO HILFT DER ARZT

› Bei Faulecken zwischen Fingern und Zehen sind Superinfektionen durch Bakterien oder Pilze sehr häufig. Der Arzt wird einen Abstrich machen, um die Erreger nachzuweisen, und daraufhin ein entsprechendes Medikament auswählen.

SO HELFEN SIE IHREM KIND

Bestreichen Sie die betroffenen Hautstellen etwa zwei Wochen lang mit einer zweiprozentigen Argentum-Nitricum-Lösung aus der Apotheke. Meist bringt das die Faulecken zum Verschwinden. Wenn sich durch diese Maßnahme die Faulecken trotzdem nicht innerhalb von 14 Tagen bessern, sollten Sie die Ursache vom Arzt abklären lassen. Unter Umständen könnte auch eine Zuckerkrankheit (Seite 113) oder eine Allergie (ab Seite 162) hinter den Entzündungen stecken.

> **INFO**
>
> **Häufigste Symptome**
>
> › Rote, nässende, krustenbildende Herde an Mundwinkeln, Ohrläppchen, Finger- oder Zehenspalten
>
> › Juckreiz

Grind

Der ansteckende Grind (Impetigo contagiosa) ist eine äußerst leicht übertragbare bakterielle Hautinfektion, bevorzugt bei Klein- und Schulkindern. Er tritt vor allem im Hoch- und Spätsommer auf und wird durch direkten Kontakt von Mensch zu Mensch wie auch über Gegenstände (Handtücher, Trinkgefäße) übertragen. Besonders um den Mund, im Gesicht und an der behaarten Kopfhaut bilden sich pfennig- bis handflächengroße Blasen, die entweder längere Zeit bestehen bleiben oder platzen und eine gelbliche, durchsichtig-klebrige Flüssigkeit entleeren und rasch verkrusten. Die Herde heilen narbenlos ab, hinterlassen aber für längere Zeit rote oder stärker pigmentierte Flecken. Der Grind muss in jedem Fall ärztlich behandelt werden.

SO HILFT DER ARZT

› Je jünger Ihr Kind ist, umso mangelhafter ist seine körpereigene Abwehr, sodass Antibiotika-Salben nötig sind. In schweren Fällen verordnet der Arzt Antibiotika zum Einnehmen.
› Zur Desinfektion der befallenen Hautstellen kann der Arzt Pyoktanin-Lösung verordnen, die die Haut allerdings stark blau färbt. Pyoktanin trocknet den Grind aus, hemmt die Entzündung und den Juckreiz und wirkt gegen Bakterien und Pilze.
› Für die Behandlung zu Hause verordnet der Arzt Salicylvaseline, die der Apotheker mischt.

SO HELFEN SIE IHREM KIND

Wichtig ist, die Übertragung auf andere zu verhindern. Kinder mit Grind dürfen deshalb keine Gemeinschaftseinrichtungen wie den Kindergarten oder die Schule besuchen.
Die Blasen und Krusten heilen von selbst gut ab. Sie können die Heilung fördern, indem Sie die Krusten mit Salicylvaseline auflösen: Zwei- bis dreimal täglich die befallenen Stellen dünn eincremen. Bei großflächigem Hautbefall helfen Kaliumpermanganat-Bäder, 1 Gramm Kaliumpermanganat pro 10 Liter Wasser, als Teil- oder Vollbad.

Hausmittel: Gegen Juckreiz hilft Avena-sativa-Lösung (Haferstroh) als Badezusatz, angewandt nach Packungsvorschrift.

Homöopathie: Unterstützend hilft lokal Aqua silicata, eine Flüssigkeit, die zum Austrocknen dreimal täglich aufgetragen wird. Gegen Pustelbildung: Antimonium tartaricum D4, dreimal täglich 1 Tablette. Bei schlecht heilender Haut: Hepar sulfuris D6 oder Silicea D6, dreimal täglich 5 Globuli.

 INFO

Häufigste Symptome

› Verkrustende Blasen, vor allem um den Mund, die oft schnell aufplatzen und eine klebrige gelbliche Flüssigkeit entleeren

HAUT

Herpes-Erkrankung

Herpes ist eine ausgesprochen häufige Erkrankung, die durch das Herpes-simplex-Virus verursacht wird. Die Viren werden durch Tröpfchen- oder Schmierinfektionen übertragen, verbleiben nach der Erstinfektion oft jahrzehntelang im Körper und neigen zu immer wiederkehrendem Auftreten. Zum Erstkontakt mit dem Herpes-Virus kommt es meist im frühen Kindesalter. Oft bleibt dieser Kontakt unbemerkt, er kann sich aber auch als fieberhafter Infekt wie Mundfäule äußern. Die Mundfäule (Stomatitis aphthosa) beginnt akut mit Fieber, Erbrechen und Abgeschlagenheit. Innerhalb weniger Stunden bilden sich auf der gesamten Mundschleimhaut schmerzhafte, weißlich gelbe Bläschen, die platzen und so schmerzen, dass Ihr Kind kaum essen und trinken kann. Sie können auf die Lippen und Naseneingänge übergreifen und verkrusten dann. Die Halslymphknoten sind geschwollen. Nach sieben bis zehn Tagen heilen die Bläschen narbenlos ab.
Nach der Erstinfektion kann es – häufig bei Erkältungskrankheiten – zu Reinfektionen kommen. Innerhalb von ein bis zwei Tagen bilden sich an Lippen, Zahnfleisch, Naseneingängen oder Gesichtshaut juckende, gerötete Stellen, die zu Pusteln und Bläschen aufblühen, aufplatzen und verkrusten. Nach 10 bis 14 Tagen heilen die Bläschen ab.

SOLL IHR KIND ZUM ARZT?
Sie sollten Ihr Kind mit Mundfäule immer zum Arzt bringen, damit er die Diagnose bestätigt und Medikamente verordnet.

SO HILFT DER ARZT
› Er wird ein schmerzstillendes Gel verordnen, im Frühstadium auch virusabtötende Cremes oder Säfte (Aciclovir).

SO HELFEN SIE IHREM KIND
Bei Mundfäule und Fieberbläschen im Mund geben Sie Ihrem Kind nur flüssige, zimmerwarme, ungesalzene Nahrung ohne Fruchtsäure oder sauren Geschmack. Bewährt haben sich Vanillesoße, Milchreis, Pudding, ungesalzene Fleischbrühe und dünner Kartoffelbrei. Den Mund mit lauwarmem Kamillentee oder verdünntem Salbeitee spülen oder trinken lassen. Tupfen Sie auf Fieberbläschen zusätzlich drei- bis viermal täglich Tinctura propolis aus der Apotheke.

Homöopathie: Unterstützend sind Versuche mit Mezereum D4, dreimal täglich 5 Globuli, und bei starken Schmerzen zusätzlich Acidum nitricum D4, alle zwei Stunden 5 Globuli, zu empfehlen.

> **INFO**
>
> **Häufigste Symptome**
>
> › Schmerzhafte, gruppenweise angeordnete Bläschen im Gesicht, die aufplatzen und verkrusten
>
> › Juckreiz
>
> › Fieber

Krätze, Erntekrätze

Die Krätze (Scabies) – früher eine der häufigsten Erkrankungen – ist immer noch weit verbreitet. Verursacht wird sie von den etwa 0,4 Millimeter großen Krätzemilben, die dünne Gänge in die Hornschicht der Haut graben. Am Ende der Gänge, wo man die Milben als kleine dunkle Punkte erkennen kann, legen sie ihre Eier ab. Die Larven schlüpfen aus, graben sich an die Hautoberfläche und bohren von dort aus als reife Milben wieder Gänge in die Haut.

Außerhalb der Haut überleben die Milben nur zwei bis drei Tage, sie können aber durch Körperkontakt oder befallene Wolldecken, Bettwäsche, Handtücher und Kleidung leicht übertragen werden. Vor allem an Händen und Füßen, in den Achselhöhlen und der Gesäßregion entstehen gerötete, stark juckende, punkt- und streifenförmige Entzündungsherde, die vor allem nachts stark jucken. Durch Kratzen kann die Haut auch mit Bakterien superinfiziert werden.

Die Erntekrätze (auch »Erntebeiß« oder »Sendlinger Beiß« genannt), eine Sonderform der Krätze, wird durch Larven der Herbstmilbe verursacht. Sie kommt von Juni bis September, insbesondere nach der Getreideernte, vor allem in Bayern, Thüringen und Tirol vor. Stark juckende rote Flecken mit Pusteln und Krusten entstehen auf Haut und Kopfhaut, nachdem das Kind in Wiesen, Gebüsch oder Heu gespielt hat. Vor allem auf der Kopfhaut im Bereich der Haare bilden sich bernsteinartige dicke Krusten. Auch beim Erntebeiß besteht durch Kratzen die Gefahr einer bakteriellen Superinfektion.

INFO

Häufigste Symptome

- Entzündungsherde an Händen und Füßen, Achselhöhlen und in der Gesäßregion
- Starker Juckreiz, vor allem nachts in der Bettwärme
- Beim Erntebeiß starker Juckreiz und in den Haaren bernsteinartige Krusten

SOLL IHR KIND ZUM ARZT?

Bei juckendem Hautausschlag sollten Sie zum Arzt gehen.

SO HILFT DER ARZT

- Er wird milbenabtötende Mittel und juckreizstillende Salben verordnen. Bei bakteriellen Superinfektionen müssen zum Abheilen antibiotikahaltige Salben aufgetragen werden.

SO HELFEN SIE IHREM KIND

Reiben Sie die befallenen Stellen an zwei aufeinander folgenden Tagen mit einem milbentötenden Gel ein. Lassen Sie das Medikament drei Stunden einwirken und waschen Sie es dann mit Wasser und Seife wieder ab. Achten Sie darauf, dass das Mittel nicht in die Augen oder auf die Schleimhäute kommt; es brennt hier stark. Verwenden

HAUT

Sie die Benzylbenzoat-Mittel nicht länger als angegeben. Es gibt außerdem ein Krätzemittel, das auf der Grundlage von Chrysanthemen (Crotamiton) hergestellt wird.
Wichtig: Vor der ersten Behandlung sollte Ihr Kind ein kurzes Bad nehmen, damit sich die Hautporen öffnen. Nach der Behandlung müssen Leib- und Bettwäsche gewechselt werden. Waschen und Bügeln genügt, um restliche Milben abzutöten.
Da Säuglinge gern ihre Haut ablecken, sollten sie nach Möglichkeit im Krankenhaus behandelt werden, um Vergiftungen zu vermeiden.

Hausmittel: Zum Schutz vor Erntekrätze reiben Sie die Haut mit einigen Tropfen Zitronen- oder Nelkenöl oder mit einem Insektenschutzmittel ein, um die Milben fernzuhalten.

Homöopathie: Unterstützend hilft gegen Juckreiz Rhus toxicodendron D30, einmal täglich 1 Tablette, oder Rumex D4, dreimal täglich 5 Globuli, noch zwei bis drei Tage nachdem der Juckreiz aufgehört hat.

Passen Sie bitte gut auf, dass Ihr Kind nicht wieder dort spielt, wo es sich die Erntekrätze geholt hat.

Läuse

Die Laus (Pediculus) zählt zu den Parasiten, die nur überleben können, wenn sie regelmäßig von ihrem »Wirt«, dem Menschen, Blut saugen. Die Anzahl der Personen mit Läusebefall hat in den europäischen Ländern wieder stark zugenommen. Man rechnet, dass bis 85 Prozent der Kinder im Schulalter irgendwann einmal Läuse gehabt haben. Bei Kindern handelt es sich vorwiegend um Kopfläuse (Pediculus humanus capitis). Der Erkrankungsgipfel liegt hier immer nach den Sommer- und Urlaubsmonaten. Kleiderläuse (Pediculus humanus vestimentorum) hingegen kommen bei Kindern selten vor. Filzläuse (Phthirus pubis) kleben sich in den Genitalhaaren fest und sind bei Kindern folglich eine Ausnahme. Bei Befall mit Filzläusen sollte bei Kindern immer an sexuellen Missbrauch gedacht werden.
Läuse werden nur in engem Kontakt von Mensch zu Mensch übertragen. Sie können nicht fliegen und keine größeren Strecken von einem Menschen zum anderen überwinden. Ihre Übertragung ist nicht von hygienischen Bedingungen abhängig.
Die Kopflaus wird zwei bis fünf Millimeter groß und klammert sich mit ihren sechs Beinen an den Haaren, möglichst nahe der Kopfhaut, aber auch an Augenbrauen und Barthaaren fest. Bevorzugt werden glatte Haare in den Bereichen des Hinterkopfes beziehungsweise hinter den Ohren. An kurzen, stark gekrausten Haaren setzen sich Kopfläuse nicht fest. Sie können jedoch auch in Sesseln, Schals und

> **INFO**
>
> ### Häufigste Symptome
>
> › Juckreiz an der Kopfhaut
> › Vergrößerte Lymphknoten im Genick und im Halsbereich
> › Grauweiße Nissen in den Haaren

Plüschtieren sitzen. Haustiere werden von Menschenläusen nicht befallen und umgekehrt werden Läuse der Haustiere nicht auf den Menschen übertragen.

Zum Überleben ist die Kopflaus alle zwei bis drei Stunden auf eine Blutmahlzeit angewiesen. Beim Blutsaugen bewirken die Speichelenzyme der Laus eine starke Rötung und einen Juckreiz an der Kopfhaut des Menschen. Durch Kratzen gegen diesen Juckreiz können Läusebisse Entzündungen hervorrufen. Aufgrund dieser entzündeten Bissstellen kommt es zu Schwellungen der Hautlymphknoten im Genick und am Hals. Kopfläuse übertragen im Gegensatz zu Kleiderläusen keine Infektionskrankheiten. Ohne Blutsaugen ist eine Laus spätestens nach 55 Stunden ausgetrocknet und verendet.

In ihrem etwa einen Monat dauernden Leben legen die befruchteten Weibchen 200 Eier. Diese werden mit einer wasserunlöslichen, graubraunen Chitinschicht umgeben (Nissen) und in unmittelbarer Nähe der Kopfhaut geklebt. Nach sieben bis zehn Tagen schlüpfen die jungen Läuse aus den Nissen aus und sind acht bis neun Tage später geschlechtsreif. Die leeren Nissen bleiben an den Haaren haften und erscheinen jetzt weißlich. Die weißlichen Nissenhüllen sind leicht zu erkennen und entfernen sich durch das Wachstum der Haare von der Kopfhaut. Auch solche Nissen sind nur schwierig zu entfernen. Mit einem nicht an Nissen freien Kopfbefall müssen Kinder mit einem Läusemittel behandelt werden; erst dann dürfen sie die Schule oder den Kindergarten wieder besuchen. Lebensfähige Läuse schlüpfen nur aus Nissen aus, die weniger als einen Zentimeter von der Kopfhaut entfernt sind. Bei mehr als einem Zentimeter Abstand sind die Nissen leer und nicht mehr ansteckend.

Erneuter Läusebefall nach einer erfolgreichen Behandlung geschieht durch Wiederansteckung bei engem Kontakt mit unbehandelten Personen oder durch eine falsche Anwendung von Läusemitteln.

BEHANDLUNG

Gegen Läusebefall wirken ätherische Pflanzenöle (Pyrethroid-Extrakte), synthetisch hergestellte Pyrethroid-Extrakte (Permethrin) und Lindan. Lindanhaltige Lösungen (Jacutin®) können allerdings giftig (toxisch) wirken und sind deshalb nicht ratsam. Das synthetische Permethrin (Infectopedicul®) ist gut verträglich und wirksamer als die natürlichen, pflanzlichen Pyrethroid-Öle (Goldgeist®). In letzter Zeit wird ein vermehrtes Auftreten von Resistenzen gegen die Pflanzenölmittel festgestellt. Andere Lösungsmittel aus Cocos oder dem indischen Numbaum zeigen bei guter Verträglichkeit eine gute Wirkung, sind aber bisher nur als Pflanzenschutzmittel im Handel.

HAUT

Kindergarten- und Schulkinder brauchen eine zweimalige Behandlung mit einem zugelassenen Läusemittel im Abstand von etwa zehn Tagen und eine ärztliche Bestätigung hierüber. Erst dann dürfen sie auch mit Nissen wieder die Gemeinschaftseinrichtungen besuchen. Wichtig ist, dass keine unbehandelten Kinder noch oder wieder in der Gemeinschaftseinrichtung sind und dass Familienmitglieder, die gleichzeitig Läuse hatten, auch wirksam behandelt wurden.

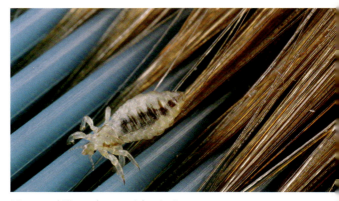

Läuse und Nissen lassen sich mit einem speziellen Läusekamm auskämmen.

SOLL IHR KIND ZUM ARZT?

Gehen Sie mit dem Kind zum Arzt, wenn Sie an den Haaren Nissen entdecken.

SO HILFT DER ARZT

- Er wird permethrinhaltige Präparate zum Abtöten der Läuse verordnen.
- Nach der Behandlung wird der Arzt Ihr Kind nochmals untersuchen. Den Kindergarten oder die Schule darf es wieder besuchen, wenn der Arzt bescheinigt, dass es keine Läuse mehr hat.

SO HELFEN SIE IHREM KIND

Versuchen Sie die Nissen mit einem Läusekamm auszukämmen, am besten gegen den Strich. Behandeln Sie anschließend das trockene Haar Ihres Kindes mit dem verordneten Mittel zweimal im Abstand von einer Woche bis zu zehn Tagen. Der Wochenabstand ist wichtig, um auch die Läuse zu vernichten, die in der Zwischenzeit geschlüpft sind. Lassen Sie das Mittel nicht länger als drei Stunden auf die Kopfhaut einwirken und achten Sie darauf, dass es nicht in Mund oder Augen gelangt. Bedecken Sie den Kopf Ihres Kindes mit einer nicht saugenden Folie und dann mit einer Mütze oder einem Kopftuch, solange das Mittel einwirkt. Waschen Sie nach der Anwendung gründlich Ihre Hände und die Ihres Kindes. Schneiden Sie seine Fingernägel kurz. Kurze Haare, häufiges Haarewaschen, regelmäßiges Duschen und Wäschewechseln beugen einem erneuten Läusebefall vor.

Hausmittel: Wenn Sie Nissen mit Essigwasser bekämpfen möchten, erzielen Sie nur dann einen Erfolg, wenn die Haare Ihres Kindes höchstens einen Zentimeter lang sind! Den mit gleichen Teilen Wasser verdünnten Haushaltsessig eine Woche lang täglich auf Haare und Kopfhaut auftragen. Tuch oder Mütze aufsetzen. Nach einer Stunde mit Wasser gut ausspülen und die Nissen mit dem Läusekamm auskämmen.

Homöopathie: Gegen den Juckreiz hilft Ledum D4, dreimal täglich 5 Globuli, und Cardiospermum-Salbe.

DAS KRANKE KIND

Menschenfloh

Flöhe (Pulex irritans) zählen wie die Läuse zu den Arthropoden: Das sind seitlich stark abgeplattete Insekten, die Blut saugen und dabei Krankheiten übertragen können, bei Flöhen zum Beispiel die Pest. Brutplätze für Flöhe sind Katzenkörbe und Vogelnester, in den Wohnungen auch Sofa- und Dielenritzen. Die einzige Vorsorge ist regelmäßiges Staubsaugen und keine Haustiere ins Bett oder auf das Sofa zu lassen.

Flohbisse stammen vor allem von Katzen- und Vogelflöhen (selten von Hundeflöhen), die auf den Menschen überspringen und auch von Mensch zu Mensch übertragen werden. Flohbisse verursachen stark juckende, in Gruppen oder Reihen stehende hellrote, leicht erhabene Flecken von etwa einem Zentimeter Durchmesser und mit zentraler Bissstelle, die sich innerhalb von 24 Stunden verhärten und einen roten Hof bilden. Durch Kratzen können die Bisse infiziert werden.

SOLL IHR KIND ZUM ARZT?

Am Anfang können Flohbisse leicht mit beginnenden Windpocken (Seite 196) oder allergischen Reaktionen verwechselt werden. Deshalb sollte der Arzt klären, ob die roten Stellen Flohbisse sind.

SO HILFT DER ARZT

- Er wird Sie beraten, wie Sie den Floh finden und weitere Flohstiche vermeiden können.
- Zur Linderung wird er juckreizstillende Salben verschreiben, um zu verhindern, dass Ihr Kind durch Kratzen die Bissstellen infiziert.

SO HELFEN SIE IHREM KIND

Am wichtigsten ist, den Floh zu finden und ihn zu vernichten beziehungsweise herauszufinden, wo sich Ihr Kind angesteckt hat. Wechseln Sie Wäsche und Bettzeug Ihres Kindes. Bringen Sie Kleidung gegebenenfalls in die chemische Reinigung oder waschen Sie die Kleidung selbst. Spielzeug sollte längere Zeit ausgelüftet oder noch besser desinfiziert werden.

Beugen Sie neuem Flohbefall vor, indem Sie die Schlafplätze Ihrer Haustiere und die Tiere selbst sehr sauber halten. Bestreichen Sie den Flohbiss mit Zinkschüttelmixtur aus der Apotheke oder handelsüblichen Insektengels.

Homöopathie: Unterstützend hilft Ledum D4, dreimal täglich 5 Globuli, und auf die Bissstellen aufgetragene Cardiospermum-Salbe; beides lindert den Juckreiz.

INFO

Häufigste Symptome

- Hellrote, in Reihen oder Gruppen stehende Flecken
- Starker Juckreiz

HAUT

Pilzerkrankungen

Hautpilze werden von Tieren oder Menschen (auch über Gegenstände) auf Menschen übertragen. Besonders gefährdet sind Kinder bei engem Kontakt mit Haustieren. Feuchtigkeit und Wärme, zum Beispiel in Turnhallen, Schwimmbädern oder Gemeinschaftsduschen, fördern indirekt das Pilzwachstum. Pilze besiedeln gerne Hautbezirke mit starker Schweißbildung, vor allem im Sommer. Voraussetzung ist, dass die Haut kleinste Verletzungen hat oder durch den Schweiß aufgeweicht ist. Hautpilze werden in zwei Gruppen eingeteilt: in Hefepilze, die zum Beispiel auf das Antimykotikum Nystatin ansprechen, und Fadenpilze, die beispielsweise mit dem Antimykotikum Griseofulvin behandelt werden können. Häufigster Hautpilz bei Säuglingen und Kleinkindern ist der Hefepilz Candida albicans; er ist der Erreger von Mund-, Darm- und Windelsoor (Seite 57). Fadenpilze verursachen je nach Befallsort am Körper verschiedene Symptome.

BEISPIELE FÜR FADENPILZE

› Hautpilz am Körper (Tinea corporis) äußert sich durch runde bis ovale juckende Hautherde, die sich scheibenförmig vergrößern und im Zentrum wieder abheilen. An den Rändern sind sie rot, erhaben, scharf begrenzt und schuppig. Durch Kratzen können eiternde Superinfektionen entstehen.
› Kopfhautpilz (Tinea capitis) ist ähnlich wie Tinea corporis, doch hier ist die behaarte Kopfhaut befallen, mit Juckreiz

INFO

Häufigste Symptome

› Rote, schuppende Hautstellen
› Juckreiz

und eventuell Superinfektion durch Kratzen. Die Haare an den befallenen Stellen brechen unregelmäßig ab oder lassen sich büschelweise ausziehen (Trichophytie). Ein anderer Hautpilz verursacht mehlig-schuppende runde Herde, mit abgebrochenen Haaren, gleichmäßig dicht über die Kopfhaut verteilt (Mikrosporie). Die Mikrosporie kann in Kindergärten oder Schulen massiv auftreten und ist dann meldepflichtig.
› Bei Fußpilz sind die weichen Stellen im Zwischenzehen- und Übergangsbereich von Fußsohlen zu Fußrücken gerötet und schuppig. Sie können sich entzünden und nässende, juckende, schuppende Herde bilden. Zusätzlich besteht starker, geruchsintensiver Fußschweiß. Infektionsquellen sind Schwimmbadduschen, Hotelduschen und Turnhallenböden, wenn barfuß geturnt wird. Die Pilzinfektion wird durch Strümpfe und Strumpfhosen aus Synthetik, Gummistiefel, Turnschuhe und billige Schuhe mit angeschweißten Gummisohlen gefördert: Sie verursachen feuchte Füße, die dadurch pilzanfälliger sind.
› Bei Nagelpilz dringen Fadenpilze in das Nagelbett ein und wachsen mit dem Nagel nach oben. Der Nagel wird brüchig, dick und milchig-trüb. Oft kommt

DAS KRANKE KIND

 WICHTIG

So vermeiden Sie Infektionen

- Familienmitglieder sollten sich auf Hautpilze untersuchen lassen.
- Auch Haustiere sollten auf Pilzbefall untersucht werden.
- Kaufen Sie bei Kopfhautbefall neue Kämme und Bürsten.
- Trennen Sie Waschlappen und Handtücher des erkrankten Kindes von denen der anderen Familienmitglieder.
- Wechseln Sie das Bettzeug, kochen Sie die Wäsche aus.

es zu geruchsintensiven Superinfektionen durch Bakterien und Schweiß.

SOLL IHR KIND ZUM ARZT?

Bei jeder Pilzerkrankung sollten Sie den Arzt aufsuchen.

SO HILFT DER ARZT

- Je nach der Art des Pilzbefalls wird der Arzt antimykotische Lösungen, Sprays, Puder oder Salben verordnen: Lösungen für nässende Herde, Salben für trockene und schuppende Herde, fettfreie Salben für Mischformen.
- In seltenen Fällen verordnet er ein Antimykotikum zum Einnehmen.
- Bei Nagelpilz muss vor der allgemeinen Pilzbehandlung der befallene Nagel vom Arzt entfernt werden; er wird entweder mit Salben aufgeweicht oder chirurgisch entfernt. Eine zusätzliche Behandlung mit Griseofulvin-Tabletten über Monate ist bei Nagelpilz unerlässlich.

SO HELFEN SIE IHREM KIND

Sehr wichtig ist, herauszufinden, wo sich Ihr Kind angesteckt hat, da es sich sonst ständig wieder neu mit Hautpilz infizieren kann.
Bei Nagelpilzbefall ist eine gewissenhafte Behandlung über Monate wichtig!
Bei Haarausfall kann Ihr Kind eine Mütze tragen, bis die Haare nachwachsen.
Bei Fußpilz ist eine gewissenhafte Fußhygiene nötig. Die Füße morgens und abends erst warm, dann kalt waschen. Zum Abtrocknen jedes Mal frische Handtücher benutzen. Ihr Kind sollte nur kochfeste Baumwollsocken tragen und diese täglich wechseln. In geschlossenen Räumen sind Ledersandalen am günstigsten. Behandeln Sie alle festen Schuhe mit antimykotischen Sprays.
Pilze verschwinden nur durch Behandlung mit Antimykotika. Die Behandlungsdauer beträgt meist zwei bis drei Wochen, bei Fußpilz oder Nagelpilz mehrere Monate.
Lassen Sie Ihr Kind erst dann wieder zum Schwimmen und Turnen gehen, wenn es der Arzt erlaubt.

Homöopathie: Bei nässendem Ausschlag hilft unterstützend Hepar sulfuris D6, dreimal täglich 5 Globuli. Gegen brennenden Juckreiz: Rhus toxicodendron D30, einmal täglich 5 Globuli. Gegen nächtlichen Juckreiz: Rumex D4 oder Magnesium carbonicum D4, 5 Globuli vor dem Schlafengehen.

HAUT

Schuppenflechte

Die Schuppenflechte (Psoriasis vulgaris) ist eine ererbte Veranlagung der Haut, auf bisher noch unbekannte Reize mit übermäßiger Verhornung der Oberhaut zu reagieren. Ein bis zwei Prozent aller Menschen leiden daran, in 20 Prozent der Fälle schon vor der Pubertät.

Die verhornten Herde treten besonders an den Streckseiten der Arme und Beine, am behaarten Kopf, an Handtellern, Fußsohlen, Fingern und Fußnägeln auf. Die Hautstellen sind rot, scharf begrenzt, rund und leicht erhaben, stecknadelkopf- bis münzgroß. Von silberglänzenden Schuppen bedeckt, wachsen sie an den Rändern und vergrößern sich. Entfernt man die Schuppen durch Kratzen, kommt es zu punktförmigen Blutungen. Der Verlauf ist unterschiedlich: Neue Schübe können nach wochen-, sogar jahrelangen symptomfreien Zeiten auftreten. Suchen Sie bei Verdacht auf Schuppenflechte den Arzt auf.

SO HILFT DER ARZT

- Der Arzt wird Salicylvaseline verschreiben, die der Apotheker nach Rezept mischt.
- Fumarsäurehaltige Salben können ebenfalls helfen – dies hat eine groß angelegte Untersuchung der Universität Bochum gezeigt.
- Bei stärkeren Krankheitsschüben können kortisonhaltige Salben notwendig werden.
- Der Arzt kann ultraviolette Bestrahlungen verordnen, die gute Erfolge gezeigt haben.

SO HELFEN SIE IHREM KIND

Lösen Sie die Schuppen mit Salicylvaseline auf. Sie sollten sie so lange immer wieder auftragen, bis die Verhornungen aufgeweicht sind. Am behaarten Kopf ist dreiprozentige Salicylsäure in Olivenöl sehr hilfreich; diese erhalten Sie in der Apotheke. Danach sollten Sie die Haut mit alkalifreien Waschsubstanzen abwaschen.

Nach dem Ablösen der Schuppen haben sich teerhaltige Salben aus der Apotheke bewährt: So dünn wie möglich auftragen und gut einreiben.

Kortisonhaltige Salben dürfen nur nach Absprache mit dem Arzt verwendet werden! Eine Heilung gibt es nicht. Diätmaßnahmen sind wirkungslos.

Kuren am Toten Meer in Israel sind wegen des hohen Salzgehalts des Wassers sehr wirkungsvoll. In schweren Fällen geben die Krankenkassen Zuschüsse. Meersalz für Bäder ist zwar kein gleichwertiger Ersatz, aber ein preisgünstiges Hilfsmittel.

INFO

Häufigste Symptome

- Schuppende Hautstellen, vor allem an den Streckseiten der Arme und Beine und am behaarten Kopf
- Punktförmige Blutungen bei Abkratzen der Schuppen
- Schubweiser Verlauf

DAS KRANKE KIND

Sonnenbrand

Die ultraviolette Strahlung des Sonnenlichts kann, wenn sie lange und intensiv auf die Haut einwirkt, einen Sonnenbrand hervorrufen. Die lokal schmerzhafte Rötung der Haut, bei der nur die oberflächliche Haut betroffen ist, entspricht einer Verbrennung ersten Grades (Seite 282). Wenn sich Blasen und offene rote Wundflächen bilden, handelt es sich um eine Verbrennung zweiten Grades. Kommen Fieber, Kopfschmerzen, Schwindel und eventuell Erbrechen dazu, droht ein Hitzschlag (Seite 272). Bringen Sie Ihr Kind sofort in den Schatten und legen Sie es flach hin. Sorgen Sie bei Verdacht auf Hitzschlag dafür, dass Ihr Kind schnell zum Arzt kommt!

SOLL IHR KIND ZUM ARZT?

Wenn sich durch den Sonnenbrand Blasen gebildet haben, bringen Sie Ihr Kind umgehend zum Arzt.

SO HILFT DER ARZT

› Bei Verbrennung zweiten Grades kann er entzündungshemmende Salben und schmerzlindernde Zäpfchen verordnen.

SO HELFEN SIE IHREM KIND

Zur Vorbeugung sollten Sie Ihr Kind nicht ohne breitkrempigen Hut in die Sonne lassen; am besten trägt es auch ein Hemdchen. Benutzen Sie hochwertige, unparfümierte Sonnencremes (Lichtschutzfaktor 12 bis 20) ohne Konservierungsstoffe und Emulgatoren, die Allergien auslösen könnten.

 INFO

Häufigste Symptome

› Rötung an den Stellen, die der Sonne am meisten ausgesetzt waren: Gesicht, Ohren, Hand- und Fußrücken, Schulterpartie

Tragen Sie die Sonnencreme eine halbe Stunde vor dem Sonnenbad und mehrmals während des Tages auf, auf jeden Fall nach jedem Baden im Wasser. Lassen Sie das Sonnenbaden langsam angehen: Am ersten Tag genügen zehn Minuten. Vermeiden Sie Sonnenbäder während der Mittagshitze (zwischen 11 Uhr und 15 Uhr).
Bei einem Sonnenbrand ersten und zweiten Grades bringen Sie Ihr Kind sofort in den Schatten. Kühlen Sie die verbrannten Stellen mit kaltem Wasser und ziehen Sie dem Kind notfalls ein nasses T-Shirt über.

Hausmittel: Legen Sie kalte Kompressen mit Quark oder Joghurt auf die geröteten Hautstellen, aber nicht auf Blasen. Geben Sie Ihrem Kind reichlich leicht gesalzene Flüssigkeit zu trinken, etwa 1 Teelöffel Salz auf 1 Liter Wasser.

HAUT

Warzen

Warzen (Verrucae) sind durch Viren verursachte kleine Wucherungen in der obersten Hautschicht. Ihr Ursprung sitzt in der Lederhaut (Seite 124). Nach der Art der Viren und den Stellen des Auftretens unterscheidet man verschiedene Warzenarten:

> **INFO**
>
> **Häufigste Symptome**
>
> › Kleine, erhabene Wucherungen auf der Haut
> › Normalerweise nicht schmerzhaft, außer an den Fußsohlen

- Flachwarzen treten vor allem bei Kindern und Jugendlichen auf: Sie sind flach bis erhaben, hautfarben und entstehen vorzugsweise in Gruppen im Gesicht und auf den Handrücken. Durch Kratzen können sie sich reihenartig ausbreiten.
- »Gewöhnliche« Warzen kommen in jedem Alter vor. Sie vermehren sich durch ständige Selbstinfektion. Fast immer befinden sie sich an den Händen, besonders wenn diese feuchtkalt sind. Sie sind größer, höher und dunkler als Flachwarzen und haben eine stark zerklüftete Oberfläche, teils mit Fadenbildungen.
- Dornwarzen sind gewöhnliche Warzen an den Fußsohlen. Durch das Körpergewicht kann die Warze nicht nach außen wuchern und wächst stattdessen dornartig in die Haut und verursacht dadurch beim Gehen starke Schmerzen. Bei Blutungen im Warzengewebe entstehen schwärzliche Punkte. Dornwarzen bevorzugen ein feuchtes Milieu, wie es besonders in Gummistiefeln, Lack- und Turnschuhen gegeben ist.
- Feigwarzen sind rosafarbige, weiche, erhabene Wucherungen, die in Gruppen auftreten. Sie finden sich an Schleimhäuten, im Mund-Lippen-Bereich, am After oder im Genitalbereich. Gewöhnlich werden sie beim Geschlechtsakt übertragen. Feigwarzen bei Kindern sollten immer Verdacht auf sexuellen Missbrauch erregen.
- Dellwarzen (Mollusken) treten gern in kleinen Epidemien auf. Sie sind hochinfektiös und werden wie die gewöhnlichen Warzen und die Dornwarzen leicht in feuchter Umgebung, zum Beispiel in Schwimmbädern und Duschen, übertragen. Die Übertragung erfolgt durch Schmierinfektion. Die Inkubationszeit dauert mehrere Wochen. Dann kommt es zu einzelnen oder gruppenweisen gelblichen bis blassrosafarbenen, perlartigen, derben Knötchen in der Haut, die zentral eingedellt sind. Besonders häufig sind Dellwarzen im Gesicht, am Hals, am Oberkörper und an den Oberarmen zu finden.

Warzen sind schwer zu behandeln. Man wird dagegen nicht immun und kann sich deshalb ständig selbst oder durch Schmierinfektion neu infizieren. Sie sollten daher nicht an den Warzen herumkratzen oder -drücken, sondern den Arzt um Rat fragen.

DAS KRANKE KIND

SOLL IHR KIND ZUM ARZT?
Wenn Warzen kosmetisch stören oder Schmerzen verursachen, sollten Sie den Arzt aufsuchen.

SO HILFT DER ARZT
- Fußwarzen werden mit salicylsäurehaltigen Pflastern oder Lösungen über mehrere Wochen behandelt. Wenn die Warzen dadurch nicht verschwinden, kann der Arzt sie ambulant in örtlicher Betäubung chirurgisch entfernen.
- Flachwarzen verschwinden fast immer von allein. Der Arzt kann Vitamin-A-Säure enthaltende Gels verordnen.
- Dellwarzen werden vom Arzt nach lokaler Betäubung (Anästhesiepflaster) mit einem kleinen scharfen Löffel abgetragen und verschorft.

SO HELFEN SIE IHREM KIND
Flachwarzen können auf mentale Beeinflussung (Suggestionsbehandlung) ansprechen. Allerdings neigen Warzen – außer Fußwarzen – auch ohne Therapie zu spontanem Verschwinden.
Bei Dornwarzen achten Sie darauf, dass Ihr Kind feuchtigkeitshaltendes (atmungsinaktives) Schuhwerk wie Gummistiefel, Lack- und Turnschuhe nicht den ganzen Tag trägt. Das Gleiche gilt für Synthetikstrümpfe und -strumpfhosen.

Homöopathie: Versuchen Sie es mit Thuja Urtinktur, dreimal täglich auf die Warzen auftragen. Bei fleischigen Warzen geben Sie Thuja D4, dreimal täglich 5 Globuli. Bei Fußwarzen hilft Antimonium crudum D4, dreimal täglich 1 Tablette bis zum Verschwinden der Warzen.

Zeckenbiss

Zecken gibt es in ganz Europa. Sie leben gern in feuchten Wiesen, an Waldrändern und in feuchten Auwäldern. Die wichtigsten Arten sind der Holzbock, die Schaf- und die Rotwildzecke, die alle Blut von Säugetieren und Menschen saugen. Dadurch können sie gefährliche Krankheiten wie die Frühsommer-Meningo-Enzephalitis (Seite 181) oder die Lyme-Erkrankung (Borreliose, Seite 177) übertragen.
In Wiesen, Wäldern und Gebüsch befallen Zecken, angezogen durch Schweiß und Körpergeruch, den Menschen. Sie beißen sich in der Haut fest, meist an der Haargrenze im Genick, oft auch an Armen, Beinen oder im Taillenbereich. Das festgebissene Tier ist etwa zwei bis fünf Millimeter groß, rund und durch die Blutfüllung dunkel gefärbt.
Gegen die durch Zecken übertragene Krankheit FSME (siehe oben) besteht die Möglichkeit, sich vorsorglich impfen zu lassen (Impfprophylaxe), wenn man in FSME-gefährdeten Gebieten (Seite 181) lebt oder sich dort regelmäßig aufhält.
Gegen die Lyme-Erkrankung (Borreliose)

 INFO

Häufigste Symptome
- Sichtbares festgebissenes Insekt, besonders an Haargrenze und unbedeckten Körperteilen

HAUT

ist ein Impfstoff in der Entwicklung, der derzeit aber noch nicht auf dem Markt erhältlich ist.

SOLL IHR KIND ZUM ARZT?
Lassen Sie eine Zecke am besten vom Arzt entfernen.

SO HILFT DER ARZT
- Er untergräbt mit einer spitzen Nadel oder Kanüle den Zeckenkopf, um die Zecke aus der Haut herauszuhebeln. Das kann etwas wehtun.
- Er wird Ihnen sagen, dass die Bissstelle in den nächsten drei Wochen beobachtet werden muss. Es könnten sich dort rot gefärbte Ringe auf der Haut bilden – Zeichen einer bakteriellen Infektion (siehe Borreliose, Seite 177).

SO HELFEN SIE IHREM KIND
Was früher empfohlen wurde – die Zecke mit Vaseline, Öl oder Nagellack ersticken und dann mit einer Pinzette herausdrehen – gilt heute nicht mehr. Inzwischen ist nachgewiesen, dass dadurch vermehrt Mageninhalt und Speichel der Zecke mit den Krankheitserregern in die Bissstelle gelangen, die die Auslöser für das Auftreten von Borreliose (Seite 177) und FSME (Seite 181) sind. Vor allem darf die Zecke nicht zerquetscht werden, weil sonst an der Bissstelle die Krankheitserreger regelrecht in die Haut gedrückt werden.
Sie können versuchen, die Zecke mit einer desinfizierten Stecknadel, Zeckenzange oder Zeckenkarte aus der Apotheke aus der Haut zu hebeln.
Wichtig ist der Schutz vor Zeckenbissen:

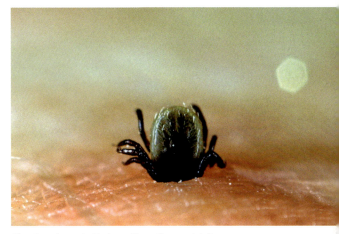

Eine festsitzende Zecke sollten Sie vorsichtig mit einer Zeckenzange aus der Haut lösen.

Wenn Sie sich mit Ihrem Kind in zeckenbetroffenen Gebieten in Wiesen oder Wäldern aufhalten, sollten Sie ihm Mütze, Kopftuch oder breitkrempigen Hut aufsetzen, seinen Hemdkragen hochstellen oder ihm ein Halstuch umlegen und es lange Ärmel und lange Hosen mit Kniestrümpfen tragen lassen. Binden Sie Ihrem Hund oder Ihrer Katze ein Zeckenhalsband um, damit das Tier keine Zecken nach Hause bringt.
Meiden Sie möglichst »zeckenverseuchte« Gebiete (siehe Landkarte, Seite 181). Suchen Sie nach einem Aufenthalt in einem Zeckengebiet den Körper nach Zecken ab. Wenn Sie eine festsitzende Zecke finden, so schnell wie möglich, das heißt innerhalb von 24 Stunden, entfernen lassen, am besten vom Arzt. Leben Sie in einem Zeckengebiet oder verbringen Sie dort regelmäßig Ihre Freizeit, lassen Sie möglichst die gesamte Familie gegen FSME impfen (Seite 252).

DAS KRANKE KIND

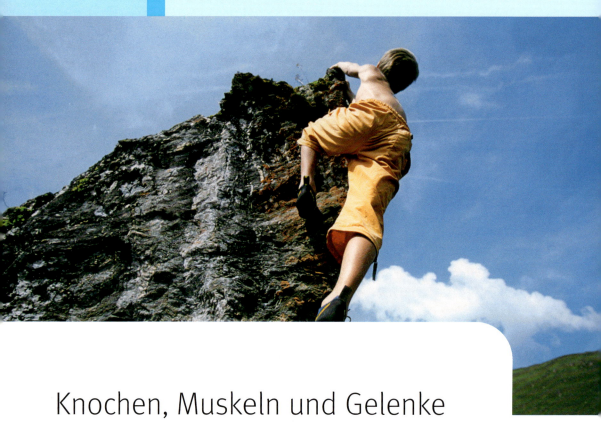

Knochen, Muskeln und Gelenke

Aufbau und Funktion des Bewegungsapparates

Das Skelett wird unterteilt in Schädel, Wirbelsäule, Brustkorb, Schultergürtel mit Armknochen, Beckengürtel mit Beinknochen. Kleine Kinder haben 350 Einzelknochen und Erwachsene 225: Je älter das Kind wird, umso mehr Knochen verwachsen miteinander.

Nach der Form unterscheidet man Röhrenknochen (Arme, Beine, Hände, Füße), Kurzknochen (Hand- und Fußgelenk, Wirbel) und platte Knochen (etwa Schulterblatt, Schädel, Becken, Brustbein). Röhrenknochen bestehen aus einem Mittelteil (Diaphyse) und den beiden Knochenenden (Epiphysen) mit den Wachstumsfugen. Die dicken Enden der Röhrenknochen bilden die Gelenkköpfe und Gelenkpfannen, die reibungsarm ineinander gleiten: Außer ihrem Knorpelüberzug hilft dabei die Gelenkflüssigkeit im Gelenkspalt, die wie eine Art »Gelenkschmiere« wirkt. Der Gelenkspalt ist von der Gelenkkapsel aus Bindegewebe und stabilen Gelenkbändern umschlossen.

KNOCHEN, MUSKELN UND GELENKE

Jeder Knochen ist außen von der festen, schmerzempfindlichen Knochenhaut überzogen. In ihr verlaufen Blutgefäße zur Ernährung des Knochens und Nerven, die Knochenschmerzen ans Gehirn melden. In der Markhöhle der Knochen werden die Blutkörperchen gebildet.
Die Gelenke werden durch die Muskeln bewegt. Sie sind über Sehnen mit den Knochen verwachsen. Wenn sich die Muskeln verkürzen, ziehen sie an den Knochen und ermöglichen dadurch die Bewegung. Skelettmuskeln bestehen aus hunderttausenden von Muskelzellen mit quergestreiften Fibrillen, kleinsten Fäserchen, die sich zusammenziehen können. Gebündelt in Gruppen, bilden sie die Muskelstränge und Muskeln. Die Skelettmuskeln werden über Nervenimpulse des Gehirns aktiviert und unterliegen dem Willen des Menschen. Im Gegensatz dazu wird die glatte Muskulatur des Darms vom so genannten vegetativen, dem unwillkürlichen Nervensystem gesteuert.

 INFO

Der Bewegungsapparat

Unser Bewegungsapparat setzt sich aus Knochen, Bändern, Muskeln und Sehnen zusammen. Er besteht aus einem passiven Teil – Knochen, Gelenkknorpel und Bänder – und einem aktiven Teil – Muskeln und Sehnen –, der Bewegungen erst möglich macht.

Deformitäten des Skeletts

Das kindliche Skelett zeigt durch seine Elastizität viele Abweichungen vom »regelrechten« Befund. Fehlhaltungen, die sich nicht verfestigt haben, müssen entweder nicht therapiert werden, da sie auswachsen, oder sie bessern sich durch gymnastische Übungen und viel Bewegungsfreiheit. Viel barfuß laufen ist deshalb bei Fußfehlhaltungen wesentlich besser, als den Fuß in engen Schuhen mit Einlagen einzupferchen.
Im Gegensatz dazu müssen verfestigte Fehlstellungen immer ärztlich behandelt werden. Oft sind jahrelange Behandlungen durch orthopädische Stützen und Schienen, Krankengymnastik und sogar operative Korrekturen notwendig. Unbehandelt kommt es aufgrund der Fehl- und damit Überbelastung zu frühem Verschleiß, besonders an den Gelenken und Haltebändern des Skeletts (Arthrose).

DEFORMITÄTEN DER WIRBELSÄULE

Normalerweise ist die Wirbelsäule zur Seite hin nicht gebogen, dagegen nach vorn und hinten mehr oder weniger stark S-förmig. Beim ausgewachsenen Jugendlichen ist sie doppel-S-förmig.
Ist die Wirbelsäule verstärkt seitlich verbogen, spricht man von einer Skoliose. Eine verstärkte Biegung nach hinten im Bereich der Brustwirbel heißt Rundrücken (Kyphose). Ein Hohlkreuz besteht, wenn die Lendenwirbelsäule zu stark nach vorn gekrümmt ist (Lordose).
Die Übergänge von Normalhaltungen (Doppel-S) über Haltungsschwächen zu

DAS KRANKE KIND

Haltungsschäden und Verkrümmungen sind fließend.

Eine Normalhaltung der Wirbelsäule für das gesamte Kindesalter gibt es nicht. Aus der Liegehaltung ohne S-Biegungen bei jungen Säuglingen über den bei älteren Säuglingen und jungen Kleinkindern mehr oder weniger deutlichen Sitzbuckel entwickelt sich schließlich die Stehhaltung beim Kleinkind. Im Stehen ist bei kleinen Kindern die ganze Palette von gerade, krumm und schief zu sehen. Nur der Arzt kann beurteilen, ob die Haltung Ihres Kindes der Norm entspricht, ob eine Haltungsschwäche vorliegt, die durch Gymnastik gebessert werden kann, oder ob ein echter Haltungsschaden vorliegt, der orthopädisch behandelt werden muss. Besonders männliche Jugendliche sind von der so genannten Adoleszenten-Kyphose, der Scheuermannschen Krankheit, betroffen: Sie haben einen ausgeprägt krummen Rücken und häufig Rückenschmerzen. Die Ursache: Teile der Wirbel flachen ab, die Wirbel werden dadurch keilförmig. In leichten Fällen helfen Krankengymnastik und Sport, um die Muskulatur zu stärken. Verschlechtert sich das Krankheitsbild, kann eine Korsettbehandlung nötig werden, um die Wirbelsäule zu entlasten. Die Scheuermannsche Krankheit kommt meist mit dem Ende des Wachstums zum Stillstand.

FUSSDEFORMITÄTEN

Man unterscheidet Sichel-, Knick-, Haken-, Platt-, Hohl- und Klumpfüße. Ursachen sind Fehlhaltungen oder Fehlstellungen einzelner Knochen oder der Knochen zueinander. Falsch angewachsene oder zu schwach ausgebildete oder auch zu straffe Muskeln können durch mangelnden oder zu starken Zug bleibende Knochenverformungen hervorrufen. Auch Störungen der Nerven, die diese Muskeln steuern, können zur Knochendeformation führen.

Ein Klumpfuß ist angeboren und vererbt. Er muss am Tag der Geburt erkannt, orthopädisch versorgt und eingegipst werden. Häufige Gipswechsel und ärztliche Kontrollen sind notwendig. Durch diese Frühtherapie lassen sich gute Erfolge erzielen. Eventuell wird eine operative Versorgung notwendig, damit das Kind laufen lernt.

X-BEINE UND O-BEINE

Säuglinge kommen aufgrund ihrer Lage in der Gebärmutter mit O-Beinen zur Welt. Ab dem zweiten Lebensjahr, beim Laufenlernen, bekommen gesunde Kinder X-Beine, die sich erst mit sechs Jahren auswachsen. Bis ein Kind zwölf Jahre alt ist, sind

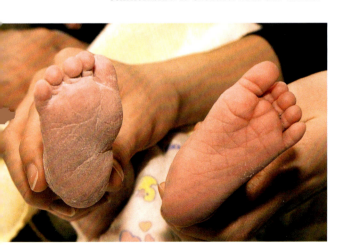

Ein Klumpfuß muss frühzeitig behandelt werden – schon gleich nach der Geburt.

KNOCHEN, MUSKELN UND GELENKE

seine Beine in der Regel gerade. Krankhafte O-Beine treten bei Vitamin-D-Mangel-Rachitis auf. Krankhafte X-Beine sind ein Hinweis auf Muskelstörungen. Bei Unsicherheiten fragen Sie Ihren Arzt um Rat.

SOLL IHR KIND ZUM ARZT?
Gehen Sie bei Verdacht auf Skelettverformungen Ihres Kindes zum Arzt. Nur er kann zwischen Störungen der Knochen, Muskeln oder Nerven unterscheiden und feststellen, ob der Befund behandlungsbedürftig ist.

SO HILFT DER ARZT
- Bei minimalen Abweichungen wird der Arzt regelmäßig kontrollieren, ob sich der Normalzustand von selbst wiederherstellt. Oft genügt bei Haltungsschwächen gezielte Bewegung, etwa spezielles Sonderturnen in der Schule, Schwimmen oder Gymnastik.
- Haltungsschäden erfordern intensive Krankengymnastik (Physiotherapie), deren Kosten die Krankenkassen tragen.
- Verfestigte Skelettdeformitäten können durch Bewegungstherapie nicht normalisiert werden. Sie müssen orthopädisch behandelt werden: durch Einlagen, Korsett oder Operation.

SO HELFEN SIE IHREM KIND
Sorgen Sie dafür, dass Ihr Kind genügend Zeit und Raum zum Herumtoben hat und Freude daran findet. Achten Sie darauf, dass es nicht übergewichtig wird. Zu viele Kilos belasten das Skelettsystem. Wenn Ihrem Kind (Kranken-) Gymnastik verordnet wurde, sollte es regelmäßig auch zu Hause turnen.

Gelenkschnupfen

Ein Gelenkschnupfen (Coxitis fugax) wird meist durch Viren hervorgerufen und ist eine akute Entzündung der Gelenkflüssigkeit im Hüftgelenk. Dabei bildet sich ein Erguss im Gelenkspalt, der sich dadurch erweitert und schmerzt. Die Erweiterung ist durch eine Ultraschalluntersuchung fast immer nachweisbar. Ein Gelenkschnupfen kann bis vier Wochen nach einer Erkältung der oberen Luftwege auftreten, besonders bei Kleinkindern und noch bis zum achten Lebensjahr.
Mit oder ohne vorausgegangene Erkältung klagt das Kind plötzlich, bevorzugt morgens, beim Aufstehen über starke Schmerzen in einer Hüfte oder projiziert die Schmerzen ins Kniegelenk. Es mag nicht mehr auftreten und will nicht mehr spontan laufen. Fieber besteht extrem selten. Die Beweglichkeit der Hüfte beim Abspreizen und Nach-innen-Drehen des Beines ist schmerzhaft eingeschränkt.

 INFO

Häufigste Symptome

- Schmerzen in einem Hüftgelenk oder Knie
- Das kranke Bein wird kaum belastet
- Hinken
- Häufig geht eine Erkältung der oberen Luftwege voraus

DAS KRANKE KIND

SOLL IHR KIND ZUM ARZT?
Ein Gelenkschnupfen ist immer so dramatisch, dass Sie Ihr Kind für eine Abklärung ohnehin zum Arzt bringen.

SO HILFT DER ARZT
- Er wird Ihr Kind untersuchen, um andere Erkrankungen wie Rheuma, Knochenbrüche, oder das Frühstadium eines Morbus Perthes (Seite 147) auszuschließen. Dazu macht er Ultraschalluntersuchungen und eventuell Röntgenaufnahmen. Durch eine Blutprobe wird er bakteriellen oder rheumatischen Erkrankungen auf die Spur kommen.
- Er verordnet entzündungshemmende Salben, zum Beispiel mit dem Wirkstoff Diclofenac, oder Ibuprofen-Saft.
- Eine Ultraschallkontrolle nach drei bis vier Wochen ist nötig, um einen Morbus Perthes nicht zu übersehen.

SO HELFEN SIE IHREM KIND
Der durch Viren hervorgerufene einfache Gelenkschnupfen erfordert nur einige Tage Schonung, keine weitere Therapie.

Hausmittel: Trockene Wärme (Heizkissen oder Wärmflasche), Umschläge mit entzündungshemmenden Salben und Arnika-Tinktur lindern die Beschwerden.

Homöopathie: Unterstützend geben Sie dreimal täglich 5 Globuli Aconitum D30 bei akutem Beginn, Belladonna D30, wenn das Hinken sich langsam verschlimmert, Chamomilla D30 gegen die Schmerzen. Gegen den Gelenkerguss helfen dreimal täglich 5 Globuli Apis mellifica D30.

Knochenmarkentzündung

Die Knochenmarkentzündung (Osteomyelitis) wird durch eine Infektion mit Bakterien hervorgerufen. Die Erreger – meist Staphylokokken, die bei einer vorangegangenen Erkrankung wie Mandelentzündung in den Körper gelangt sind – dringen über die Blutbahn in den Knochen und rufen im Knochenmark eine eitrige Entzündung hervor. Es bilden sich Gelenkergüsse und Abszesse im Bereich der Knochenhaut und im benachbarten Muskelgewebe.

Das Kind hat zu Beginn der Erkrankung immer Fieber, oft mit Schüttelfrost, aber keine anderen Zeichen einer Erkrankung. Wenn die Röhrenknochen von Arm oder Bein infiziert sind, ist die betroffene Gliedmaße geschwollen, gerötet und heiß. Das Kind klagt über Schmerzen und bewegt sich nur widerwillig.

Komplikationen
Eine Knochenmarkentzündung kann sich zu einer chronischen Entzündung entwi-

 INFO

Häufigste Symptome
- Fieber, Schüttelfrost
- Schmerzen am entzündeten Knochen
- Geschwollene, gerötete und heiße Gliedmaßen

KNOCHEN, MUSKELN UND GELENKE

ckeln, die jahrelang immer wieder aufflackern kann.

SOLL IHR KIND ZUM ARZT?
Bitte bringen Sie Ihr Kind bei Schüttelfrost, Fieber und Gelenkschmerzen schnellstmöglich zum Kinderarzt.

SO HILFT DER ARZT
- Um die Erreger festzustellen, muss der Arzt Blut abnehmen und eventuell das entzündete Gelenk punktieren. Bei positivem Befund wird er für mehrere Monate Antibiotika verordnen müssen.
- Der betroffene Knochen muss geröntgt und – wenn notwendig – per Szintigraphie untersucht werden, um das Ausmaß der Entzündung festzustellen.
- Eine Ultraschalluntersuchung ist notwendig, um das Ausmaß der Flüssigkeitsansammlung und Abszesse in den die Knochen umgebenden Weichteilen zu erkennen.
- Eventuell müssen die erkrankten Gliedmaßen für einige Zeit mit einer Schiene oder einem Gipsverband ruhig gestellt werden.

SO HELFEN SIE IHREM KIND
Achten Sie darauf, dass Ihr Kind die verordnete Bettruhe einhält und sportliche Betätigungen, die der Arzt verboten hat, meidet. Sorgen Sie dafür, dass es die Antibiotika über die vorgeschriebene Zeit regelmäßig einnimmt. Dasselbe gilt im Übrigen bei eitriger Mandel-, Ohren- oder Nasennebenhöhlenentzündung und bei Hautinfektionen, um eine Ausbreitung der Bakterien über die Blutbahn zu verhindern.

Perthessche Erkrankung

Bei der Perthesschen Erkrankung (Morbus Perthes) handelt es sich um eine nicht entzündliche Zerstörung des Knochengewebes (aseptische Nekrose) im Bereich der Wachstumsfuge des Oberschenkelkopfes. Als Ursache vermutet man, dass die Gefäßversorgung des Oberschenkelkopfes und der Wachstumsfuge gestört ist.
Die Perthessche Erkrankung tritt bei Kindern mit verzögerter Skelettreifung auf. Von 1000 Kindern zwischen drei und zwölf Jahren erkrankt eines, meist um das sechste Lebensjahr herum. Jungen sind viermal häufiger betroffen als Mädchen. In 20 Prozent der Fälle sind beide Oberschenkel befallen. Oft verläuft die Erkrankung auch unbemerkt.
Die Erkrankung wird in vier Schweregrade eingeteilt. Im ersten Stadium ist nur das innere Viertel der Wachstumsfuge des Oberschenkels betroffen. Beim zweiten Stadium ist die Hälfte betroffen und die Form der Wachstumsfuge (Epiphyse)

 INFO

Häufigste Symptome

- Hinken
- Nächtliche Ruheschmerzen
- Schmerzen beim Abspreizen und Innendrehen des Beines
- Häufig Empfinden des Schmerzes als Knieschmerz

kann sich verändert haben. In diesen beiden Stadien reichen regelmäßige ärztliche Kontrollen sowie Krankengymnastik aus. Im dritten Stadium sind drei Viertel der Wachstumsfuge befallen und diese deformiert. Für dieses wie auch für das vierte Stadium mit Befall und Veränderung der gesamten Wachstumsfuge ist die Prognose trotz Therapie schlecht. Hier ist daher zu Beginn der Krankheit eine stationäre Behandlung im Krankenhaus unerlässlich, und es muss eine Gehstütze angepasst werden, um das Bein in Entlastungsstellung zu fixieren. Regelmäßige krankengymnastische Übungen sind zwingend. Ist der Oberschenkelkopf im Bereich der Wachstumsfuge nach außen verschoben und die Wachstumsfuge verbreitert, muss operiert werden – je früher, desto besser. Insgesamt dauert die Behandlung zwei bis drei Jahre und nicht in allen Fällen ist das Ergebnis befriedigend. Deshalb muss häufig im zweiten Lebensjahrzehnt eine Nachoperation angesetzt werden, um einem vorzeitigen Gelenkverschleiß (Arthrose) vorzubeugen.

SOLL IHR KIND ZUM ARZT?

Hinkt Ihr Kind länger als eine Woche ohne Besserungstendenz, hat es unerklärbare nächtliche Schmerzen im Oberschenkel oder Knie, kann es seine Beine nicht ohne Schmerz spreizen, suchen Sie bitte umgehend Ihren Kinderarzt auf. Je früher die notwendige Therapie beginnt, desto erfolgreicher ist sie.

SO HILFT DER ARZT

- Ultraschalluntersuchungen, Blutentnahme, Röntgenaufnahmen und eventuell auch eine Kernspintomographie sind nötig, um die Erkrankung festzustellen und von einem Gelenkschnupfen (Seite 145) oder einer Knochenmarkentzündung abzugrenzen.
- Da der Verlauf der Erkrankung zwei bis drei Jahre dauert, sind regelmäßige ärztliche Kontrollen unerlässlich.
- Die Art der Behandlung richtet sich nach dem Ausmaß der Erkrankung: Entweder sind regelmäßige Kontrollen ausreichend oder es muss eine Physiotherapie (Krankengymnastik) durchgeführt werden; manchmal hilft schon ein Entlastungskorsett. Bei schweren Erkrankungen ist eine frühzeitige Operation notwendig.

SO HELFEN SIE IHREM KIND

Bringen Sie Ihr Kind zwei bis drei Jahre lang regelmäßig zu den ärztlichen Kontrollen. Achten Sie darauf, dass die Physiotherapie intensiv durchgeführt wird, um einem Muskelschwund entgegenzuarbeiten. Wird Ihrem Kind eine Entlastungsgehstütze verordnet, muss es diese regelmäßig tragen. Sofern eine Operation nötig ist, richten Sie sich bitte nach den ärztlichen Verordnungen.

Homöopathie: Unterstützend helfen bei Knochenschmerzen Hyoscyamus D4; treten die Schmerzen nachts auf, hat sich Mercurius solubilis D6 bewährt. Je nach Konstitutionstyp werden vier- bis sechswöchige Serien von Calcium carbonicum D12, Calcium phosphoricum D12 oder Calcium fluoratum D12 angeraten.

KNOCHEN, MUSKELN UND GELENKE

Radiuskopf-Luxation

Bei Kleinkindern im Alter von ein bis vier Jahren kommt es beim Herumtoben mit Erwachsenen häufig zu einer Radiuskopf-Luxation (Chassaignac-Syndrom). Wenn Kinder nur an den Armen gehalten herumgewirbelt werden oder wenn sie sich aus Trotz fallen lassen und von den Eltern am Handgelenk hochgerissen werden, kann der Speichenknochen (Radius) aus seinem Halteband am Ellenbogengelenk rutschen und auf den Radius-Nerv drücken. Der Arm ist plötzlich wie gelähmt: Das Kind lässt den gestreckten Arm ganz still mit nach innen gedrehter Handfläche hängen und kann ihn aus eigener Kraft nicht in Richtung Mund heben. Jeder Versuch, den Arm zu bewegen, ist sehr schmerzhaft.

SOLL IHR KIND ZUM ARZT?

Bitte versuchen Sie nicht, den Arm selbst wieder einzurenken. Bringen Sie Ihr Kind stattdessen lieber zum Arzt, je eher, desto besser.

 INFO

Häufigste Symptome

- Plötzliche Lähmung im Arm
- Der Arm hängt schlaff herunter
- Schmerzen, wenn jemand anders versucht, den Arm zu bewegen

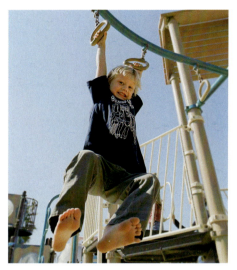

Am Klettergerüst immer mit beiden Händen festhalten!

SO HILFT DER ARZT

- Er wird den Arm mit ein paar geübten Handgriffen und Armdrehungen wieder einrenken. Dies gelingt umso leichter, je kürzer die Zeit zwischen Unfall und Korrektur ist. Danach kann Ihr Kind seinen Arm wieder bewegen.
- Bei häufigerer Verrenkung kann das Gelenkhalteband so überdehnt werden, dass eine Operation nötig wird.

SO HELFEN SIE IHREM KIND

Reißen Sie Ihr Kind niemals am Handgelenk hoch. Wenn Sie es herumwirbeln wollen, ergreifen Sie nicht seine Hände, sondern umfassen Sie es an den Oberarmen. Achten Sie auf dem Spielplatz darauf, dass sich Ihr Kind immer mit beiden Händen an den Klettergerüsten festhält. Sonst könnte es sich, wenn es abrutscht, eine Radiuskopf-Luxation zuziehen.

DAS KRANKE KIND

Rheumatoide Arthritis

Die rheumatoide Arthritis (Polyarthritis chronica) hat mit dem rheumatischen Fieber (Seite 174) nichts zu tun. Sie ist eine chronische Gelenkentzündung, die von der Gelenkinnenhaut ausgeht und besonders Knie-, Finger- und Fußgelenke befällt. Die Anlage dazu wird vererbt. Die rheumatoide Arthritis beginnt bereits im Kleinkindalter, betroffen sind vorwiegend Mädchen. Die Gelenke sind schmerzhaft geschwollen und heiß. Typisch sind morgendliche Schmerzen und Steifigkeitsgefühl in einem oder mehreren Gelenken. Da das Kind die betroffenen Gelenke schont und nicht mehr richtig bewegt, verkümmern die Muskeln. Durch die chronische Entzündung verformt sich mit der Zeit das Gelenk und versteift. Die Ursache ist noch unbekannt. Man vermutet, dass es sich um eine Erkrankung des Immunsystems handelt, bei der der Körper Antikörper gegen sich selbst bildet.

INFO

Häufigste Symptome

› Geschwollene und heiße Gelenke
› Schmerzen
› Morgendliche Steifigkeit

SOLL IHR KIND ZUM ARZT?
Jedes Kind mit chronischer (länger als drei Monate dauernder) Gelenkentzündung benötigt ärztliche Dauerbehandlung.

SO HILFT DER ARZT
› Eine spezielle Therapie gibt es noch nicht. Um Gelenkversteifungen vorzubeugen, wird der Arzt Massagen, Bewegungsübungen, Krankengymnastik, entzündungshemmende Medikamente und spezielle orthopädische Schienen, die das Kind nachts tragen soll, verordnen. Kortison wird nur im äußersten Notfall gegeben.

SO HELFEN SIE IHREM KIND
Ihr Kind sollte nicht in feuchtkalten Räumen schlafen; das sollten Sie auch bei Ihrer Urlaubsplanung berücksichtigen. Trockene Wärme bringt Erleichterung. Kalter Schweiß dagegen verschlimmert die Erkrankung: Sorgen Sie für warme, luftdurchlässige Kleidung – bitte kein Synthetikmaterial.
Ihr Kind muss regelmäßig die bei der Krankengymnastik erlernten Übungen durchführen.

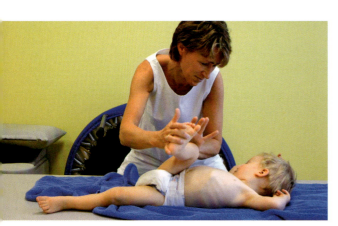

Regelmäßige Krankengymnastik und Massagen können Gelenkversteifungen verhindern.

KNOCHEN, MUSKELN UND GELENKE

Wachstumsschmerzen

Wachstumsschmerzen sind die häufigsten Gliederschmerzen im Kleinkind- und frühen Schulalter: Dumpfe bis brennende Schmerzen in Waden oder Schienbeinen plagen das Kind abends beim Einschlafen oder im Schlaf, manchmal so sehr, dass es weint. Es kann die schmerzende Stelle meist nicht genau angeben. Die Schmerzen verschwinden nach einiger Zeit von selbst, können aber wiederkehren. Fieber besteht nicht.

Die Ursache ist noch nicht geklärt, es wird vermutet, dass die Schmerzen von der Knochenhaut, den Wachstumsfugen oder von Muskeln und Sehnen ausgehen. Sicher ist, dass die Schmerzen auftreten, wenn das Kind gerade einen Wachstumsschub durchmacht. Lebhafte, unruhige oder nervöse Kindern leiden häufiger darunter.

SOLL IHR KIND ZUM ARZT?

Dauern ungeklärte Schmerzen in den Beinen ohne Besserungstendenz länger als sieben Tage, sollten Sie den Arzt aufsuchen. Bei Schmerzen in den Gliedmaßen mit Fieber müssen Sie sofort zum Arzt gehen, um eine Knochenmarksentzündung auszuschließen.

SO HILFT DER ARZT

> Er wird Ihr Kind untersuchen, um andere Ursachen der Schmerzen, wie zum Beispiel Gelenkergüsse, Bänderrisse oder Rheuma abzugrenzen.
> Wachstumsschmerzen sind harmlos. Eine gezielte Therapie ist nicht nötig.

SO HELFEN SIE IHREM KIND

Massieren Sie die schmerzenden Beine Ihres Kindes mit streichenden Bewegungen von unten nach oben. Massagen lockern die Muskelverspannung. Sie können dabei Franzbranntwein mit einreiben oder ein Massageöl verwenden. Sorgen Sie dafür, dass Ihr Kind tagsüber viel Bewegung hat; körperliche Bewegung kräftigt die Muskulatur.

Hausmittel: Kalte Umschläge mit Wasser und Zitronensaft fördern die Durchblutung und lindern den Schmerz; manchen Kindern helfen eher trockene, warme Umschläge.

Homöopathie: Unterstützend wirkt bei nächtlichen Wachstumsschmerzen Mercurius solubilis D6, abends 1 Tablette. Bei Muskelschmerzen geben Sie Cuprum metallicum D6 und Arsenicum album D6, täglich jeweils 1 Tablette vor dem Schlafengehen.

INFO

Häufigste Symptome

> Schmerzen vor allem in Waden und Schienbein
> Schmerzen vor allem abends und nachts im Bett

DAS KRANKE KIND

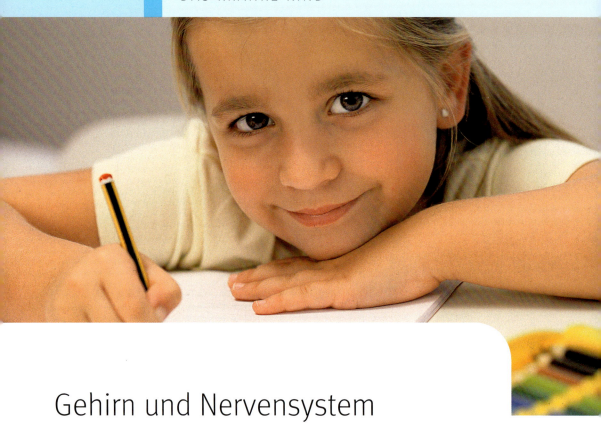

Gehirn und Nervensystem

Aufbau und Funktion des Zentralnervensystems

Das Gehirn liegt in der Schädelhöhle und besteht im Wesentlichen aus der in sich gefalteten und gewundenen grauen Hirnrinde, den Nervenzellen und dem aus Nervenbahnen bestehenden weißen Mark. Es wird unterteilt in die beiden Großhirnhälften, das Stammhirn, das Kleinhirn sowie das verlängerte Mark.
Das Großhirn füllt den weitaus größten Teil im Schädelinneren aus. In seiner äußeren Schicht, der grauen Hirnrinde, liegen die wichtigsten Steuerungszentren und die Schaltzentren für die geistigen Fähigkeiten. In den verschiedenen Windungen der Hirnrinde lassen sich unter anderem ein Sehzentrum, ein Sprachzentrum sowie jeweils ein Zentrum für Hören, Riechen und Schreiben abgrenzen. Im Stammhirn und dem verlängerten Mark befinden sich die Schaltzentren für Atmung, Herztätigkeit, Kreislauf und Stoffwechsel. Das Kleinhirn koordiniert sämtliche Körperbewegungen und stimmt sie aufeinander ab.

GEHIRN UND NERVENSYSTEM

Das Rückenmark liegt im Inneren der Wirbelsäule und stellt mit seinen Nervenbahnen und Nervenzellen die Verbindungsstraße zwischen Zentralnervensystem und peripherem beziehungsweise vegetativem Nervensystem und Schaltzellen dar. Es enthält die auf- und absteigenden Nervenbahnen.

Das Gehirn ist von drei Hirnhäuten (Meningen) umgeben. Zwischen innerer und mittlerer Hirnhaut befindet sich ein Spalt, der mit wässriger Flüssigkeit gefüllte Liquorraum. Der Liquor sorgt dafür, dass das Gehirn gegen Erschütterungen von außen geschützt ist.

INFO

Die drei Bereiche des Nervensystems

- Das Zentralnervensystem besteht aus Gehirn und Rückenmark.
- Das periphere Nervensystem besteht aus den sensiblen Nerven, die Reize an das Zentralnervensystem weiterleiten, und aus den motorischen Nerven, die die vom Zentralnervensystem ausgehenden Befehle in Muskelbewegungen umsetzen.
- Das vegetative Nervensystem, auch autonomes Nervensystem genannt, steuert unabhängig vom Bewusstsein die Funktionen der inneren Organe.

Fieberkrampf

Rund vier Prozent aller Kinder machen vor ihrem fünften Lebensjahr einen Fieberkrampf durch. Meist bleibt es bei einem Mal, nur wenige Kinder krampfen bei jeder fieberhaften Erkrankung. Die Krämpfe treten auf, wenn am Beginn einer Erkrankung das Fieber schnell steigt: Das Kind verliert plötzlich das Bewusstsein, sein Körper wird schlaff oder steif, die Muskeln können zucken. Es verdreht die Augen, Speichel läuft aus dem Mund. Nach etwa 60 Sekunden löst sich der Krampf, und das Kind fällt in einen Erschöpfungsschlaf. Mit Fieberkrampf reagiert das noch unreife kindliche Gehirn auf den plötzlichen Temperaturwechsel durch das steigende Fieber.

SOLL IHR KIND ZUM ARZT?

Bitte unterrichten Sie Ihren Arzt über jeden Fieberkrampf. Hält der Krampf länger als 60 Sekunden an, rufen Sie sofort den Arzt oder Notarzt! In der Zwischenzeit beginnen Sie, wenn nötig, mit einer Atemspende (Seite 265).

SO HILFT DER ARZT

- Der Arzt wird den Fieberkrampf mit Medikamenten unterbrechen und ein krampflösendes Medikament (Diazepam-Rectiole) verschreiben, das wie ein Klistier verwendet wird. Es darf nur im akuten Anfall eingesetzt werden.
- Bei bekannter Neigung zu Fieberkrämpfen wird er Diazepam-Tabletten verordnen, die bei jedem Fieber vorsorglich gegeben werden müssen.

DAS KRANKE KIND

 INFO

Häufigste Symptome

› Vorangehender Infekt

› Schneller Fieberanstieg

› Plötzliche Bewusstlosigkeit

› Starre oder schlaffe Körperhaltung

› Muskelzuckungen

› Speichelfluss

› Nachschlaf

SO HELFEN SIE IHREM KIND

Das Wichtigste: Ruhe bewahren. Legen Sie Ihr Kind in die stabile Seitenlage (Seite 264) und schieben Sie ihm ein zusammengelegtes Taschentuch zwischen die Zähne, damit es sich nicht auf die Zunge beißt. Lockern Sie beengende Kleidung am Hals und halten Sie das Kind nicht fest.
Neigt Ihr Kind zu Fieberkrämpfen, kontrollieren Sie bei jeder Erkältung die Temperatur und beginnen Sie bei einem Temperaturanstieg sofort mit fiebersenkenden Maßnahmen wie Wadenwickeln (Seite 226) oder Fieberzäpfchen. Steigt das Fieber über 38,2 °C, geben Sie zweimal täglich die verordneten Diazepam-Tabletten, solange das Fieber anhält. Die Diazepam-Rectiole für den Notfall wird am besten im Butterfach des Kühlschranks aufbewahrt; dort ist sie jederzeit griffbereit. Sie kommt zum Einsatz, wenn ein Fieberkrampf auftritt.

Hirnhautentzündung

Die Hirnhautentzündung (Meningitis) ist normalerweise eine Folgeerkrankung nach einer viralen oder bakteriellen Infektion: Die Erreger greifen auf die das Gehirn umgebenden Häute über. Bakterien rufen eine eitrige Hirnhautentzündung hervor, die mit Antibiotika behandelt werden muss. Virale Hirnhautentzündungen entstehen vorwiegend im Rahmen einer Mumps-, Masern- oder Rötelninfektion. Das kranke Kind ist apathisch, hat Kopfschmerzen, hohes Fieber und erbricht. Jede Berührung und Bewegung schmerzt. Häufig kann das Kind den Kopf nicht beugen (Nackensteifigkeit). Wenn Ihr Kind in Rückenlage mit dem Fuß sein Kinn nicht mehr berühren kann, ist das ein Alarmsignal für Hirnhautentzündung. Beim Baby fehlen die typischen Symptome. Es ist aber apathisch, fiebert und hat häufig Krampfanfälle. Ist die Fontanelle noch offen, wölbt sie sich vor.
Wird eine eitrige Hirnhautentzündung nicht frühzeitig behandelt, kann sie

 INFO

Häufigste Symptome

› Hohes Fieber und Apathie

› Kopfschmerzen

› Nackensteifigkeit

› Erbrechen

› Schmerzen bei Berührung

GEHIRN UND NERVENSYSTEM

schwere geistige Behinderungen, Lähmungen und Krampfanfälle nach sich ziehen. Eine virale Hirnhautentzündung verläuft meist ohne Folgen.

Gehirnentzündung

Eine Gehirnentzündung (Enzephalitis) kann aus einer Hirnhautentzündung oder selbstständig entstehen. Sie hat die gleichen Ursachen wie die Hirnhautentzündung. Die Symptome sind Kopfschmerzen, Bewusstseinstrübung, hohes Fieber und Krämpfe. Später kommen Muskellähmungen hinzu.

SOLL IHR KIND ZUM ARZT?

Bringen Sie Ihr Kind bei jedem Verdacht auf Hirnhautentzündung sofort zum Arzt.

SO HILFT DER ARZT

› Der Arzt wird Ihr Kind bei Hirnhautentzündung ins Krankenhaus einweisen. Dort wird geprüft, ob Bakterien oder Viren die Entzündung hervorgerufen haben. Bei bakterieller Infektion wird Ihr Kind mindestens 14 Tage im Krankenhaus mit Antibiotika behandelt.
› Eine virale Hirnhautentzündung kann in vielen Fällen nicht gezielt behandelt werden. Ihr Kind wird Schmerz- und Fiebermittel bekommen, um die Symptome zu lindern. Sind die Erreger Herpes-Viren, ist eine Therapie mit Aciclovir möglich.

SO HELFEN SIE IHREM KIND

Bleiben Sie möglichst im Krankenhaus bei Ihrem Kind. Vertrauen Sie den Ärzten und geben Sie dieses Vertrauen an Ihr Kind weiter.

Hirntumor

Hirntumoren bei Kindern können gutartig (benigne) oder bösartig (maligne) sein. Die bösartigen Tumoren sind die zweithäufigste Krebsart im Kindesalter. Gutartige Tumoren sind aber oft auch lebensgefährlich, da sie das weiche Hirngewebe quetschen und verdrängen. Da das Hirngewebe durch die harten Schädelknochen nicht ausweichen kann, stirbt es ab.
Die ersten Krankheitszeichen sind nächtliche Kopfschmerzen und morgendliche Übelkeit mit Nüchtern-Erbrechen. Sie nehmen an Heftigkeit ständig zu. Schließlich kommt es zu Sehstörungen, Krämpfen, verändertem Verhalten, Tageskopfschmerzen und Bewusstseinstrübung bis hin zur Bewusstlosigkeit.

SOLL IHR KIND ZUM ARZT?

Suchen Sie bitte sofort den Arzt auf, wenn Ihr Kind an typischen Beschwerden leidet.

SO HILFT DER ARZT

› Die Diagnose wird im Krankenhaus durch eine Reihe von Untersuchungen

 INFO

Häufigste Symptome

› Kopfschmerzen
› Nüchtern-Erbrechen
› Sehstörungen
› Verändertes Verhalten

DAS KRANKE KIND

 INFO

Wasserkopf

Ein Wasserkopf (Hydrocephalus) entsteht durch eine Abflussbehinderung des Hirnwassers (Liquor) vom Hirn zum Rückenmark. Ursachen sind angeborene Fehlbildungen, Blutungen, Hirntumoren und Infektionen. Die Krankheitszeichen sind die gleichen wie bei einem Hirntumor. Ein Hydrocephalus wird operativ mit einem Ventil versorgt, über das der Liquor abgeleitet wird.

gestellt: Ultraschall, Augenhintergrundspiegelung, Röntgenaufnahmen, Computertomogramm und Kernspintomogramm oder Szintigramm klären, ob es sich um einen Tumor handelt, wo er sitzt und wie groß er ist. Nach den Befunden entscheidet der Arzt, ob der Tumor chirurgisch entfernt werden kann und ob Bestrahlungen und Chemotherapie nötig sind.

SO HELFEN SIE IHREM KIND

Nehmen Sie Kopfschmerzen ernst, vor allem, wenn Ihr Kind morgens nüchtern erbricht und über Sehstörungen klagt. Bleiben Sie nach Absprache mit dem Arzt bei den Untersuchungen oder einem eventuell notwendigen Klinikaufenthalt bei Ihrem Kind.

Krämpfe (Epilepsie)

Ein Krampfanfall entsteht, wenn Nervenzellen nicht mehr geordnet zusammenarbeiten, sondern wie durch einen Kurzschluss plötzlich überschießende Impulse zu den Muskeln aussenden, die dann mit unwillkürlichen Zuckungen und Verkrampfungen reagieren. Warum die Nervenzellen plötzlich gleichzeitig falsche Signale übermitteln, ist noch nicht geklärt. Wenn solche Anfälle immer wieder auftreten, spricht man von einem Anfallsleiden oder von Epilepsie. Kommt es während einer Erkrankung zum Krampfanfall, handelt es sich um einen so genannten Gelegenheitskrampf, wie zum Beispiel den Fieberkrampf (Seite 153).

Nach der Zeitdauer der Anfälle unterscheidet man den kleinen Anfall, der nur Sekunden dauert und oft gar nicht bemerkt wird, vom großen Anfall: Das Kind schreit dabei auf, erstarrt und verdreht die Augen. Es verliert das Bewusstsein und läuft blau an. Nach etwa 15 Sekunden beginnen die Muskeln rhythmisch zu zucken. Oft geht Urin ab, und Schaum tritt aus dem Mund. Während des Anfalls besteht die Gefahr, dass sich das Kind selbst verletzt (Zungenbiss).

Der Anfall dauert etwa eine Minute. Das Kind fällt danach in einen tiefen Nachschlaf. Bei manchen Kindern kündigt sich ein großer Anfall durch vorangehende Missstimmung an.

Komplikationen

Bei einem großen Krampfanfall bekommt das Gehirn zu wenig Sauerstoff. Es besteht

GEHIRN UND NERVENSYSTEM

 INFO

Krämpfe

Kleiner Anfall:
- Sekundenlange Dauer
- Bewusstseinstrübung
- Muskelzuckungen

Großer Anfall:
- Plötzlicher Aufschrei
- Starre Haltung
- Bewusstlosigkeit
- Rhythmische Muskelzuckungen
- Blauverfärbung des Gesichts
- Schaum vor dem Mund
- Urinabgang
- Nachschlaf

die Gefahr, dass Gehirnzellen zugrunde gehen. Werden Anfallsleiden mit Krampfanfällen nicht behandelt, verändert sich im Lauf der Jahre das Wesen des Betroffenen, es kommt zu Konzentrationsstörungen und Unruhe.

SOLL IHR KIND ZUM ARZT?

Suchen Sie nach dem ersten Krampfanfall bitte gleich den Arzt auf.

SO HILFT DER ARZT

- Der Arzt wird Ihr Kind neurologisch untersuchen und durch ein Elektroenzephalogramm (EEG) prüfen, ob, wie und wo die Gehirnfunktion gestört ist. Hat Ihr Kind Krampfanfälle, muss es jahrelang regelmäßig ärztlich kontrolliert werden.
- Um weitere Krampfanfälle zu verhüten, wird der Arzt Ihrem Kind jahrelang regelmäßig Antiepileptika verordnen, die übersteigerte Aktivitäten der Nervenzellen dämpfen. Durch Blutbildkontrollen wird der Arzt regelmäßig die verordneten Medikamente überprüfen, um Nebenwirkungen gering zu halten.
- Um einen akuten Anfall zu unterbrechen, verordnet der Arzt Diazepam-Rectiolen, eine Art Klistier, die Sie Ihrem Kind beim Anfall geben.

SO HELFEN SIE IHREM KIND

Erste Hilfe bei Krampfanfällen ist der Schutz vor Verletzungen: Legen Sie Ihr Kind flach und seitlich hin, geschützt vor Ecken und Kanten, an denen es sich verletzen könnte. Legen Sie ihm ein zusammengelegtes Taschentuch zwischen die Zähne; das schützt vor dem Zungenbiss. Geben Sie Ihrem Kind bei einem Anfall die vom Arzt verordnete Diazepam-Rectiole, die Sie, um sie jederzeit griffbereit zu haben, am besten im Butterfach des Kühlschrankes aufbewahren.

Sorgen Sie dafür, dass Ihr Kind die verschriebenen Antiepileptika regelmäßig einnimmt, sonst droht ein erneuter Krampfanfall.

DAS KRANKE KIND

Migräne

Als Migräne bezeichnet man in Form von Anfällen auftretende starke Kopfschmerzen, die vermutlich durch eine Durchblutungsstörung oder Entzündung im Bereich der Kopf- und Hirngefäße hervorgerufen werden. Die Anlage zur Migräne wird familiär vererbt. Kinder, die an Migräne leiden, sind in der Regel besonders begabt und ehrgeizig, aber psychisch labil und vom Urteil ihrer Umgebung stark beeinflussbar. Sie neigen dazu, sich selbst zu überfordern.

Bereits Säuglinge und Kleinkinder können migräneähnliche Kopfschmerzen haben, die kurz anhalten. Migräneattacken ab dem Schulalter dauern meist Minuten bis Stunden. Die Kinder leiden an den typischen halbseitigen, stechenden oder bohrenden Kopfschmerzen an Schläfen und Stirn, verbunden mit Übelkeit und Erbrechen. Manchmal treten Sehstörungen und Taubheitsgefühle im Gesicht auf, die über Stunden anhalten können.

INFO

Häufigste Symptome

- Schwere Kopfschmerzattacken, meist einseitig
- Übelkeit
- Erbrechen
- Sehstörungen
- Taubheitsgefühl

SOLL IHR KIND ZUM ARZT?

Wenn die Kopfschmerzen länger als zwei bis drei Stunden anhalten und auf Selbsthilfemaßnahmen nicht ansprechen, sollten Sie sich mit dem Arzt in Verbindung setzen.

SO HILFT DER ARZT

- Er wird Ihrem Kind Medikamente aus Mutterkornalkaloiden verschreiben, die eine Migräneattacke dämpfen können. Wenn Ihr Kind häufig unter Migräne leidet, kann eine medikamentöse Dauertherapie nötig werden.
- Bei Migräne hat die Akupunktur (Seite 16) gerade bei Kindern zum Teil verblüffende Erfolge gezeigt.

SO HELFEN SIE IHREM KIND

Legen Sie Ihr Kind in ein abgedunkeltes, ruhiges Zimmer.

Hausmittel: Eine kalte Kompresse auf die betroffene Kopfseite kann die Schmerzen lindern.

Homöopathie: Es gibt eine ganze Reihe von homöopathischen Mitteln bei Migräne. Gegen Schmerzen im Bereich des Auges gibt man unterstützend Sanguinaria D4 oder Spigelia D4, 1 Tablette alle zwei Stunden bis zur Besserung. Bei Schmerzen am Hinterkopf gelten Gelsemium D4 oder Cimicifuga D4, 1 Tablette alle zwei Stunden, als lindernd. Lassen Sie sich von einem homöopathisch ausgebildeten Kinderarzt beraten.

GEHIRN UND NERVENSYSTEM

Stottern

Wenn ein Kind anfängt zu sprechen, ist es völlig normal, dass es sich ab und zu verhaspelt – es denkt vermutlich schneller, als sich ausdrücken kann. Dieses Holpern und Stolpern der Sprache ist eine normale Übergangsphase in der Sprachentwicklung. Sie tritt mit etwa drei Jahren auf und dauert rund sechs Monate. Wenn ein Kind ab dem vierten Lebensjahr wirklich stottert – den gleichen Buchstaben oder das gleiche Wort ständig krampfartig wiederholt –, liegt eine Funktionsstörung der Impulse im Gehirn vor. Diese Störung ist entweder vererbt oder durch psychische Konfliktsituationen entstanden. Wird das Kind ständig auf sein Stottern hingewiesen, verstärkt sich dieses meist noch.

SOLL IHR KIND ZUM ARZT?
Zur Abklärung körperlicher oder seelischer Grundstörungen sollten Sie Ihr Kind dem Arzt vorstellen.

SO HILFT DER ARZT
› Er wird bei echtem Stottern eine logopädische Behandlung, eventuell auch Verhaltenstraining und Psychotherapie verordnen.

SO HELFEN SIE IHREM KIND
Am besten beachten Sie nicht, dass Ihr Kind stottert – unterhalten Sie sich mit ihm, als würde es normal sprechen. Haben Sie Geduld und befolgen Sie die Ratschläge der Logopädin.

Teilleistungsstörungen

Unter Teilleistungsstörungen versteht man eine in Teilbereichen gestörte Entwicklung, zum Beispiel in der Fein- und Grobmotorik oder der Sprache. Sie sind entweder vererbt oder Folge von Defekten im Gehirngewebe, die durch Sauerstoffmangel, Verletzungen, Blutungen oder Tumoren während der Entwicklung des kindlichen Gehirns hervorgerufen wurden. Aber auch wenn ein Kind ungenügende Lernanreize erhält, um seine Hirnfunktionen altersentsprechend zu üben, kann es in Teilen seiner Entwicklung zurückbleiben. Von Teilleistungsstörungen sind etwa zehn Prozent der Kinder betroffen, Jungen rund viermal häufiger als Mädchen. Die Probleme werden meist erst im Schulalter festgestellt, wenn die Kinder hinter dem Klassenziel zurückbleiben.

SPRACHENTWICKLUNGSSTÖRUNG
Eine Sprachentwicklungsstörung liegt vor, wenn ein Kind in folgenden vier Bereichen (die nicht alle gleichermaßen betroffen sein müssen) Auffälligkeiten zeigt:
› Das Kind ist oft nicht in der Lage, die Bedeutung von Gehörtem zu verstehen. Sein passiver Wortschatz ist eingeschränkt.
› Der aktive Wortschatz des Kindes ist eingeschränkt; dadurch hat es Schwierigkeiten, Dinge, die es bereits kennt, richtig zu benennen.
› Bei einem Dysgrammatismus bildet das Kind oft Sätze mit einer fehlerhaften Grammatik. Etwa drei Prozent der Jungen haben noch im ersten Schuljahr

DAS KRANKE KIND

einen Dysgrammatismus; Mädchen sind nur halb so oft betroffen.
> Das Kind kann Laute oder Lautverbindungen nicht richtig bilden; man bezeichnet dies als Dyslalie oder Stammeln. Betroffen sind rund fünf Prozent aller Kinder im Vorschulalter, Jungen doppelt so oft wie Mädchen.

Bei einer Sprachentwicklungsstörung hilft eine logopädische Therapie, nachdem Hörstörungen durch genaue Überprüfung (Seite 73) ausgeschlossen wurden. Steht die Sprachstörung in Zusammenhang mit anderen Teilleistungsstörungen, können weitere Maßnahmen wie Ergotherapie oder heilpädagogische Therapie nötig werden.

LESE-RECHTSCHREIB-STÖRUNG

Eine typische Teilleistungsstörung ist die Lese-Rechtschreib-Störung (Legasthenie), die ausschließlich das Lesen und Schreiben betrifft. Legasthenie ist bei drei bis fünf Prozent der Kinder nachweisbar, wobei sie bei Jungen wesentlich häufiger vorkommt als bei Mädchen.

Die Störung wird gewöhnlich erst im Schulalter als Problem erkannt und vorwiegend im neunten bis zwölften Lebensjahr diagnostiziert. Sie tritt entweder kombiniert oder als isolierte Lese- oder Rechtschreibstörung beziehungsweise -schwäche auf.

Bei der isolierten Lesestörung kommt das Kind beim Lesen nicht voran und macht viele Lesefehler oder es liest zwar flüssig, versteht aber nicht, was es gelesen hat. Diese Art der Lesestörung hat ihren Ursprung in der frühkindlichen Sprachentwicklung. Die betroffenen Kinder haben beim Sprechenlernen Probleme beim Erkennen und Erlernen von Wörtern, Silben und Buchstaben. Es handelt sich um eine Störung im phonologischen Bewusstsein. Die Störung in der Sprachentwicklung setzt sich dann als Rechtschreibstörung in den ersten Grundschulklassen fort, wenn beim Schreibenlernen die sprachlich erlernten Laute und Worte mit Buchstaben in Verbindung gebracht werden müssen.

Als Ursache der Legasthenie wird eine Summe von Faktoren angenommen, wobei auch erbliche Faktoren eine Rolle spielen sollen. Es werden Störungen auf dem 10. und 15. Chromosom angenommen. Legasthenie kann auch zusammen mit anderen Entwicklungsstörungen in der Fein- und Grobmotorik sowie in der emotionalen Entwicklung auftreten. Durch ihre schulischen Misserfolge können bei den betroffenen Kindern so genannte Sekundärstörungen wie Depressionen, Ängste, Schulverweigerung, Kopfschmerzen, Bauchschmerzen und mangelhaftes Selbstbewusstsein auftreten. Bei der Diagnose auf Legasthenie müssen deshalb auch diese sekundären Störungen mit berücksichtigt werden.

Zu jeder Diagnosefindung ist ein Intelligenztest sowie mindestens ein Lese- und Rechtschreibtest notwendig. Wird bei einem Kind eine Legasthenie festgestellt, muss die Diagnose ausführlich mit den Eltern, dem Kind selbst und seinem Umfeld (insbesondere der Schule) besprochen werden. Ebenso sind die sekundären Störungen mit einzubeziehen, die begleitend zur eigentlichen Legasthenie-Therapie mitbehandelt werden müssen.

GEHIRN UND NERVENSYSTEM

Der Besuch eines Legasthenietrainings empfiehlt sich zwei- bis dreimal wöchentlich in Kleingruppen von zwei bis vier Kindern. Die Kosten einer solchen Maßnahme werden in der Regel nach § 35a SGB III vom Jugendamt übernommen. Zusätzlich können in Deutschland in einigen Bundesländern die Eltern beantragen, dass eine Legasthenie ihres Kindes bei der schulischen Leistungsbewertung berücksichtigt wird.

WEITERE BEISPIELE FÜR TEILLEISTUNGSSTÖRUNGEN

Neben der Sprache betreffen die häufigsten Teilleistungsstörungen die Bereiche Wahrnehmung und Merkfähigkeit. Einige Beispiele:
- Bei einer Rechenschwäche (Dyskalkulie) können Zahlen und Zahlengruppen nicht geordnet, addiert, subtrahiert oder dividiert werden.
- Bei einer visumotorischen Störung können vorgezeichnete Figuren nicht in selbst gezeichnete umgesetzt werden.
- Bei mangelhafter Merkfähigkeit können sachliche Inhalte nicht in der richtigen Reihenfolge wiedergegeben werden.

BEHANDLUNGSMÖGLICHKEITEN

Je nach Art der Teilleistungsstörung gibt es verschiedene Therapiemöglichkeiten.

Logopädie

Sie befasst sich mit der Behandlung von Sprach-, Sprech- und Stimmstörungen. Die Therapie wird von der Logopädin oder dem Logopäden eigenverantwortlich in Einzelbehandlung oder in Kleingruppen durchgeführt. Schwerpunkt der Behandlung ist die Sprachförderung in gemeinsamen Spiel- und Handlungssituationen: Dabei geht es unter anderem darum, den aktiven und passiven Wortschatz zu erweitern, Laute anzubahnen beziehungsweise zu erarbeiten und gegebenenfalls die Grammatik zu verbessern.

Ergotherapie

Sie hilft bei Teilleistungsstörungen der Grob- und Feinmotorik, bei Konzentrationsschwächen und Lernstörungen. Ergotherapie verbessert die motorischen Fähigkeiten und Sinnesfunktionen, fördert die Konzentration und das Selbstbewusstsein.

Heilpädagogik

Sie hat das Ziel, die Lernfähigkeit und das Sozialverhalten zu verbessern und dem Kind eine bessere soziale Integration zu ermöglichen. Sie hilft bei Lese- und Rechtschreibschwäche, bei Redeschwäche und Sprachstörungen.

Psychomotorik

Sie fördert über die Körperbewegung und Koordination auf grob- und feinmotorischer Ebene die Hirnentwicklung, da diese mit der Motorik eng zusammenhängt. Sie wird mit Erfolg bei mangelhafter körperlicher motorischer Entwicklung und bei Störungen der körperlichen Koordination und Körperwahrnehmung angewandt. Sie fördert daneben die Konzentration, die Sprachentwicklung und auch das soziale Verhalten, da sie immer in Gruppen stattfindet.

DAS KRANKE KIND

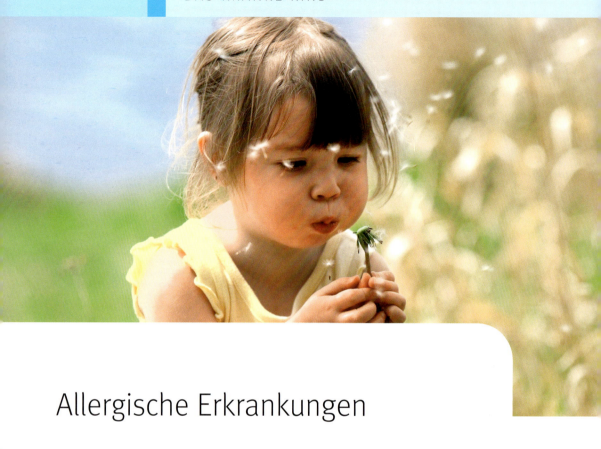

Allergische Erkrankungen

Das körpereigene Abwehrsystem

Jede fremde Substanz, die dem Körper nahe kommt, wird vom körpereigenen Abwehrsystem überprüft und, wenn nötig, mithilfe spezieller Antikörper bekämpft. Ist der »Feind« erfolgreich abgewehrt, wird diese Information gespeichert. Bei erneutem Kontakt mit der schädlichen Substanz reagiert das Abwehrsystem unverzüglich: Immunzellen werden mobilisiert, um den Angreifer zu vernichten.

Dieses perfekte Abwehrsystem ist bei allergischen Erkrankungen gestört: Auf wiederholten Kontakt mit einem bestimmten allergenen Stoff reagiert der Körper übersteigert mit Krankheitssymptomen. Dabei sind am häufigsten die Kontaktflächen zur Außenwelt – Haut, Atemwege und Magen-Darm-Bereich – betroffen. So genannte inhalative Allergene wie Blütenpollen oder Hausstaub gelangen durch Einatmen in den Körper. Daher zeigen sich die häufigsten allergischen Reaktionen im Bereich von Hals, Nase und Augen. Kontaktallergene wie Metall oder

ALLERGISCHE ERKRANKUNGEN

Kosmetika bewirken allergische Hautkrankheiten. Allergene in Nahrungsmitteln oder Insektengift dringen über die Blutbahn oder den Magen-Darm-Trakt in den Körper ein. Magen-Darm-Probleme können die Folge sein, es kann aber auch der gesamte Körper in Mitleidenschaft gezogen werden.

Man unterscheidet drei Reaktionstypen, die unabhängig vom Allergen sind:

- Bei der Sofortreaktion treten die Symptome unmittelbar nach Kontakt mit der allergieauslösenden Substanz auf.
- Bei der Typ-II-Reaktion kommt es mit einer Verzögerung von vier bis acht Stunden zu Beschwerden, die länger anhalten.
- Bei Spätreaktionen kann es 48 bis 72 Stunden dauern, bis der Körper reagiert, was die Suche nach dem Allergen ausgesprochen erschwert.

Oberster Grundsatz der Allergiebehandlung ist, die allergieauslösenden Substanzen so gut es geht zu meiden. Ist dies nicht möglich, kann der Arzt eine Desensibilisierung vorschlagen. Bei dieser Behandlung, die nicht immer zum gewünschten Erfolg führt, wird versucht, durch Medikamente die Toleranz des Körpers gegenüber allergenen Substanzen zu erhöhen. Keine Heilung, aber Linderung von Symptomen erzielen Medikamente wie Cromoglicinsäure oder Antihistaminika bei Pollenallergie, die die Reaktion des

 INFO

Das Atopie-Syndrom

Unter Atopie versteht man eine erbliche Überempfindlichkeit gegenüber einzelnen Stoffen aus Nahrung und Umwelt sowie bei Stress durch Überforderung der altersentsprechenden Entwicklungsstufen. Die Betroffenen haben ein ererbtes größeres Risiko, allergisch zu reagieren. Bei Kontakt mit einer allergieauslösenden Substanz können sie erkranken. Nach dem Erstkontakt genügt schon eine geringe Menge dieser Substanz, um Überempfindlichkeitsreaktionen hervorzurufen. Die bekanntesten zum Atopie-Syndrom gehörenden Erkrankungen sind:

- Neurodermitis
- Allergischer Schnupfen und allergische Bindehautentzündung
- Heuschnupfen
- Asthma bronchiale

Schätzungsweise erkranken bis zu 15 Prozent der Kinder am Atopie-Syndrom, 60 Prozent schon vor dem sechsten Lebensjahr. Sind beide Eltern Atopiker, ist das Kind mit hoher Wahrscheinlichkeit (50 bis 75 Prozent) ebenfalls betroffen.

DAS KRANKE KIND

> **INFO**
>
> **Allergieauslöser**
>
> › Ausscheidungen der Hausstaubmilbe
> › Blütenpollen
> › Nahrungsmittel
> › Schimmelpilzsporen
> › Hautschuppen, Federn und Haare von Tieren
> › Inhalationsallergene wie Tabakrauch und Abgase
> › Chemische Substanzen

Körpers abschwächen, sowie Kortison bei schweren Hautproblemen und Ödemen.

NAHRUNGSMITTELALLERGIEN

Prinzipiell kann jedes Nahrungsmittel Allergien auslösen. Einige wirken jedoch allergener als andere. Dazu gehören Milchprodukte, Nüsse, Fisch und Schalentiere, Eier, Soja, Schokolade, bestimmte Obst- und Gemüsesorten, Konservierungsstoffe und Nahrungsmittelfarbstoffe. Nahrungsmittelallergien verursachen nicht nur Reaktionen an der Haut, sondern auch an den Schleimhäuten von Atem- und Verdauungswegen. Sie können Bauchschmerzen, Blähungen, Koliken und Durchfälle hervorrufen. Manchmal treten die unterschiedlichsten Symptome zusammen auf. Die allergischen Reaktionen machen sich zum Teil erst nach Stunden oder Tagen bemerkbar und es kann sehr schwierig werden, den Allergieauslöser zu finden. Der beste Schutz vor Allergien ist Stillen im ersten Lebensjahr. Allergiegefährdete Säuglinge, die nicht gestillt werden können, sollten hypoallergene Säuglingsnahrung bekommen.

Bei allergiegefährdeten Kindern sollten Sie den Speiseplan besonders sorgfältig zusammenstellen: Immer wenn Sie ein bisher unbekanntes Nahrungsmittel probieren, warten Sie sieben Tage, bevor Sie ein neues Nahrungsmittel einführen. Allerdings kann Ihr Kind auch plötzlich auf Lebensmittel allergisch reagieren, die es bisher gut vertragen hat. Daher sollten Sie immer im Auge behalten, was Ihr Kind in den letzten drei Tagen gegessen hat. Achten Sie bei nachgewiesener Milcheiweißallergie auch darauf, dass in vielen Wurstsorten sowie Teigwaren Milch mitverarbeitet wird. Eine Kuhmilchallergie verschwindet oft, wenn das Kind für zwei Jahre eine milchfreie Diät einhält.

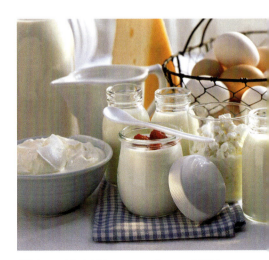

Milch macht nicht immer munter – auf Milchprodukte und Eier reagieren leider einige allergisch.

ALLERGISCHE ERKRANKUNGEN

Allergischer Schnupfen, Heuschnupfen

Der allergische Schnupfen (Rhinitis allergica) ist ein wässriger Schnupfen mit Juckreiz, Brennen, Niesattacken, der den Betroffenen das ganze Jahr über plagen kann. Häufig kommt eine wässrige Bindehautentzündung (allergische Konjunktivitis) hinzu. Mit der Zeit schädigt der Dauerschnupfen die Schleimhaut der Nase, die Nasenmuscheln verdicken sich und die Nasenatmung wird behindert. Auslöser des allergischen Schnupfens sind Inhalationsallergene: Hausstaub, Hausstaubmilbenkot, Tabakrauch, Hautschuppen oder Haare von Tieren sowie Schimmelpilzsporen in der Wohnung. Kinder und Erwachsene jeder Altersstufe können an allergischem Schnupfen erkranken.

Tritt der allergische Schnupfen zu bestimmten Jahreszeiten auf, spricht man vom Heuschnupfen (Pollinose). Er wird durch Blütenpollen ausgelöst. Auch beim Heuschnupfen sind Augen, Nase und Rachenraum mit betroffen. Der Heuschnupfen beginnt meist erst im Kindergartenalter oder später und wandert häufig im Lauf der Jahre nach unten, in die Bronchien: Es entwickelt sich ein allergisches Asthma bronchiale (Seite 167).

SOLL IHR KIND ZUM ARZT?
Fragen Sie den Arzt um Rat, wenn Ihr Kind länger als drei Wochen ohne Besserungstendenz verschnupft ist oder jeden Frühling oder Sommer an Schnupfen leidet, ohne dass Sie andere Erkältungszeichen feststellen.

> **INFO**
>
> **Pollen, die häufig Heuschnupfen auslösen**
>
> Januar/Februar: Erle, Haselnuss
> März: Birke
> April: Spitzwegerich, Fichte
> Mai bis Juli: Gräserpollen
> August: Wegerich und Beifuß

SO HILFT DER ARZT
- Der Arzt wird Medikamente zum Inhalieren verordnen – Antihistaminika, die die Bereitschaft des Körpers zu allergischen Reaktionen drosseln – oder Tropfen beziehungsweise Saft, die die Schleimhaut vor der Überempfindlichkeitsreaktion schützen. Leidet Ihr Kind an Heuschnupfen, wird er diese Medikamente für die gesamte Dauer der Pollenflugsaison verordnen.
- Durch Hauttests oder Blutuntersuchungen wird der Arzt versuchen, der allergieauslösenden Substanz auf die Spur zu kommen.
- Wenn Ihr Kind nachgewiesenermaßen auf die getesteten Substanzen allergisch reagiert, kann der Arzt die Desensibilisierung empfehlen, die jedoch nicht immer zum Erfolg führt. Bei Pollenallergie kann sie nur im Herbst und Winter erfolgen. Bei der Desensibilisierung wird durch Injektionen winziger Mengen des Allergens versucht, den

DAS KRANKE KIND

INFO

Häufigste Symptome

› Wässriger Schnupfen
› Niesen
› Jucken und Brennen in Nase und Rachenraum
› Tränende Augen

Körper gegenüber dieser Substanz unempfindlich zu machen.

SO HELFEN SIE IHREM KIND

Wenn Sie wissen, worauf Ihr Kind allergisch reagiert, versuchen Sie, diese Allergene zu meiden. Bei Pollenallergie halten Sie Ihr Kind bitte von blühenden Wiesen und besonders von frisch gemähtem Gras fern. Wenn Sie einen Spielgarten haben, mähen Sie einmal wöchentlich den Rasen, damit die Gräser nicht aufblühen.
Waschen Sie Ihrem Kind jeden Abend die Haare, damit die darin eingefangenen Pollen herausgespült werden. Halten Sie nachts die Fenster geschlossen. Lüften Sie nicht in den Morgenstunden (stärkster Pollenflug).
Wenn Ihr Kind noch nicht in die Schule geht, fahren Sie während der Pollenflugzeit in Urlaub. Wählen Sie als Urlaubsziel pollenarme Seeinseln, Nordseeküste und Hochgebirge um 1500 Meter über dem Meeresspiegel.

Arzneimittelallergie

Der Mensch kann auf praktisch jedes Arzneimittel allergisch reagieren: Der Betroffene bekommt entweder einen Hautausschlag, Fieber oder Durchfall oder auch alles zusammen. Das allergen wirkende Arzneimittel muss schleunigst abgesetzt werden, dann bessert sich der Zustand. Am häufigsten tritt bei Arzneimittel-Unverträglichkeit ein roter Hautausschlag (Arzneimittel-Exanthem) auf, der feinfleckig wie bei Röteln oder zusammenfließend wie bei Masern sein kann. Manchmal bilden sich auch weiße Pustelchen mit einem roten Hof.
Arzneimittel, die häufig allergische Reaktionen auslösen, sind Schmerzmittel, Antibiotika (Penicilline, Sulfonamide), Schilddrüsenhormone und sehr selten Immunglobuline.

SOLL IHR KIND ZUM ARZT?

Bei Verdacht auf Arzneimittelallergie sollten Sie unbedingt den Arzt zu Rate ziehen.

INFO

Häufigste Symptome

› Hautausschlag
› Durchfall
› Erbrechen
› Schwellung der Schleimhäute von Mund, Rachen und Augen
› Fieber

ALLERGISCHE ERKRANKUNGEN

SO HILFT DER ARZT
- Er wird das allergieauslösende Medikament sofort absetzen und, wenn es die Grunderkrankung erfordert, durch ein anderes ersetzen.
- Wenn nötig, verordnet er Medikamente, um die allergische Reaktion schneller zu beenden.

SO HELFEN SIE IHREM KIND
Notieren Sie sich den Namen des Medikaments. Ihr Kind darf dieses Medikament nie mehr bekommen: Bei einem zweiten Mal würde die allergische Reaktion noch wesentlich heftiger ausfallen. Wenn der Ausschlag juckt, helfen kühle Umschläge und juckreizstillende Salben zum Auftragen oder Tropfen zum Einnehmen aus der Apotheke.

Asthma bronchiale

Asthma ist die häufigste chronische Erkrankung im Kindesalter. Voraussetzung ist immer ein so genanntes hyperreagibles (überempfindliches) Bronchialsystem. Es tritt oft anfallsartig auf. Aber auch hinter ausschließlich nächtlichem Husten kann sich kindliches Asthma verstecken, zum Beispiel durch eine Hausstaubmilbenallergie. Manche Kinder haben scheinbar keine Beschwerden, außer vielleicht gelegentlichem Husten beim Sport. Allerdings kann man bei einer so genannten Lungenfunktionsuntersuchung deutliche Veränderungen sehen.
Alle von Asthma betroffenen Kinder brauchen eine regelmäßige Behandlung mit

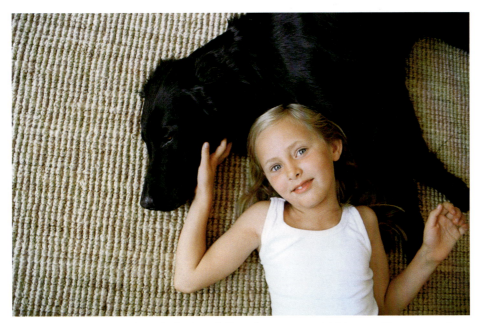

Leidet Ihr Kind an Asthma bronchiale, dann hilft nur konsequentes Meiden von Allergenen und – leider – der Verzicht auf Haustiere.

DAS KRANKE KIND

 INFO

Anfallsauslöser

› Passives Mitrauchen (wenn Familienangehörige in der Wohnung und im Auto rauchen)

› Hausstaub

› Trockene Zimmerluft und überheizte Räume

› Allergien

› Infekte

› Körperliche Anstrengung

Inhalationen, bis die Werte wieder normal sind. Bei einigen Kindern lösen ausschließlich allergische Reaktionen den Asthmaanfall aus, bei den meisten kommen andere Ursachen wie Tabakrauch, Staub, Infekte oder auch seelische Belastungen hinzu. Oft treten asthmatische Beschwerden nur nach oder während körperlicher Anstrengung auf.

Die Bronchialschleimhaut von asthmakranken Kindern reagiert auf die auslösenden Reize überempfindlich (hyperreagibel), sie schwillt vermehrt an und produziert Schleim. Gleichzeitig verkrampft sich die Muskulatur der Bronchien. Dadurch verengen sich die Atemwege, die Luft gelangt zwar in die Lunge, kann aber nur erschwert ausgeatmet werden. Beim Ausatmen ist dadurch ein deutliches Pfeifen zu hören. Beim Asthmaanfall sitzt das Kind aufrecht, um sich das Atmen zu erleichtern, ringt um Luft und hat das Gefühl zu ersticken. Dadurch gerät es in Panik, was seine Atemnot noch verschlimmert. Daher ist es wichtig, diesen Teufelskreis zu durchbrechen, das heißt, mit Medikamenten den Muskelkrampf schnell zu lösen und die Schleimhaut abschwellen zu lassen. Sonst kommt es zu Sauerstoffmangel im Gehirn.

SOLL IHR KIND ZUM ARZT?

Wenn Ihr Kind zum ersten Mal einen Asthmaanfall hat, verständigen Sie bitte sofort den Arzt oder Notarzt.

SO HILFT DER ARZT

› Der Arzt wird den akuten Asthmaanfall mit einem Bronchospasmolytikum zum Bronchienerweitern behandeln. Anschließend versucht er, durch Allergietests das auslösende Allergen zu bestimmen, und führt einen Lungenfunktionstest durch.

› Zur langfristigen Behandlung bekommt Ihr Kind Medikamente, wie zum Beispiel Inhalationssprays, um weitere Asthmaanfälle zu vermeiden. Für den

 INFO

Häufigste Symptome

› Anfallsweise akute Atemnot mit oder ohne Blauverfärbung durch Sauerstoffmangel

› Erstickungsgefühl

› Angestrengte, keuchende Ausatmung

Notfall wird der Arzt Ihnen Medikamente mitgeben, die Sie Ihrem Kind bei einem beginnenden Asthmaanfall geben (Betamimetika und Kortisonpräparate zum Inhalieren).

› Mit einem so genannten Peak-flow-Meter kann die maximal mögliche Strömung der Atemluft während des Ausatmens gemessen werden. Anhand der ermittelten Werte lässt sich bestimmen, wann und wie viele Medikamente gegeben werden müssen. Der Arzt setzt die Grenzwerte fest. Wenn Ihr Kind älter als fünf Jahre ist, kann es mit dem Peak-flow-Meter selbst prüfen, wann es seine Medikamente nehmen muss.

SO HELFEN SIE IHREM KIND

Ganz wichtig bei einem Asthmaanfall: Bleiben Sie ruhig und versuchen Sie, Ihr Kind zu beruhigen. Je ängstlicher es ist, umso größer wird seine Atemnot. Durch die verstärkte Ausatmung verliert Ihr Kind vermehrt Flüssigkeit. Geben Sie ihm daher viel zu trinken, am besten lauwarmes Wasser in kleinen und häufigen Schlucken.
Geben Sie Ihrem Kind die vom Arzt verordneten Medikamente. Bessert sich der Anfall nicht, müssen Sie sich mit dem Arzt in Verbindung setzen beziehungsweise den Notarzt rufen. Eventuell wird ein Krankenhausaufenthalt erforderlich. Öffnen Sie bei einem akuten Anfall das Fenster, um frische Luft hereinzulassen – allerdings nicht im Frühsommer, wenn Ihr Kind allergisch auf Pollen reagiert! Asthmakranken Kindern tut außerdem ein Kuraufenthalt gut: Sie lernen, mit ihrer Erkrankung besser umzugehen.

INFO

Asthmaschulung

An vielen Kinderkliniken, Kinderkurkliniken und speziell ausgestatteten Kinderarztpraxen können Kinder und Eltern an einer Asthmaschulung teilnehmen. Das Kind lernt so, mit seiner Krankheit besser umzugehen.

Sie bekommen Atemübungen beigebracht, die das Ausatmen erleichtern. Der Kontakt mit den anderen asthmakranken Kindern und therapeutische Beratung helfen gegen die Ängste. Kinder ab etwa zehn Jahren können Entspannungsmethoden wie Autogenes Training erlernen. Die Kurkosten übernehmen die Krankenkassen, wenn am Wohnort diese Therapien nicht angeboten werden oder nicht erfolgreich sind. Bitte behandeln Sie Ihr Kind außerhalb eines Anfalls wie ein gesundes Kind: Erlauben Sie ihm nach ärztlicher Rücksprache Aktivitäten wie Sport, Schwimmen, Diskothekenbesuche, Partys oder die Teilnahme an einem Zeltlager. Grundsätzlich gilt für asthmakranke Kinder: Allergene meiden. Halten Sie Tabakqualm, Haustiere, allergieauslösende Pflanzen oder Nahrungsmittel von Ihrem Kind fern. Auch Urlaubsplanung und Berufswahl des Kindes müssen sich nach der Erkrankung richten.

DAS KRANKE KIND

Nesselsucht

Nesselsucht (Urtikaria) ist ein allergischer, roter, juckender Hautausschlag, der ähnlich wie Masern aussehen kann. Runde oder landkartenartig begrenzte, kleine bis handtellergroße Herde und Quaddeln überziehen den Körper. Sie sind zum Teil nur wenige Minuten sichtbar, können aber auch in wechselnder Stärke tagelang bestehen bleiben. Zusätzlich können Fieber, Kopfschmerzen und Übelkeit auftreten. Beim so genannten Quincke-Ödem (angioneurotisches Ödem) greift der Nesselausschlag auf das Unterhautgewebe über, vor allem an Augen und Lippen, die stark anschwellen. Das Gesicht wirkt entstellt. Wenn die Schleimhäute im Zungen- und Atemwegsbereich zuschwellen, kann es zu Atemnot kommen (Lebensgefahr!). Auslöser der Nesselsucht sind meist Nahrungsmittel, Insektenstiche oder Medikamente, auch wenn sie vorher jahrelang gut vertragen wurden, bei Kindern auch Wurmbefall oder ein Virusinfekt.

INFO

Häufigste Symptome

- Juckender, roter Ausschlag
- Kleine bis handtellerflächengroße Quaddeln und Flecken
- Ausschlag verschwindet nach Minuten oder hält bis zu mehreren Tagen an

SOLL IHR KIND ZUM ARZT?
Suchen Sie den Arzt auf, um die Diagnose zu bestätigen. Bei Schwellungen in den Atemwegen müssen Sie sofort zum Arzt oder den Notarzt rufen!

SO HILFT DER ARZT
- Um den Juckreiz zu lindern, kann der Arzt Ihrem Kind ein Antihistaminikum verschreiben.
- Bei Atemwegsschwellung und Atemnot können kortisonhaltige Medikamente nötig sein.

SO HELFEN SIE IHREM KIND
Versuchen Sie, die allergenen Substanzen aufzuspüren, die als Auslöser in Frage kommen, um sie künftig zu meiden. Örtliche Urtikaria-Reaktionen können durch Pflanzen (Brennnesseln) oder Tiere (Quallen, Insekten) entstehen.
In der Regel helfen kühle Umschläge und kühlende Salben (Insektengel). Wenn Ihr Kind außergewöhnlich stark reagiert – mit Fieber und extremen Schwellungen –, müssen Sie zum Arzt. Bei Fieber über 39,5 °C können Sie ein Fieberzäpfchen geben.

Homöopathie: Gegen den Juckreiz hilft unterstützend Magnesium carbonicum D6 und Arsenicum album D6, jeweils 1 Tablette alle zwei Stunden. Gegen den Ausschlag geben Sie Apis D12 oder Urtica urens D12, stündlich 5 Globuli.

Hausmittel: Den Juckreiz lindern kühlende Umschläge mit Essig- oder Zitronenwasser, (Seite 223), die auch fiebersenkend wirken.

ALLERGISCHE ERKRANKUNGEN

Neurodermitis

Die Neurodermitis wird auch endogenes oder atopisches Ekzem oder atopische Dermatitis genannt, bei Säuglingen endogenes Säuglingsekzem oder Milchschorf. Die Haut reagiert – erblich bedingt – überempfindlich auf bestimmte Allergene und Bakterien.
Die häufigsten Allergieauslöser bei der Neurodermitis sind Hausstaub (Ausscheidungen der Hausstaubmilbe), Tierhaare und deren Hautschuppen, Blütenpollen und Nahrungsmittel. Hinzu kommen individuelle Faktoren, die den Krankheitsverlauf mitbestimmen: psychische Probleme, Stresssituationen, Umwelteinflüsse, passives Mitrauchen oder Abgase.
Beim Säugling beginnt die Neurodermitis typischerweise zwischen dem dritten und sechsten Lebensmonat. Der hochrote, nässende, verkrustende Ausschlag (Ekzem), der sich vor allem auf den Wangen, der Stirn, hinter den Ohren und am Hals zeigt, juckt stark. Durch Kratzen gelangt Schmutz in die Ekzemherde, die sich entzünden und vereitern können.
Beim älteren Kind verlagern sich die Hautveränderungen besonders auf den Bereich der großen Gelenke: Ellenbogen, Knie, Hand- und Fußgelenke. Oft ist auch der Halsbereich betroffen. Der Hautausschlag ist jetzt trocken und schuppig und häufig mit Kratzspuren durchzogen. Während der kalten Jahreszeit verschlechtert sich die Neurodermitis. Der quälende Juckreiz verstärkt sich, wenn die Kleidung – vor allem aus Wolle oder Synthetik – an der Haut scheuert.

INFO

Häufigste Symptome

> Beim Säugling nässender, juckender Ausschlag, besonders an den Wangen, hinter den Ohren und an den Augenbrauen

> Beim älteren Kind trockener, schuppiger, juckender Ausschlag, besonders in den Beugen der großen Gelenke

Während der gesamten Jugendzeit kann immer wieder in Schüben die ganze Haut betroffen sein. In Zeiten mit wenig Ekzem fällt auf, dass die Haut des Neurodermitikers auffallend blass und trocken ist. Mit zunehmendem Alter verlaufen die Ekzemschübe milder, und im dritten Lebensjahrzehnt verschwindet die Neurodermitis nicht selten ganz.
Die Neurodermitis ist eine vererbte, unheilbare Krankheit, deren Ursachen noch nicht bekannt sind. Viele Faktoren verursachen einen Ekzemschub, der sich oft gut behandeln lässt, aber immer wiederkehrt. Seien Sie daher zurückhaltend bei Wundermitteln und Wunderheilern, die Heilung versprechen, aber letztlich nur viel Geld kosten.

SOLL IHR KIND ZUM ARZT?

Gehen Sie bei Verdacht auf Neurodermitis unbedingt zum Arzt. Bitte behandeln Sie Ihr neurodermitiskrankes Kind nicht ohne ärztliche Betreuung.

DAS KRANKE KIND

SO HILFT DER ARZT

- Für die Neurodermitis lässt sich kein allgemein gültiger Behandlungsplan aufstellen. In Zusammenarbeit mit dem Arzt müssen Sie die individuellen Therapien für Ihr Kind finden, die sich häufig im Lauf der Jahre verändern.
- Der Arzt wird Ihnen Ratschläge für ein allergenarmes Umfeld und für die Hautpflege Ihres Kindes geben (Seite 173).
- Bei einem akuten Ekzemschub kann es nötig werden, dass der Arzt Antibiotika verordnet und kortisonhaltige Cremes verschreibt, die Sie dann nur auf die befallenen Hautstellen auftragen dürfen. Eine homöopathische Regulationstherapie, die ganz individuell auf Ihr Kind abgestimmt wird, kann ebenfalls helfen. Fragen Sie einen homöopatisch ausgebildeten Kinderarzt um Rat.
- Klimakuren an der See oder im Hochgebirge und Krankenhausbehandlungen können im Ekzemschub erfolgreich sein. Ihr Arzt wird Sie über solche Kuren, die von den Krankenkassen erstattet werden, informieren.

 WICHTIG

Allergene meiden

Oberster Grundsatz bei der Neurodermitis-Behandlung: Allergene vermeiden! Verzichten Sie Ihrem Kind zuliebe auf Haustiere, blühende Pflanzen, Rauchen oder Aromalampen in der Wohnung. Geben Sie ihm nur waschbare Plüschtiere aus Synthetik zum Spielen, die Sie alle vier Wochen in der Waschmaschine waschen. Die Plüschtiere darf Ihr Kind nicht mit ins Bett nehmen.

Bei Allergie gegen Hausstaubmilben benutzen Sie bitte keine Matratzen aus Rosshaar, sondern aus Synthetikmaterial, eingenäht in einen festen Matratzendrell. Verwenden Sie auch keine Federbetten; Wolldecken sollten Sie immer mit Bettwäsche beziehen. Staubfänger wie offene Regale, Übergardinen, Plüschmöbel, Teppiche und Teppichböden sind zu meiden. Achten Sie stattdessen bei der häuslichen Einrichtung auf geschlossene Schränke, glatte Vorhänge (alle vier Wochen waschen) und glatte Böden, die mindestens dreimal wöchentlich feucht gewischt werden. Kaufen Sie einen Staubsauger mit Milbenfilter. Vermeiden Sie jeden direkten Kontakt mit Tierhaaren, Vogelfedern (Bettfedern!) und Produkten aus Tierhaar wie Schafwolle, Kamelhaar, Rosshaar.

Ziehen Sie Ihrem Kind keine Kleidungsstücke aus Wolle oder Synthetik direkt auf die Haut an. Wählen Sie Unterwäsche am besten aus ungefärbter Baumwolle und lieber ein oder zwei Konfektionsgrößen zu groß. Überhaupt sollten Sie Ihr Kind luftig und nicht zu warm anziehen. Auf Weichspüler beim Waschen sollten Sie verzichten.

Rauchen Sie nicht! Tabakrauch schadet der Haut Ihres Kindes.

ALLERGISCHE ERKRANKUNGEN

SO HELFEN SIE IHREM KIND

Um den akuten Entzündungsschub möglichst lange hinauszuzögern, sollten Sie die Haut Ihres Kindes mit unparfümierten so genannten Basiscremes oder Basisfettsalben aus der Apotheke vor dem Austrocknen schützen.

Kortison sollte nur bei einem akuten Schub und nach ärztlichem Rat eingesetzt werden. Beim akuten Schub kann man neuerdings auch nicht kortisonhaltige, aber verschreibungspflichtige Cremes wie Pimecrolimus oder Tacrolimus anwenden. Versuchen Sie den Juckreiz mit einem Antihistaminikum zu lindern. Lohnenswert ist auch ein Versuch mit Prager Wundersalbe aus der Apotheke, die Sie dünn auftragen. Manchen Kindern hilft Nachtkerzenöl, das einmal täglich als Kapsel geschluckt wird. Halten Sie die Fingernägel Ihres Kindes kurz und sauber, damit beim Kratzen keine Bakterien in die Haut gelangen. Versuchen Sie, alles zu vermeiden, was Ihr Kind nervös machen könnte, da die Neurodermitis in Stresssituationen leichter aufflackert: Anstrengende Wochenendtrips, zu viel Radio, Fernsehen, Walkman oder Gameboy können Ihr Kind stressen. Auch Konflikt- und Trennungssituationen wie Scheidung der Eltern können einen Neurodermitis-Schub auslösen.

Hausmittel: Beim akuten Schub tragen Sie zuerst die verordnete Salbe auf und legen dann in schwarzem Tee (bitte lang ziehen lassen) getränkte feuchte Umschläge auf.

Bei feuchtem Ausschlag kann ein Weizenkleiebad (Seite 221) helfen. Danach cremen Sie die betroffenen Hautstellen dünn mit panthenolhaltigen Salben aus der Apotheke oder dem Reformhaus ein. Verwenden Sie keine abdichtenden Fettsalben, sie können den Ausschlag verschlimmern.

Bei trockenem Ekzem ist Duschen für die Haut Ihres Kindes besser als Baden; lassen Sie Ihr Kind höchstens einmal wöchentlich kurz baden (Wassertemperatur 35 °C). Geben Sie einen rückfettenden Zusatz ins Badewasser: ein Ölbad aus der Apotheke oder einen Schuss Olivenöl.

Zum Waschen benutzen Sie alkalifreie Syndetseife (Seife für besonders empfindliche Haut). Nach dem Baden oder Duschen kurz kalt abbrausen.

Bei stark juckendem Ausschlag machen Sie zweimal wöchentlich ein Ölbad mit 37 °C warmem Wasser. Die Haut wird dadurch weich und saugfähig. Anschließend cremen Sie Ihr Kind mit einer Fettsalbe mit Panthenol oder Omegafettsäure aus der Apotheke ein.

Bei extremem Juckreiz bitten Sie den Apotheker, noch 2 bis 5 Prozent Harnstoff hinzuzufügen. Manchmal helfen auch kühle, feuchte Wasserumschläge den Juckreiz zu lindern.

DAS KRANKE KIND

INFO

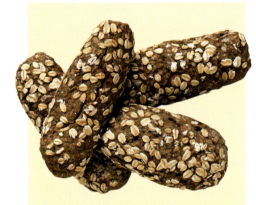

Ernährung bei Neurodermitis

Hauttestungen auf Neurodermitis auslösende Substanzen, zum Beispiel in der Nahrung, haben sich als nicht sicher erwiesen. Sie können nur die Nahrungsmittel vermeiden, bei denen Sie feststellen, dass sich die Haut Ihres Kindes verschlechtert. Folgende Nahrungsmittel sollten Sie generell vermeiden, da sie bekannterweise Neurodermitis-Schübe auslösen können: Milch, Eier, Zitrusfrüchte und -säfte, Schokolade und Weizenmehl. Generell gilt: Je länger gekocht oder gebacken eine Speise ist, desto geringer ist ihre allergene Wirkung. Also statt Brötchen Vollkornbackwaren und Mischbrot geben, auf Rohkost und rohe Milch verzichten.

Rheumatisches Fieber

Das rheumatische Fieber ist eine sehr selten gewordene Folgeerkrankung nach einer Streptokokken-Infektion, die vor allem Kinder im Schulalter befällt. Dabei bildet das Immunsystem Antikörper gegen die Streptokokken-Bakterien, die Entzündungen im Bindegewebe der Gelenke, dem Herzmuskel und Gehirn hervorrufen. Das rheumatische Fieber wird als allergieähnliche entzündliche Antigen-Antikörper-Reaktion angesehen. Zwei bis drei Wochen nach der Streptokokken-Infektion, die sogar unbemerkt verlaufen kann, bekommt das Kind plötzlich hohes Fieber, Kopf- und Bauchschmerzen und fühlt sich abgeschlagen. Die großen Gelenke an Armen und Beinen schwellen an, sind heiß und gerötet und schmerzen. Bei manchen Kindern bildet sich für kurze Zeit ein girlandenförmiger, blassroter Hautausschlag. Bei mehr als drei Viertel der erkrankten Kinder ist der Herzmuskel in Mitleidenschaft gezogen, es besteht die Gefahr des Herzversagens.

Komplikationen

In seltenen Fällen greift die Entzündung auf das Gehirn über. Symptome sind unwillkürliche Zuckungen (Chorea minor) der Muskeln. Die Kinder können nicht mehr schreiben oder beim Essen Besteck benutzen.

SOLL IHR KIND ZUM ARZT?

Beim geringsten Verdacht auf rheumatisches Fieber müssen Sie handeln und Ihr Kind sofort zum Arzt bringen. Je früher

ALLERGISCHE ERKRANKUNGEN

INFO

Häufigste Symptome

- Hohes Fieber
- Kopfschmerzen
- Bauchschmerzen
- Abgeschlagenheit
- Geschwollene, gerötete und schmerzende Gelenke

SO HELFEN SIE IHREM KIND

Lassen Sie jede Streptokokken-Infektion bei Ihrem Kind mit Antibiotika behandeln! Sorgen Sie dafür, dass Ihr Kind die verordnete Bettruhe einhält und die verordneten Medikamente regelmäßig einnimmt. Ansonsten können Sie leider nicht mehr tun, als Ihrem Kind mit Liebe und Zuwendung über seine schwere Erkrankung hinwegzuhelfen.

das Kind behandelt wird, umso besser stehen die Chancen, dass es geheilt werden kann.

SO HILFT DER ARZT

- Der Arzt wird Penicillin in hoher Dosierung verschreiben, das über sechs bis acht Wochen einzunehmen ist. Bei Penicillinallergie wählt er ein anderes Antibiotikum aus.
- Ist das Herz mit betroffen, verordnet der Arzt Kortison für vier bis sechs Wochen, um die Entzündung zu hemmen.
- Er wird strenge Bettruhe für sechs bis acht Wochen verordnen, die am besten im Krankenhaus eingehalten werden kann.
- Um ein Wiederaufflackern des rheumatischen Fiebers zu verhindern, muss Ihr Kind noch fünf Jahre lang einmal im Monat mit Depotpenicillin behandelt werden. Bei einer Herzerkrankung dauert die Behandlung sogar bis zum 20. Lebensjahr. Sonst drohen Herzschwäche und Herzklappenfehler, die zum Tod führen können.

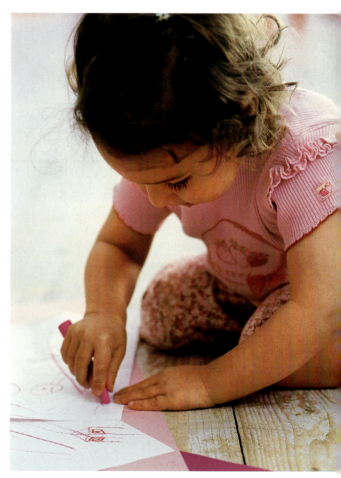

Rheumatisches Fieber kann mitunter Probleme beim Malen und Schreiben verursachen.

DAS KRANKE KIND

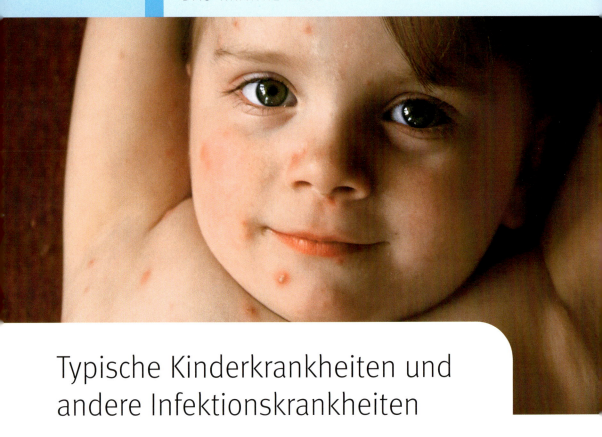

Typische Kinderkrankheiten und andere Infektionskrankheiten

Die »Klassiker«

Masern und Mumps, Windpocken und Scharlach gehören zu den »klassischen« Kinderkrankheiten. Sie ziehen den gesamten Körper in Mitleidenschaft, die Ärzte sprechen von systemischen Erkrankungen. Einige dieser Infektionen, die von Viren oder Bakterien verursacht werden, treten regelrecht in Wellen auf: Sie sind so ansteckend, dass fast alle nicht geimpften Kinder und auch Erwachsene, die als Kinder verschont blieben, daran erkranken.

Durch den Kontakt mit den Krankheitserregern bilden sich während der Erkrankung Antikörper, die das Kind entweder für immer oder zumindest eine Zeitlang vor einer erneuten Infektion schützen. Bevor es Impfungen und Antibiotika gab, starben viele Kinder an diesen Krankheiten oder trugen bleibende Schäden davon. Wird zum Beispiel Scharlach nicht behandelt, kann es zu Herzmuskelentzündungen und chronischen Nierenentzündungen kommen; hoher Blutdruck und ein schwaches Herz sind die Folgen. Kinderlähmung hinterlässt bleibende Lähmungen.

KINDERKRANKHEITEN, INFEKTIONSKRANKHEITEN

Impfungen und Antibiotika sind wichtig

Nun hegen jedoch viele Eltern eine Abneigung gegenüber Impfungen und vertrauen lieber den Abwehrkräften ihrer Kinder. Anthroposophen glauben zudem zu beobachten, dass Kinderkrankheiten den seelischen Reifungsprozess fördern. Diese Meinung teilen wir nicht und raten Ihnen davon ab, auf Impfungen und Antibiotika-Therapien zu verzichten.

Viele Kinderkrankheiten beginnen mit den untypischen Symptomen einer banalen Erkältung. Bereits in diesem Stadium oder sogar schon vorher kann das Kind andere anstecken.

Einige der typischen Kinderkrankheiten haben eins gemeinsam: Die Haut reagiert mit einem Ausschlag. Es ist nicht immer leicht zu unterscheiden, ob sich ein Kind Röteln oder Masern eingefangen hat. Lassen Sie daher immer den Arzt die Diagnose stellen. Bei Virusinfektionen ist auch die moderne Medizin machtlos, doch vor einigen Erkrankungen können Sie Ihr Kind durch eine Impfung (Seite 248) schützen. Bei bakteriellen Kinderkrankheiten helfen Antibiotika, die die Erreger abtöten. Sie müssen unbedingt über den verordneten Zeitraum eingenommen werden, denn häufig verschwinden die Krankheitssymptome lange bevor die Erkrankung ausgeheilt ist.

Auf den folgenden Seiten finden Sie nicht nur die typischen Kinderkrankheiten erläutert, sondern noch weitere Infektionskrankheiten, an denen Kinder und oft auch Erwachsene erkranken können.

Borreliose

Die Erreger der Borreliose (Lyme-Krankheit) sind Borrelien, Bakterien aus der Familie der Spirochäten, die durch Zecken übertragen werden. Borrelien leben im Blut von Waldtieren, besonders Mäusen. Sie kommen von März bis Oktober vor, mit einem Häufigkeitsgipfel im Juni bis Juli. Durch den Biss der Zecke zum Blutsaugen bei den Tieren gelangen die Erreger in die Zecke. Beißt die befallene Zecke dann einen Menschen, gelangen die Borrelien über den Zeckenspeichel ins menschliche Blut. Die Zecke muss sich dazu länger am Menschen festbeißen: bis zu 48 Stunden.

Die Borreliose-Erkrankung verläuft in drei Phasen: In der ersten Phase entsteht an der Bissstelle innerhalb von sieben Tagen bis sechs Wochen bei ca. 60 bis 70 Prozent eine ringförmige, größer werdende Hautrötung, die Wanderröte, die innen

 INFO

Häufigste Symptome

› Ringförmige Hautrötung um die Bissstelle
› Grippeähnliche Symptome
› Gelenkschmerzen
› Gesichtsnervenlähmungen
› Psychische Veränderungen
› Herzrhythmusstörungen

DAS KRANKE KIND

Wie lange kann ein krankes Kind andere anstecken?

Krankheit	Inkubationszeit	Ansteckungsgefahr von wann bis wann?	Immunität
Diphtherie	2–6 Tage	Von Ausbruch der Erkrankung, solange Erreger nachweisbar sind	Nur kurze Zeit
Dreitagefieber	7–17 Tage	3 Tage vor dem Fieber bis Ausschlagbeginn	Lebenslang
Keuchhusten	7–21 Tage	Vom ersten Husten bis etwa 5 Wochen danach; 14 Tage ab Beginn der Antibiotikabehandlung	10–20 Jahre
Kinderlähmung	7–28 Tage	Bei Ausbruch und solange Viren in den Ausscheidungen nachweisbar sind	Lebenslang
Masern	9–12 Tage	3 Tage vor Beginn des Ausschlags bis zu seinem Verschwinden	Lebenslang
Mumps	14–24 Tage	6 Tage vor bis 14 Tage nach Beginn der Drüsenschwellung	Lebenslang
Pfeiffersches Drüsenfieber	10–50 Tage	Von Ausbruch, solange Viren im Speichel nachweisbar sind	Lebenslang
Ringelröteln	4–5 Tage	3. bis 10. Tag nach der Ansteckung bis zum Auftreten des Ausschlags	Lebenslang
Röteln	14–21 Tage	7 Tage vor Beginn des Ausschlags bis 10 Tage danach	Lebenslang
Scharlach	2–4 Tage	Bei den ersten Krankheitszeichen bis 48 Stunden nach Beginn der zehntägigen Penicillinbehandlung	Nicht geklärt
Windpocken	14–21 Tage	2 Tage bevor die ersten Bläschen auftreten bis 7 Tage danach, wenn die Bläschen eingetrocknet sind	Nicht geklärt, vermutlich jahrzehntelang

wieder abblasst. Die betroffene Haut ist wärmer als die Umgebung. Häufig bestehen grippeähnliche Beschwerden wie Fieber oder Gelenkschmerzen. Unbehandelt verschwinden Hautrötung und Beschwerden nach zwei bis drei Wochen, die erste Phase kann sich aber auch monatelang hinziehen. Zehn Prozent der Betroffenen haben drei bis sechs Wochen nach dem Zeckenbiss Herzrhythmusstörungen, die von Gelenkschmerzen begleitet werden. Etwa drei Monate nach der ersten beginnt die zweite Krankheitsphase. 10 bis 20 Prozent der in der ersten Phase nicht Behandelten bekommen Konzentrations- und Gedächtnisschwäche, Stimmungsschwankungen, Gesichtsnervenlähmungen und eine Hirnhautentzündung.

Bei Unbehandelten können Monate bis Jahre nach dem Zeckenbiss rheumatische Beschwerden einzelner großer Gelenke und chronische Entzündungen der Zehen- und Fingerspitzen auftreten; die Nervenstörungen verstärken sich.

SOLL IHR KIND ZUM ARZT?

Die Borreliose gehört immer in ärztliche Behandlung. Eine Abklärung ist wichtig.

SO HILFT DER ARZT

› Ist Ihr Kind erkrankt, wird er entsprechende Antibiotika verordnen. Die Behandlungsergebnisse sind bei Kindern unter acht Jahren ausgezeichnet.

SO HELFEN SIE IHREM KIND

Der beste Schutz ist die Vorbeugung gegen Zeckenbisse (Seite 140). Eine festsitzende Zecke muss innerhalb von 24 Stunden entfernt werden.

Diphtherie

Diphtherie ist eine hochansteckende bakterielle Infektionskrankheit, die noch immer in 20 Prozent der Fälle zum Tod führt. Nach einer Inkubationszeit von zwei bis sechs Tagen bilden sich auf den Mandeln und im Kehlkopfbereich dicke, graue, eitrige Beläge, die fauligen Mundgeruch und Schluckbeschwerden verursachen. Das Kind hat leicht erhöhte Temperatur. Durch die Verengung der Atemwege bekommt das Kind Atemnot und echte Kruppanfälle mit bellendem Husten (im Gegensatz zu Pseudokrupp, Seite 83). Diphtherie-Bakterien können auch eine Herzmuskelentzündung oder Hirnnervenlähmungen hervorrufen. Die Krankheit hinterlässt nur eine kurzzeitige Immunität. Der einzige Schutz ist die Impfung.

SOLL IHR KIND ZUM ARZT?

Suchen Sie beim geringsten Verdacht auf Diphtherie den Arzt auf. Er wird nach erfolgter Diagnose das diphteriekranke Kind sofort ins Krankenhaus überweisen.

 INFO

Häufigste Symptome

› Fauliger Mundgeruch

› Graue eitrige Beläge auf den Mandeln und am Kehlkopf

› Schluckbeschwerden

› Husten und Atemnot

DAS KRANKE KIND

Dreitagefieber

Das Dreitagefieber (Exanthema subitum) ist eine sehr häufige, hochansteckende Virusinfektion, die durch Tröpfchen übertragen wird und meist schon in der zweiten Hälfte des ersten Lebensjahres oder im Kleinkindalter auftritt. Der Erreger stammt aus der Familie der Herpesviren. Nach Kontakt mit dem Virus dauert es etwa 7 bis 17 Tage, bis die ersten Krankheitszeichen auftreten.

Das Dreitagefieber beginnt mit plötzlich einsetzendem hohem Fieber von 39 bis 40 °C, dabei ist das Allgemeinbefinden des Kindes nur wenig beeinträchtigt. Nach drei bis vier Tagen verschwindet das Fieber innerhalb von Stunden. Zur gleichen Zeit erscheint ein fleckiger, roter, masern- oder rötelnähnlicher Ausschlag, der den ganzen Körper überzieht und nach etwa zwei Tagen wieder verschwindet. Tritt der Ausschlag auf, ist die Ansteckungsgefahr vorüber. Mit drei Jahren hat Ihr Kind zu 95 Prozent das Dreitagefieber schon durchgemacht und ist lebenslang vor einer Wiederansteckung geschützt.

Komplikationen

Als seltene Komplikation kann es zu Fieberkrämpfen kommen.

SOLL IHR KIND ZUM ARZT?

Das Dreitagefieber ist zwar meist harmlos, kann aber leicht mit Scharlach und Masern verwechselt werden. Daher sollte der Arzt die Erkrankung diagnostizieren.

SO HILFT DER ARZT

❯ Wenn der Arzt Ihr hochfiebriges Kind untersucht und Masern und Scharlach ausgeschlossen hat, wird er Ihnen sagen, wie Sie die Symptome bekämpfen können. Bei dieser Viruserkrankung gibt es keine spezielle Therapie.

SO HELFEN SIE IHREM KIND

Ihr hochfieberndes Kind sollte die ersten Tage im Haus bleiben, bis der typische Ausschlag auftritt, an dem die Krankheit eindeutig erkannt werden kann. Versuchen Sie, das Fieber mit Wadenwickeln (Seite 226) zu senken. Fieberzäpfchen sind selten notwendig, aber bei bekannter Neigung zu Fieberkrämpfen müssen Sie Fieberzäpfchen oder -saft geben. Geben Sie Ihrem Kind reichlich zu trinken, denn durch das Fieber verliert es vermehrt Flüssigkeit über die Haut und dabei auch Salze. Soweit sich Ihr Kind nicht krank fühlt, braucht es nicht das Bett zu hüten.

> **INFO**
>
> **Häufigste Symptome**
>
> ❯ Plötzlich einsetzendes hohes Fieber bei kaum gestörtem Allgemeinbefinden
>
> ❯ Nach etwa drei Tagen Abklingen des Fiebers
>
> ❯ Kleinfleckiger roter Hautausschlag

KINDERKRANKHEITEN, INFEKTIONSKRANKHEITEN

Frühsommer-Meningo-Enzephalitis

Die Frühsommer-Meningo-Enzephalitis (FSME) wird durch Viren verursacht und bei einem Zeckenbiss übertragen, aber anders als bei Borrelien (Seite 177) bereits nach kurzem Saugen der Zecke. Gefährdet ist man nur in FSME-verseuchten Gebieten unterhalb von 1000 Meter über dem Meeresspiegel. Man rechnet in diesen Gebieten mit etwa einem Prozent virusverseuchter Zecken.

Die FSME tritt bevorzugt im Frühsommer (April bis Juli) und mit einem zweiten Gipfel im Herbst (Oktober bis November) auf. Die Erkrankung verläuft in zwei Phasen: Zwei Tage bis vier Wochen nach dem Zeckenbiss kommt es zu grippeähnlichen Symptomen: Abgeschlagenheit, Fieber, Glieder- und Kopfschmerzen, Appetitlosigkeit, Bauchweh, eventuell auch Husten und Schnupfen. Die Symptome halten bis zu einer Woche an. Nach einer symptomfreien Zeit von bis zu drei Wochen beginnt bei etwa 5 bis 20 Prozent der Erkrankten die zweite Phase. Es kommt zu einer Hirn-

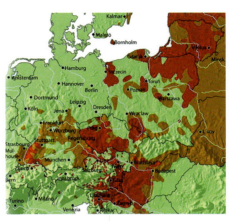

In den gelb und besonders in den rot markierten Gebieten ist das FSME-Risiko hoch.

hautentzündung mit Kopfschmerzen, Nackensteifigkeit, Fieber über 40 °C, Erbrechen, Lichtempfindlichkeit und Lähmungen bevorzugt im Arm- und Schulterbereich. Bei Kindern kommt es in seltenen Fällen zu bleibenden Schäden.

SOLL IHR KIND ZUM ARZT?
Suchen Sie bei Verdacht auf FSME bitte unbedingt den Arzt auf.

SO HILFT DER ARZT
› Er kann FSME-Viren durch Blutuntersuchungen nachweisen.
› Eine gezielte Therapie gibt es nicht. Strenge Bettruhe (mindestens zehn Tage) und Krankengymnastik bei Lähmungserscheinungen bessern die Heilungsaussichten.

SO HELFEN SIE IHREM KIND
Die wichtigste Maßnahme ist der Schutz vor Zeckenbissen (Seite 140). Wer längere Zeit in gefährdeten Gebieten bleibt, sollte gegen FSME geimpft sein.

> **INFO**
>
> **Häufigste Symptome**
>
> › Grippeähnliche Symptome
> › Kopfschmerzen
> › Nackensteifigkeit
> › Lähmungserscheinungen

DAS KRANKE KIND

Grippe

Die Grippe (Influenza) ist eine hochansteckende, fieberhafte Viruserkrankung, die durch Tröpfcheninfektion, zum Beispiel beim Husten oder Niesen, übertragen wird. Besonders im Winter treten häufig regelrechte Grippeepidemien auf. Nach der Ansteckung dauert es drei bis sieben Tage, bis die typischen Symptome auftreten: hohes Fieber, Husten, Kopf- und Gliederschmerzen, Bauchschmerzen, Abgeschlagenheit. Nach etwa drei Tagen verschwindet das Fieber. Kommt es zu einem erneuten Fieberschub, hat sich eine bakterielle Sekundärinfektion wie Mittelohrentzündung, Bronchitis oder Lungenentzündung entwickelt. Nach überstandener Grippe ist der Körper für Monate bis Jahre gegen eine Wiederansteckung immun.

SOLL IHR KIND ZUM ARZT?

Wenn das Fieber über 39 °C steigt oder Ihr Kind nach dem ersten Fieberschub erneut fiebert, sollten Sie zum Arzt gehen.

WICHTIG

Risiko Reye-Syndrom

Bei Grippe dürfen zur Fiebersenkung keine acetylsalicylsäurehaltigen Medikamente wie Aspirin© gegeben werden. Es besteht die Gefahr des Reye-Syndroms (Seite 211), eines Leberversagens und Hirnödems, das tödlich verlaufen kann.

INFO

Häufigste Symptome

› Hohes Fieber
› Husten
› Kopfschmerzen
› Gliederschmerzen
› Bauchschmerzen

SO HILFT DER ARZT

› Eine spezielle Behandlung gibt es nicht. Der Arzt wird Bettruhe und eventuell Fieberzäpfchen oder -saft verordnen.
› Bei einer bakteriellen Sekundärinfektion wird der Arzt Antibiotika verschreiben.

SO HELFEN SIE IHREM KIND

Sorgen Sie dafür, dass Ihr Kind das Bett hütet, aber decken Sie es nicht zu warm zu. Geben Sie ihm viel zu trinken, am besten dünnen schwarzen Tee oder Kamillentee mit etwas Orangensaft und einer kleinen Prise Salz.
Zur Vorbeugung sollten Sie in Zeiten von Grippeepidemien Menschenansammlungen wie Kino, Sportfeste und andere öffentliche Veranstaltungen meiden. Eine Grippeimpfung wird nur für Kinder mit angeborenem Herzfehler, Asthma oder Mukoviszidose empfohlen.

Hausmittel: Senken Sie das Fieber durch Wadenwickel (Seite 226) oder geben Sie Ihrem Kind Fieberzäpfchen oder -saft. Waschen Sie zwei- bis dreimal täglich seinen Körper mit Wasser (18 °C) ab.

KINDERKRANKHEITEN, INFEKTIONSKRANKHEITEN

Gürtelrose

Die Gürtelrose (Herpes zoster) wird durch das gleiche Virus hervorgerufen, das auch die Windpocken (Seite 196) verursacht. Sie tritt nur nach durchgemachten Windpocken auf, entweder wenn diese keine ausreichende Immunität hervorgerufen haben oder wenn sie so lange zurückliegen, dass der Schutz vor Neuansteckung nachgelassen hat. Kinder erkranken daher selten und meist nicht vor dem zehnten Lebensjahr an Gürtelrose. Da der Übertragungsweg gleich ist, können Erwachsene, die an Gürtelrose erkrankt sind, Kinder mit Windpocken anstecken und umgekehrt. Gürtelrose kann immer wieder auftreten. Die Gürtelrose befällt einzelne oder mehrere Nervenbahnen und tritt meist nur einseitig auf. Im Einzugsbereich der erkrankten Nerven treten auf der Haut dicht zusammenstehende, stark juckende und nässende Bläschen auf, die nach etwa einer Woche verkrusten und abfallen. Häufig bleiben danach im erkrankten Bereich heftige Schmerzen (Neuralgien), die mehrere Monate anhalten können. Ansteckend ist die Gürtelrose bereits ein bis zwei Tage vor Auftreten des Ausschlags bis zum Abfallen der Krusten. Die Temperatur kann erhöht sein.

Komplikationen

Der Herpes zoster befällt in seltenen Fällen die Augennerven – eine gefährliche und äußerst schmerzhafte Erkrankung.

SOLL IHR KIND ZUM ARZT?

Die Gürtelrose gehört auf jeden Fall in ärztliche Behandlung.

SO HILFT DER ARZT

› Der Arzt wird Medikamente verordnen, die die Vermehrung des Virus im Körper hemmen (Aciclovir – muss sehr frühzeitig und hochdosiert gegeben werden). Gegen die Schmerzen helfen Schmerzmittel und Salben, die der Arzt verschreibt.

SO HELFEN SIE IHREM KIND

Die Bläschen behandeln Sie – wie bei den Windpocken – mit kühlenden und juckreizstillenden Flüssigkeiten oder Puder.

Homöopathie: Gegen die Schmerzen geben Sie bei Beginn der Erkrankung unterstützend Mezereum D4, dreimal täglich 1 Tablette für zwei bis vier Wochen. Wenn die Bläschen verkrusten, geben Sie zusätzlich Acidum nitricum D4, dreimal täglich 1 Tablette. Gegen Juckreiz hilft zusätzlich Rhus toxicodendron D30, dreimal täglich 1 Tablette.

INFO

Häufigste Symptome

› Meist einseitige, örtlich begrenzte Gruppen von nässenden Bläschen

› Schmerzen im befallenen Bereich

› Eventuell Fieber

DAS KRANKE KIND

Hand-Mund-Fuß-Krankheit

Die Hand-Mund-Fuß-Krankheit ist eine ansteckende Virusinfektion, die vor allem im Sommer bis Frühherbst auftritt, meist bei Kindern unter zehn Jahren. Die Inkubationszeit beträgt vier bis acht Tage. Im Mund- und Lippenbereich, an den Handinnenflächen und Fußsohlen bilden sich bis fünf Millimeter große, scharf begrenzte gelbweiße Bläschen mit rotem Hof, die nicht jucken. Wenn der Mund stark befallen ist, hat das Kind Schwierigkeiten beim Schlucken. Das Fieber ist gering. Nach 8 bis 16 Tagen ist die Krankheit überstanden.

SO HILFT DER ARZT

> Wenn Ihr Kind wegen der Schluckbeschwerden nichts trinken kann, kann der Arzt durch eine Infusion verhindern, dass Ihr Kind austrocknet.

SO HELFEN SIE IHREM KIND

Vermeiden Sie stark gewürzte oder säurehaltige Speisen. Tragen Sie mehrmals täglich rosenölhaltiges Mundgel aus der Apotheke auf. Ihr Kind sollte löffelweise warmen Tee trinken und den Mund mit Salbeitee spülen.

INFO

Häufigste Symptome

> Gelbweiße Bläschen im Mund, an Handflächen und Fußsohlen

Hepatitis

Die ansteckende Hepatitis ist eine Virusinfektion der Leber, die bei Kindern am häufigsten durch das Hepatitis-A-Virus hervorgerufen wird. Das Virus wird über den Stuhl von Erkrankten ausgeschieden und durch verunreinigte und ungenügend gekochte Speisen und Getränke, auch Trinkwasser, verbreitet. Vor allem droht Gefahr bei Reisen in südliche Länder und Entwicklungsländer mit mangelhaften hygienischen Bedingungen.

Die vom Hepatitis-B-Virus hervorgerufene Erkrankung tritt bei Kindern selten auf. Sie wird nur über direkten Kontakt mit Körperflüssigkeiten und infiziertem Blut, zum Beispiel bei Geschlechtsverkehr, übertragen oder bei der Geburt, wenn die Mutter während der Schwangerschaft an Hepatitis B erkrankt war. Zum Schutz vor dieser Hepatitis sollten Gesunde geimpft werden, wenn sie in einem Haushalt mit Erkrankten zusammenleben.

Kinder mit Hepatitis haben grippeähnliche Symptome. Sie sind schlapp und müde und können Fieber haben. In über 80 Prozent kann der Arzt eine vergrößerte Leber tasten. Haut und Augäpfel verfärben sich nur bei etwa der Hälfte der kranken Kinder gelb. In seltenen Fällen werden die entzündlichen Veränderungen chronisch, was eine Leberzirrhose und Leberkrebs verursachen kann.

SO HILFT DER ARZT

Suchen Sie bei Verdacht auf eine Hepatitis bitte umgehend den Arzt auf. Er wird Ihrem Kind Bettruhe verordnen – am

KINDERKRANKHEITEN, INFEKTIONSKRANKHEITEN

INFO

Häufigste Symptome

› Grippeähnliche Symptome

› Bauchschmerzen

› Gelbfärbung von Haut und Augäpfeln

besten im Krankenhaus – und eine spezielle Diät sowie besondere Hygienemaßnahmen anordnen.

SO HELFEN SIE IHREM KIND

Wenn Sie Ihr Kind zu Hause pflegen, halten Sie die verordnete Diät ein und achten Sie auf äußerste Hygiene: Sie sollten die Toilette nach jeder Benutzung desinfizieren, das Geschirr separat spülen, eigenes Handtuch und Waschlappen nur für das kranke Kind verwenden. Nach jedem Kontakt mit ihm sollten Sie Ihre Hände desinfizieren.
Zur Vorbeugung sollte man auf Reisen nur Gekochtes und Geschältes zu sich nehmen. Gegen Hepatitis A und B kann man sich impfen lassen (Seite 251).

Hausmittel: Legen Sie Ihrem Kind nach jeder Mahlzeit feuchtwarme Wickel auf den Bauch (Seite 225). Geben Sie ihm reichlich Kamillentee zu trinken.

Homöopathie: Unterstützend hilft Carduus marianus D4, dreimal täglich 5 Globuli, und Phosphorus D12, zweimal täglich 1 Tablette über zwei Wochen.

Keuchhusten

Der Keuchhusten (Pertussis) ist eine langwierige, von einem Bakterium hervorgerufene Krankheit, die für Neugeborene und Säuglinge lebensgefährlich sein kann. Keuchhusten wird durch Tröpfcheninfektion übertragen. Sie tritt vor allem im Kindergartenalter oft in kleinen Epidemien auf, kann aber auch Erwachsene treffen.
Ein bis drei Wochen nach der Ansteckung entwickelt das Kind eine banale Erkältung mit Schnupfen und Husten, die etwa zwei Wochen anhält. Dieses Stadium ist das ansteckendste. Dann beginnen die typischen, abgehackten Hustenanfälle (Stakkato-Husten), die verstärkt nachts auftreten. Am Ende eines Hustenanfalls zieht das Kind die Luft hörbar ein, sodass es wie ein Juchzen klingt. Manchmal läuft das Gesicht blau an, und das Kind erbricht zähen Schleim. Die Augen tränen und sind stark gerötet. Zwischen den Hustenattacken fühlen sich die Kinder relativ wohl. Säuglinge ziehen die Luft nicht keuchend ein, sondern bei ihnen kann die Atmung aussetzen (Apnoe). Daher müssen Säuglinge mit Keuchhusten im Krankenhaus behandelt werden.
Die Hustenattacken plagen das Kind für zwei bis sechs Wochen und nehmen dann langsam ab, ebenso wie die Ansteckungsgefahr. Nach weiteren zwei Wochen ist der Keuchhusten überwunden. Allerdings können die Hustenanfälle noch monatelang wiederkehren, besonders bei körperlicher Belastung oder wenn das Kind erkältet ist. Hat Ihr Kind den Keuchhusten

überstanden, ist es nicht lebenslang vor einer erneuten Ansteckung geschützt. Babys haben keinen angeborenen mütterlichen Antikörperschutz gegen Keuchhusten. Sie können ab der achten Lebenswoche gegen Keuchhusten geimpft werden. Leider nutzen viele Eltern diese Möglichkeit aus Angst vor Nebenwirkungen nicht. Dabei ist der Impfstoff heute wesentlich besser verträglich als früher.

Komplikationen

In seltenen Fällen kommt es zu einer Lungenentzündung. Beim Säugling unter sechs Monaten besteht die Gefahr einer Hirnschädigung durch Sauerstoffmangel.

SOLL IHR KIND ZUM ARZT?

Keuchhusten ist während der Anfangsphase schwierig zu diagnostizieren. Bei Verdacht auf Keuchhusten oder wenn

WICHTIG

Auffrischimpfungen

Eine Keuchhustenimpfung (Seite 249) oder eine Erkrankung gibt keinen lebenslangen Schutz. Häufig werden deshalb Säuglinge vor der ersten Impfung und ungenügend geimpfte Kinder von ihren wiedererkrankten Eltern oder Großeltern angesteckt. Umgekehrt können auch Kinder die Erwachsenen mit Keuchhusten infizieren. Deshalb empfehlen die Ständige Impfkommission (STIKO) und die UNESCO, regelmäßige Auffrischimpfungen durchzuführen.

INFO

Häufigste Symptome

- Vorstadium von etwa zwei Wochen mit banalen Erkältungssymptomen
- Starke Hustenanfälle mit hörbarem Einziehen der Luft, meist zwei bis drei Wochen nach Hustenbeginn
- Hustenanfälle nachts schlimmer als am Tag
- Erbrechen beim Hustenanfall

Ihr Kind länger als eine Woche hustet, ohne dass sich eine Besserung abzeichnet, sollten Sie deshalb umgehend den Arzt aufsuchen.

SO HILFT DER ARZT

- Im frühen Krankheitsstadium kann der Arzt die Diagnose durch einen Nasen-Rachen-Abstrich sichern.
- Antibiotika (Erythromycin) müssen frühzeitig genommen werden: Nur in den ersten zwei Wochen können sie die Bakterien abtöten und somit die Krankheitsdauer verkürzen und die Ansteckungsgefahr verringern.
- Sind die Hustenattacken bereits ausgebrochen, helfen Antibiotika nicht mehr, da sie nur die Bakterien bekämpfen. Der Husten wird aber von den Stoffwechselprodukten der Bakterien verursacht – dagegen gibt es bisher noch keine Medikamente.

KINDERKRANKHEITEN, INFEKTIONSKRANKHEITEN

› Der Arzt wird hustendämpfende Maßnahmen wie unten beschrieben empfehlen. Medikamentöse Hustenblocker wirken kaum.
› Säuglingen, die Kontakt mit Keuchhustenkranken hatten, wird der Arzt zur Vorbeugung Antibiotika verordnen.
› Werden Kinder mit Keuchhusten nicht mit Antibiotika behandelt, sollten sie während der vier- bis sechswöchigen Hustenphase von ungeschützten Kindern und Erwachsenen fern gehalten werden. Generell sollte Ihr Kind so lange von Kindergarten oder Schule fernbleiben, bis der Arzt den Besuch wieder erlaubt.

SO HELFEN SIE IHREM KIND

Setzen Sie Ihr Kind bei einem Hustenanfall aufrecht hin, den Kopf leicht nach vorn gebeugt. Stellen Sie eine Schüssel bereit für den Fall, dass das Kind erbrechen muss.
Sorgen Sie dafür, dass Ihr Kind viel trinkt. Nach einer Hustenattacke folgt eine anfallsfreie Phase. Nutzen Sie diese Zeit, um Ihrem Kind etwas zu essen zu geben beziehungsweise um Ihr Baby zu füttern.
Ob ein Klimawechsel Ihrem Kind gut tut, können Sie ausprobieren. In etwa der Hälfte der Fälle lindert ein Tag im Hochgebirge die Brech-Hustenanfälle. Wohnen Sie weit vom Hochgebirge entfernt, versuchen Sie es mit einem Besuch im Gärkeller einer Brauerei.

Homöopathie: Unterstützend geben Sie Ihrem Kind Cuprum metallicum D6, dreimal täglich 5 Globuli.

Kinderlähmung

Die Kinderlähmung (Poliomyelitis) ist eine Virusinfektion des Zentralnervensystems, die seit Einführung der dreifachen Schluckimpfung im Jahr 1960 nur noch sehr selten auftritt. Allerdings droht durch die heutige Impfmüdigkeit eine Wiederkehr dieser Erkrankung, die nicht nur Kinder, sondern auch Erwachsene befallen kann, wenn sie keine regelmäßige Auffrischimpfung vornehmen lassen.
Die Erreger werden über den Darm ausgeschieden. Anstecken kann man sich durch die Aufnahme von Wasser oder Nahrungsmitteln, die mit dem Stuhl infizierter Personen Kontakt hatten. Besonders gefährlich kann das Baden im Sommer in stehenden, warmen Gewässern sein. Eine bis vier Wochen nach der Ansteckung vermehrt sich das Virus im Magen-Darm-Bereich, gelangt in die Blutbahn, setzt sich im Rückenmark und im Hirnstamm fest und zerstört dort die Nervenzellen.

 INFO

Häufigste Symptome

Typischer Krankheitsverlauf in vier Stadien:

› Grippeähnliche Symptome
› Fieberfreie Pause
› Erneutes Fieber, Kopfschmerzen, Berührungsempfindlichkeit
› Plötzliche Muskellähmungen

DAS KRANKE KIND

Es kommt zu Lähmungen der Muskulatur. In 90 Prozent der Fälle verläuft die Kinderlähmung so leicht und folgenlos, dass sie vom Betroffenen selbst nicht bemerkt wird, der dann aber lebenslang vor einer Wiederansteckung geschützt ist. Die übrigen zehn Prozent der angesteckten Personen erkranken schwerer. Das Anfangsstadium ähnelt dann einem grippalen Infekt mit leichtem Fieber, Husten, Schnupfen und Gliederschmerzen über zwei bis drei Tage. Nach einem beschwerdefreien Stadium von ein bis drei Tagen steigt das Fieber wieder an, starke Kopfschmerzen und Berührungsempfindlichkeit setzen ein. Nach etwa zwei Tagen treten bleibende schlaffe Lähmungen einzelner Muskeln oder Muskelgruppen auf.

SOLL IHR KIND ZUM ARZT?
Gehen Sie mit Ihrem Kind sofort zum Arzt, wenn bei Fieber nicht nur die Glieder schmerzen, sondern Ihr Kind einzelne Glieder nicht mehr bewegen kann.

SO HILFT DER ARZT
- Bei Verdacht auf Kinderlähmung muss das Kind wegen Ansteckungsgefahr ins Krankenhaus eingewiesen werden.
- Eine gezielte Therapie gibt es nicht. Ihr Kind wird im Krankenhaus überwacht und muss bei Lähmung der Atemmuskulatur künstlich beatmet werden.

SO HELFEN SIE IHREM KIND
Der einzige Schutz vor Kinderlähmung ist die Impfung, die alle zehn Jahre aufgefrischt werden muss. Besonders wichtig ist sie bei Reisen in Länder mit mangelhaften hygienischen Bedingungen.

Masern

Die Masern (Morbilli) sind eine weltweit verbreitete, hochansteckende und keineswegs harmlose Erkrankung, die vom Masernvirus hervorgerufen wird. Mehr als 90 Prozent der ungeimpften Kinder erkranken im Kindesalter an Masern, die übrigen kann es noch im Erwachsenenalter treffen. Masern werden durch Tröpfcheninfektion und Körperkontakt mit infizierten Personen übertragen; bis die Krankheit ausbricht, dauert es zehn bis zwölf Tage. Zunächst täuschen hohes Fieber (39 °C), Husten, Schnupfen, Bindehautentzündung (das Kind ist lichtscheu) und eine heisere Stimme zwei bis drei Tage lang eine Erkältung vor. Dann sinkt das Fieber leicht und auf der Wangenschleimhaut im Mund treten weißliche, kleine, fest anhaftende Flecken auf (Koplicksche Flecken). Gleich darauf

 INFO

Häufigste Symptome
- Fieber
- Schnupfen, Husten, Halsschmerzen
- Gerötete, lichtempfindliche Augen
- Kleine weiße Flecken auf der Mundschleimhaut
- Hautausschlag, zuerst am Kopf, dann am ganzen Körper

KINDERKRANKHEITEN, INFEKTIONSKRANKHEITEN

steigt das Fieber wieder hoch an und der typische – zunächst hellrote – Ausschlag (anfangs ähnlich dem Dreitagefieber, Seite 180) erblüht hinter den Ohren und im Gesicht. Er verbreitet sich über den ganzen Körper, verfärbt sich rötlich lila und fließt zu größeren Flächen zusammen. Nach drei bis vier Tagen verschwinden Ausschlag und Fieber, die Ansteckungsgefahr, die bereits während der vermeintlichen Erkältung besteht, ist vorüber. Masern hinterlassen einen lebenslangen Schutz vor einer Wiedererkrankung.

Komplikationen

Bei etwa der Hälfte der Masern-Patienten lassen sich während des hohen Fiebers Veränderungen im Elektroenzephalogramm (EEG) feststellen, die in vier bis sechs Prozent nach der Erkrankung bestehen bleiben. Ursache ist eine durch die Masern hervorgerufene Gehirnentzündung, die unter Umständen Lern- und Konzentrationsstörungen zur Folge haben kann. Bei 1 bis 4 pro 1000 an Masern erkrankten Kindern kann die Gehirnentzündung zu bleibenden Hirnschäden oder sogar zum Tod führen.
Die Masernerkrankung schwächt das Immunsystem, sodass Ihr Kind danach längere Zeit anfälliger für andere Infektionserkrankungen ist. In seltenen Fällen kann die Erkrankung Komplikationen wie Lungenentzündung oder Mittelohrentzündung nach sich ziehen. Eine seltene, aber gefährliche Komplikation ist der Masernkrupp. Es kommt dabei durch eine Entzündung der Kehlkopfschleimhaut zu Atemnot und laut hörbaren Geräuschen beim Einatmen. Bringen Sie Ihr Kind mit Masernkrupp sofort zum Arzt oder ins Krankenhaus.

SOLL IHR KIND ZUM ARZT?

Wegen der möglichen Komplikationen müssen Sie bei Masern immer den Arzt konsultieren.
Suchen Sie ihn bitte sofort auf, wenn Ihr Kind Ohrenschmerzen bekommt oder Anzeichen einer Lungenentzündung (trockener Husten, Kurzatmigkeit) oder Gehirnentzündung (Kopfschmerzen, Nackensteifigkeit, Benommenheit) zeigt.

SO HILFT DER ARZT

› Wenn der Arzt feststellt, dass die Masern nicht komplikationslos verlaufen, wird er wahrscheinlich ein Antibiotikum

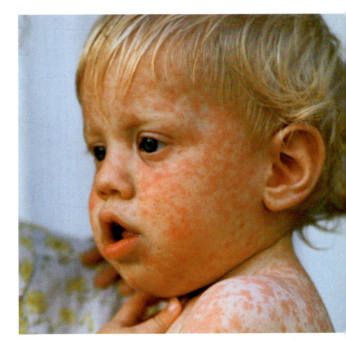

Bei Masern beginnt der Ausschlag hinter den Ohren, dann breitet er sich über den Körper aus.

DAS KRANKE KIND

verschreiben. Außerdem verordnet er Bettruhe und Fernsehverbot.
› Leidet Ihr Kind stark unter Husten, kann er ein hustendämpfendes pflanzliches, homöopathisches oder chemisches Medikament verordnen.

SO HELFEN SIE IHREM KIND

Die ersten Tage sollte Ihr Kind im Bett bleiben. Achten Sie darauf, dass nur Freunde zu Besuch kommen, die bereits die Masern hatten oder einen ausreichenden Impfschutz haben, das heißt zweimal geimpft sind. Da die Augen Ihres Kindes gerötet und lichtempfindlich sind, dunkeln Sie das Zimmer leicht ab. Ihrem von Schnupfen und Husten geplagten Kind tut es wohl, wenn Sie sein Zimmer kühl halten und die Luft regelmäßig befeuchten (Seite 79). Geben Sie Ihrem Kind reichlich zu trinken. Fehlt der Appetit, können Sie mit in Tee aufgelöstem Traubenzucker für Kalorien sorgen.
Der beste Schutz vor Masern ist die Impfung. Lassen Sie Ihr Kind ab dem zwölften Lebensmonat gegen Masern impfen und denken Sie an die Auffrischung spätestens im zweiten Lebensjahr. Wenn Ihr nicht geimpftes Kind mit Masernkranken Kontakt hatte, können Sie es schützen, indem Sie es in den darauffolgenden zwei Tagen gegen Masern impfen lassen.

Hausmittel: Versuchen Sie, hohes Fieber mit Wadenwickeln (Seite 226), Fiebersaft oder Fieberzäpfchen zu senken. Gegen den Hustenreiz können Sie Ihrem Kind Hustentee zu trinken geben (Seite 228).

Mumps

Mumps (Parotitis epidemica), im Volksmund auch Ziegenpeter oder Wochendippel genannt, ist eine akute, hochansteckende Viruserkrankung, die durch Tröpfcheninfektion von Mensch zu Mensch übertragen wird. Nach 14 bis 24 Tagen treten die ersten Krankheitssymptome auf. Ansteckungsgefahr besteht allerdings schon eine Woche bevor die Krankheit ausbricht bis 14 Tage nach deren Beginn. Meist erkranken Kinder nach dem zweiten Lebensjahr.
Mumps beginnt mit einer einseitigen, sehr schmerzhaften Schwellung der Speicheldrüsen im Kieferwinkel. Das Kind bekommt eine »dicke Backe«. Kauen, Schlucken und Kopfbewegungen tun weh. Nach ein paar Tagen schwillt die Speicheldrüse auf der anderen Seite an. Leichtes bis hohes Fieber kann auftreten.

 INFO

Häufigste Symptome

› Schmerzhafte Schwellung der Speicheldrüsen

› Schmerzen beim Kauen und Kopfbewegen

› Fieber

› Bauchschmerzen

› Bei Jungen Schmerzen in den Hoden, bei Mädchen im Unterleib

KINDERKRANKHEITEN, INFEKTIONSKRANKHEITEN

Bei etwa 20 Prozent der Kinder sind auch andere Drüsen befallen – vor allem die Bauchspeicheldrüse, was heftige Bauchschmerzen verursachen kann. Zusätzlich können Hoden und Hirnhäute bei der Erkrankung mitbetroffen sein. Der einzig sichere Schutz vor Mumps ist die zweifache Impfung (Seite 251). Nach einer Mumpserkrankung besteht lebenslange Immunität.

Komplikationen

Etwa zehn Prozent der Mumps-Patienten bekommen eine Hirnhautreizung (Meningitis), die sich durch Kopfschmerzen, Fieber und Nackensteifigkeit bemerkbar macht. Bei älteren Kindern zwischen 6 und 15 Jahren können die Keimdrüsen in Mitleidenschaft gezogen werden: Ab der Pubertät entzünden sich bei Jungen die Hoden, was sehr schmerzhaft ist und zur Unfruchtbarkeit führen kann. Bei Mädchen kann sich eine Eierstockentzündung entwickeln. In seltenen Fällen kann es zu einer Innenohr-Schwerhörigkeit kommen.

SOLL IHR KIND ZUM ARZT?

Bitte konsultieren Sie den Arzt, damit er feststellt, ob es sich um Mumps, um eine andere Speicheldrüsenentzündung oder um Speichelstein handelt.

SO HILFT DER ARZT

› Es gibt keine spezielle Therapie bei Mumps, doch zumindest die Beschwerden können gelindert werden. Gegen Schmerzen kann der Arzt Zäpfchen verschreiben. Wegen der möglichen Gefahren für Gehirn und Keimdrüsen wird er Bettruhe verordnen.

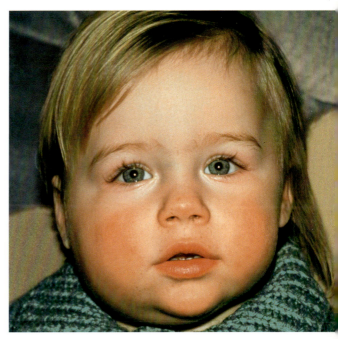

Mumps lässt die Backe anschwellen; das verursacht Schmerzen beim Kauen und Schlucken.

SO HELFEN SIE IHREM KIND

Geben Sie Ihrem Kind flüssige oder breiige Nahrung, eventuell mit einem Strohhalm. Bieten Sie nur Leichtes und Fettarmes – zum Beispiel Tee mit wenig Zucker, fettfreie Fleischbrühe und Obstsäfte – an, um die Bauchspeicheldrüse zu schonen.

Hausmittel: Legen Sie Umschläge auf die betroffene Gesichtshälfte und den Oberbauch: Probieren Sie, ob Ihr Kind warme Umschläge oder kühle mit essigsaurer Tonerde als lindernd empfindet. Auch eine in ein Handtuch gewickelte Wärmflasche kann helfen. Senken Sie Fieber mit Wadenwickeln (Seite 226), Fieberzäpfchen oder Fiebersaft.

DAS KRANKE KIND

Pfeiffersches Drüsenfieber

Das Pfeiffersche Drüsenfieber, im Volksmund »Kusskrankheit« und in der ärztlichen Fachsprache »infektiöse Mononukleose« genannt, ist eine Viruserkrankung, die durch Tröpfcheninfektion, vor allem von Mund zu Mund, übertragen wird. Betroffen sind vor allem Kinder im Kindergarten- und frühen Schulalter, aber auch Erwachsene können erkranken. Das Pfeiffersche Drüsenfieber beginnt uncharakteristisch mit Müdigkeit, Unwohlsein und vielleicht Fieber. Dieser Zustand kann wochenlang andauern. Schließlich schwellen alle Lymphknoten an, und die Leber und Milz vergrößern sich. Die Lymphknoten im Kieferwinkel können die Größe eines Hühnereies erreichen und schmerzen bei vorsichtigem Druck. Zwei Drittel der Kranken entwickeln dicke, gelbe Beläge auf den Gaumenmandeln. Das Krankheitsbild ähnelt dann einer eitrigen Halsentzündung, Scharlach oder Mumps. Nach Abklingen dieser Symptome kann es Wochen bis Monate dauern, bis sich Ihr Kind wieder völlig wohl fühlt und Beschwerden wie anhaltende Müdigkeit, Infektanfälligkeit sowie herabgesetzte Leistungsfähigkeit verschwunden sind. Eine Impfung gibt es nicht. Die Krankheit hinterlässt eine lebenslange Immunität.

Komplikationen

In seltenen Fällen kommt es zu einer Zweitinfektion mit Bakterien wie Streptokokken, die eine Herzmuskelentzündung hervorrufen können.

 INFO

Häufigste Symptome

- Unwohlsein und Müdigkeit, manchmal über Wochen
- Geschwollene Drüsen, vor allem am Hals
- Tastbar vergrößerte Milz
- Gelbe Beläge auf den Mandeln

SOLL IHR KIND ZUM ARZT?

Suchen Sie den Arzt auf, wenn Ihr Kind geschwollene Drüsen am Hals hat. Die Diagnose lässt sich nur sicherstellen, wenn das Virus im Blut nachgewiesen wird.

SO HILFT DER ARZT

- Der Arzt wird durch eine Blutprobe die Diagnose sichern.
- Eine spezielle Therapie gibt es nicht. Sind Bakterien im Spiel, wird der Arzt Antibiotika verschreiben, allerdings kein Ampicillin, da Ihr Kind durch die Krankheit allergisch reagiert.
- Er sagt Ihnen auch, wann Ihr Kind wieder in den Kindergarten oder zur Schule gehen darf.

SO HELFEN SIE IHREM KIND

Lassen Sie Ihr Kind im Bett, wenn es das möchte. Halten Sie seinen Hals mit einem Schal warm. Geben Sie ihm leicht verdauliche Kost und viel zu trinken.

Hausmittel: Senken Sie Fieber mit Wadenwickeln (Seite 226) oder Zäpfchen.

KINDERKRANKHEITEN, INFEKTIONSKRANKHEITEN

Ringelröteln

Ringelröteln (Erythema infectiosum) ist eine durch das Parvovirus B 19 verursachte Erkrankung, die durch Tröpfcheninfektion übertragen wird. Eine Woche, bevor sich auf den Wangen ein feuerroter Ausschlag zeigt, sind Ringelröteln ansteckend. Die Krankheit macht sich mit erkältungsähnlichen Symptomen bemerkbar. Der Ausschlag breitet sich auf Rumpf, Arme und Beine aus und bildet girlandenförmige Muster. Innerhalb von zehn bis zwölf Tagen sind die Ringelröteln überstanden und hinterlassen lebenslange Immunität. Mit Auftreten des Ausschlags ist die Krankheit nicht mehr ansteckend. Typisch ist, dass der Ausschlag ein bis sieben Wochen lang periodisch verblasst und wieder neu entsteht.

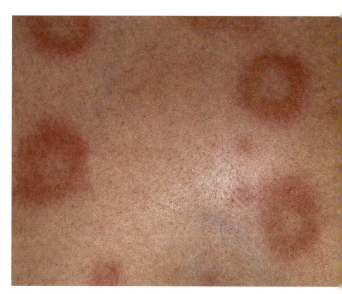

Typisch bei Ringelröteln: der Ausschlag verblasst und erneuert sich immer wieder.

INFO

Häufigste Symptome

- Rötlicher, schmetterlingsförmiger Ausschlag auf Nase und Wangen, der sich ausbreitet und häufig juckt
- Der Ausschlag verformt sich girlandenartig und breitet sich auf die Streckseiten der Gliedmaßen aus
- Die Hautveränderungen verblassen und bilden sich wieder neu, ein bis sieben Wochen lang

Komplikationen

In seltenen Fällen kommt es zu Gelenkentzündungen, die ein bis zwei Wochen, aber auch bis zwei Monate anhalten können. Ganz selten kann Anämie auftreten.

SOLL IHR KIND ZUM ARZT?

Da Ringelröteln bei schwangeren Frauen zu einer schweren Blutarmut des ungeborenen Kindes führen können, sollten Sie die Diagnose vom Arzt absichern lassen.

SO HILFT DER ARZT

- Eine spezielle Behandlung ist nicht möglich; eine Impfung gibt es bisher nicht. Bei Komplikationen kann nur der Arzt helfen.

SO HELFEN SIE IHREM KIND

Lindern Sie den Juckreiz, indem Sie Lotio alba oder Insektengel auftragen.

DAS KRANKE KIND

Röteln

Sehr gefährlich sind die Röteln für schwangere Frauen: Das Virus kann zu schweren Missbildungen wie Sehfehler, Herzfehler, Taubheit oder Hirnschäden des ungeborenen Kindes führen (Röteln-Embryopathie).
Für Kinder sind die Röteln (Rubella) eine harmlose Erkrankung, die durch das Röteln-Virus verursacht und durch Tröpfcheninfektion übertragen wird. Nach 14 bis 21 Tagen bricht die Krankheit aus. Sie kann jedoch nach erfolgter Ansteckung bereits ab dem siebten Tag auf andere übertragen werden.
Nach flüchtigen Erkältungserscheinungen (Gliederschmerzen, Unwohlsein) tritt ein hellroter, feinfleckiger, nicht zusammenfließender Ausschlag auf. Er beginnt hinter den Ohren und breitet sich über Gesicht, Hals, Rumpf, Arme und Beine aus. In der gleichen Reihenfolge verschwinden die Flecken nach etwa zehn Tagen wieder. Manche Kinder haben leichtes Fieber. Typisch für die Röteln ist eine schmerzhafte Schwellung der Lymphknoten beidseitig im Nacken; sie lassen sich wie eine Perlenschnur tasten. Die Ansteckungsgefahr ist erst zehn Tage nach Beginn des Ausschlags vorüber.

SOLL IHR KIND ZUM ARZT?
Bitte konsultieren Sie den Arzt, um die Diagnose zu sichern.

SO HILFT DER ARZT
› Eine spezielle Therapie gibt es nicht. Der Arzt wird Ihnen raten, Ihr krankes Kindes von werdenden Müttern fernzuhalten.

SO HELFEN SIE IHREM KIND
Ihr Kind muss nicht das Haus hüten, aber Sie sollten vermeiden, dass es in die Nähe von fremden weiblichen Personen kommt, da die größte Gefahr für das Ungeborene in den ersten drei Monaten der Schwangerschaft besteht. Daher dürfen Sie Ihr Kind auch nicht zum Einkaufen mitnehmen. Freunde, die bereits die Röteln hinter sich haben, dürfen zum Spielen kommen.
Der sicherste Schutz vor einer Röteln-Erkrankung ist die zweifache Impfung ab dem 13. Monat, am besten mit Masern-Mumps-Impfung (MMR) kombiniert. Sie sollte im zehnten bis zwölften Lebensjahr und auch im Erwachsenenalter aufgefrischt werden.

INFO

Häufigste Symptome

› Erkältungsähnliches Vorstadium

› Rotfleckiger Hautausschlag, der hinter den Ohren beginnt und schließlich den ganzen Körper überzieht

› Geschwollene und druckempfindliche Lymphknoten im Nacken

› Eventuell leichtes Fieber

KINDERKRANKHEITEN, INFEKTIONSKRANKHEITEN

Scharlach

Scharlach (Scarlatina) ist eine der häufigsten ansteckenden Kinderkrankheiten und wird durch die gleichen Streptokokken-Bakterien hervorgerufen, die eitrige Halsentzündungen verursachen. Auch Erwachsene können erkranken. Übertragen wird Scharlach durch Tröpfcheninfektion und über infizierte Gegenstände. Auch Gesunde können den Erreger weitergeben. Am häufigsten tritt Scharlach in den Wintermonaten und im Frühjahr auf.

Nach einer Inkubationszeit von zwei bis rund vier Tagen bekommt das Kind plötzlich Fieber (etwa 38,5 bis 39 °C) und starke Halsschmerzen. Zäpfchen und hinterer Gaumen sind knallrot verfärbt, die Zunge ist weißlich belegt. Nach zwei bis vier Tagen verschwindet der Zungenbelag, und die Zunge verfärbt sich himbeerrot. Am zweiten oder dritten Tag nach Fieberbeginn blüht der typische feinflächige, rote Scharlachausschlag auf, der an Samt erinnert. Von der Leistengegend und den Achseln aus kann er den gesamten Körper überziehen, nur der Bereich um den Mund bleibt ausgespart (»Milchbart«). Manchmal juckt der Ausschlag, er kann aber auch ganz fehlen. Unbehandelt schält sich ein bis drei Wochen nach Krankheitsbeginn oft die Haut an Hand- und Fußflächen in großen Fetzen ab.

Ein Kind kann mehrere Male an Scharlach erkranken, wenn es mit Penicillin behandelt wird, da sich bis zum Beginn der Antibiotika-Therapie keine oder zu wenig Antikörper gebildet haben, die vor einer Wiederansteckung schützen.

 INFO

Häufigste Symptome

- Fieber um etwa 39 °C
- Halsschmerzen, Entzündung im Rachen
- Erst weiß belegte, dann himbeerrote Zunge
- Samtartiger Ausschlag, der von Leiste und Achsel aus den gesamten Körper außer dem Mundbereich überzieht

Komplikationen

Bei nicht oder nicht ausreichend mit Antibiotika behandelten Kindern können drei bis vier Wochen nach dem Scharlach verschiedene Komplikationen mit unter Umständen lebenslangen Folgeschäden auftreten: Herzmuskelentzündung (Seite 110), die Herzmuskelschwäche und Kreislaufversagen nach sich ziehen kann; Nierenentzündung (Seite 120) mit der Gefahr einer Schrumpfniere, Bluthochdruck und Hirnschlag; rheumatische Gelenkbeschwerden (Seite 145), die Schmerzen und Versteifungen verursachen können.

SOLL IHR KIND ZUM ARZT?

Bei Verdacht auf Scharlach müssen Sie in jedem Fall den Arzt aufsuchen.

SO HILFT DER ARZT

- Der Arzt wird für zehn Tage hochdosiertes Penicillin oder ein anderes Antibiotkum verordnen.

DAS KRANKE KIND

› Zusätzlich kann der Arzt ein fiebersenkendes Medikament verschreiben.

SO HELFEN SIE IHREM KIND

Sorgen Sie dafür, dass Ihr Kind das Antibiotikum genau nach der Verordnung des Arztes nimmt, auch wenn es bereits wieder gesund erscheint. Ein bis zwei Tage nach Beginn der Penicillin-Einnahme ist Ihr Kind schon nicht mehr ansteckend, aber noch nicht gesund. Lassen Sie es, wenn möglich, bitte mindestens eine Woche zu Hause. Bettruhe ist nicht notwendig.

Leidet Ihr Kind an Schluckbeschwerden, sollten Sie während der ersten schmerzhaften Tage auf feste Nahrung verzichten. Geben Sie Ihrem Kind kühle oder warme, leicht gesüßte Getränke oder Fleischbrühe, wenn es mag.

Erkrankt Ihr Kind nach kurzer Zeit erneut an Scharlach, denken Sie bitte daran, dass auch Gesunde den Erreger übertragen können. Bei allen Personen, mit denen Ihr Kind Kontakt hatte, sollte der Arzt dann einen Rachenabstrich vornehmen, um eine mögliche Ansteckungsquelle aufzuspüren. Findet er Streptokokken im Rachenabstrich, wird er den Betroffenen für fünf Tage Penicillin verordnen.

Hausmittel: Versuchen Sie, das Fieber mit Wadenwickeln (Seite 226) zu senken oder geben Sie Ihrem Kind vom Arzt verordnete Fiebermittel.

Windpocken

Die Windpocken (Varicella) sind eine weltweit verbreitete, hoch ansteckende Viruserkrankung, die Kinder und Erwachsene befällt. Das Virus wird durch direkten Kontakt, aber auch durch die Luft übertragen. Ansteckungsgefahr besteht bereits zwei Tage bevor die ersten Krankheitssymptome auftreten bis sieben Tage nach Beginn des typischen Ausschlags und Eintrocknen der Bläschen. Die Inkubationszeit dauert 12 bis 21 Tage.

Der typische Windpockenausschlag beginnt mit linsengroßen, rötlichen Flecken, die sich rasch in wasserhaltige Bläschen umbilden. Der Ausschlag juckt sehr. Die gesamte Haut und Schleimhaut ist betroffen – auch im Mund, in der Vagina und auf der behaarten Kopfhaut. Die Bläschen platzen und verkrusten, in Schüben kommen ein bis zwei Wochen lang neue Windpocken nach, sodass alle drei Stadien – Flecken, Bläschen, Krusten – nebeneinander auftreten. Manche Kinder fiebern bis zu 40 °C, andere gar nicht.

 INFO

Häufigste Symptome

› Rote wasserhaltige Bläschen, die an allen Körperteilen auftreten und schließlich verkrusten

› Hautausschlag in Schüben

› Starker Juckreiz

KINDERKRANKHEITEN, INFEKTIONSKRANKHEITEN

Werden die Windpocken aufgekratzt, bleiben Narben zurück. Außerdem können sich die Bläschen durch Schmutz an den Fingern entzünden und eitern.
Die Erkrankung hinterlässt eine jahrelange Immunität. Danach kann es zu einer Zweitinfektion, der Gürtelrose (Seite 183), kommen.

Komplikationen

Windpockenviren bleiben lebenslang im Körper. Gefährlich werden sie, wenn eine Schwangere so kurz vor der Geburt angesteckt wurde, dass ihr Kind mit Windpocken zur Welt kommt. Bei Kindern, deren Abwehrkräfte vermindert sind (durch Leukämie, angeborene Immunschwäche oder durch Medikamente, die die körpereigene Abwehrreaktion unterdrücken), verlaufen die Windpocken schwer. Diesen Kindern kann der Arzt Immunglobuline spritzen, die den Ausbruch der Krankheit verhüten oder den Verlauf abmildern. Es gibt mittlerweile auch eine Impfung.

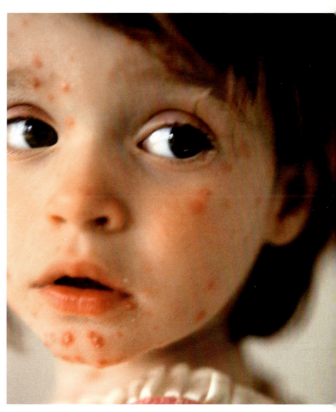

Windpocken verursachen heftigen Juckreiz.

SOLL IHR KIND ZUM ARZT?

Lassen Sie vom Arzt die Diagnose absichern und suchen Sie ihn auch auf, wenn sich die Bläschen entzünden und eitern.

SO HILFT DER ARZT

› Quält der Juckreiz Ihr Kind sehr, kann der Arzt ein Antihistaminikum verordnen. Wenn sich die Bläschen infiziert haben, verschreibt er ein Antibiotikum.

SO HELFEN SIE IHREM KIND

Gegen den Juckreiz hilft das Betupfen der Bläschen mit Lotio alba. Auch juckreizstillende Puder aus der Apotheke wirken lindernd. Schneiden Sie Ihrem Kind die Fingernägel ganz kurz und halten Sie es vom Kratzen ab.
Senken Sie bei Windpocken das Fieber lieber mit Zäpfchen als mit Wadenwickeln, da die feuchte Wärme unter dem Wickel die Pocken geradezu hervorlockt. Wickeln Sie Ihr krankes Baby häufiger; es sollte nicht lange in einer nassen Windel liegen. Waschen Sie Ihr Kind kühl ab, aber verzichten Sie auf warme Bäder, sie verstärken den Juckreiz. Bei Mädchen helfen Sitzbäder mit Kamillenzusatz (Seite 221) gegen das Brennen in der Scheide.

DAS KRANKE KIND

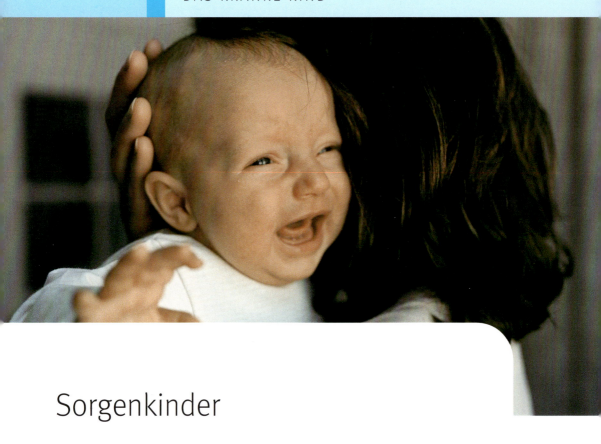

Sorgenkinder

Seelische Probleme und schwere Krankheiten

Genauso wie ein Kind schubweise in die Länge und Breite wächst, läuft auch seine psychische Entwicklung in Phasen ab. Jeder Entwicklungsschub wühlt die kindliche Seele auf. Das Kind braucht gerade in diesen Zeiten besonders viel Einfühlungsvermögen und Verständnis, Wärme und Geborgenheit von seinen Eltern, um sich in der neuen Lebenssituation zurechtfinden zu können.

Mit seelischen Störungen antwortet ein Kind auf Überforderung und Konfliktsituationen, die seine Psyche zu sehr belasten und die es nicht mehr bewältigen kann. In der Regel erkrankt nicht die Seele insgesamt, sondern einzelne Bereiche des Verhaltens entsprechen nicht der gesellschaftlich akzeptierten Norm. Wenn die Verhaltensauffälligkeit nicht durch ein bekanntes einschneidendes Erlebnis ausgelöst wurde, können die Ursachen für den »Hilfeschrei der Seele« meist nur mit psychotherapeutischer Hilfe aufgespürt werden.

SORGENKINDER

Manche Kinder reagieren auf seelische Konflikte durch Familie, Kindergarten oder Schule mit organischen Beschwerden (so genannte psychosomatische Erkrankungen). Am häufigsten kommt es zu Bauch- und Kopfschmerzen, die diese Kinder oft schon beim Aufstehen plagen. Die Schmerzen können so stark sein, dass besorgte Eltern ihr Kind nicht in den Kindergarten oder die Schule schicken, sondern es zum Arzt bringen. Wenn der Arzt keine körperlichen Ursachen findet, wird er versuchen, mögliche Konflikte aufzuspüren und gemeinsam mit den Eltern und dem Kind zu lösen. In schweren Fällen wird der Arzt das Kind zum Psychologen überweisen.

Manche Kinder leiden an so schweren angeborenen oder erworbenen Krankheiten, dass sich ihr Leben – und damit auch das ihrer Familie – durch diesen Schicksalsschlag grundlegend verändert. Oft sind lang andauernde, schmerzhafte und belastende Behandlungen der Preis für ein einigermaßen erträgliches Leben – und manchmal zerrinnen alle Hoffnungen, das Kind am Leben zu erhalten.

Neben Mitgefühl und Liebe brauchen Sorgenkinder von ihren Eltern auch ein großes Maß an Zeit, Zuversicht und Kraft. Das Wissen, dass ihr Kind dauerhaft erkrankt oder behindert ist, teilt das Leben in »Vorher« und »Nachher« und stürzt die meisten Eltern in tiefe seelische Krisen. Ist der erste Schock der Diagnose bewältigt, brauchen Eltern sachliche Aufklärung: Welche Behandlungsmöglichkeiten gibt es? Was für Zukunftschancen hat das Kind? Wie lässt sich das Alltagsleben meistern?

Aggressionen

In der zweiten Hälfte des zweiten Lebensjahres beginnt die »Nein-Phase«. Das Kind erkennt zum ersten Mal, dass es sich abgrenzen und anderen gegenüber durchsetzen kann. Diese Fähigkeiten braucht es, um sich als individuelle Persönlichkeit in der Gesellschaft behaupten zu können. Aber Kinder brauchen Regeln, die sie befolgen und nach denen sie ihren Tagesablauf ordnen können. Sie müssen lernen, auch einmal Wünsche zurückzustellen und Kompromisse zu finden. Die Eltern sollten in dieser Hinsicht ein Vorbild sein und ihren Kindern richtiges Verhalten vorleben.

Wenn Eltern keine Regeln vorgeben, werden die Kinder unsicher und reagieren oft mit Aggressionen, wenn sie nicht bekommen, was sie wollen. Das beginnt häufig schon beim Kleinkind, etwa wenn das Essen zum täglichen Kampf wird. Später schubsen oder schlagen aggressive Kinder ihre Spielkameraden und in Kindergarten oder Schule kann die Gewalt dann eskalieren. Fernsehen ohne elterliche Kontrolle fördert aggressives Verhalten. Kinder können die oft gezeigte Gewalt und Aggression nicht verstehen, sie sehen dies als normales alltägliches Verhalten an und ahmen es nach. Deshalb sollten Sie Ihr Kind nie unbeaufsichtigt fernsehen lassen.

Aggressiven Kindern können nur die Eltern liebevoll helfen, die feste Regeln aufstellen, die beide Seiten befolgen können und müssen. Die Eltern können sich hierbei durch Erziehungsberatung Unterstützung holen.

DAS KRANKE KIND

AIDS (Immundefekt, HIV)

AIDS (Acquired Immune Deficiency Syndrome) ist eine erworbene Immunschwäche, die durch Infektion mit dem HI-Virus (Humanes Immunschwäche-Virus) verursacht wird. Die Viren befallen die Zellen im Blut, die für die Infektabwehr zuständig sind – der körpereigene Abwehrschutz gegen alle Krankheitserreger wird immer schwächer.
Das Virus wird hauptsächlich durch ungeschützten Geschlechtsverkehr oder durch infiziertes Blut übertragen. Seit 1985 sollte per Gesetzgebung die Übertragung durch Bluttransfusionen ausgeschlossen sein.
HIV-positive Kinder haben das Virus fast immer in der Schwangerschaft von ihrer HIV-infizierten Mutter bekommen.
Durch einen Bluttest können zwar nicht die Viren, aber die vom Körper gegen die Viren gebildeten Antikörper nachgewiesen werden, allerdings erst ab sechs Wochen bis sechs Monate nach der Ansteckung.
Die Krankheitssymptome treten oft erst nach einer jahrelangen Latenzzeit auf: massive Durchfälle, Fieber, Lymphknotenschwellungen, Pilzinfektionen. Kinder leiden besonders häufig an Infektionen der oberen Luftwege und der Ohren.
AIDS ist eine tödliche Krankheit, es gibt nach wie vor keine gezielte Behandlung und keine Impfung. Die Ärzte setzen bei Kindern eine antivirale Kombinationstherapie und Immunglobuline mit Erfolg ein, mit denen sich das Fortschreiten der Krankheit verlangsamen lässt. Bei Infekten werden Medikamente gegen die jeweiligen Krankheitserreger angewendet.

ALTE – lebensbedrohlicher Atemstillstand

ALTE ist die englische Abkürzung für »Apparently Life-Threatening Event« und wird ins Deutsche übersetzt als »offenbar lebensbedrohliches Ereignis«. Bevorzugt im zweiten bis vierten Lebensmonat hat das Baby bei diesem Ereignis des lebensbedrohlichen Atemstillstands ein plötzliches Aussetzen der Atmung, wobei es würgt, keine Luft mehr bekommt und blass oder blau im Gesicht, an den Händen und am Oberkörper wird. Die Muskeln sind dabei schlaff. Bei diesem lebensbedrohlichen Zustand müssen Sie sofort das Baby mit dem Notarzt in eine Klinik bringen. Dort wird durch Röntgenaufnahmen, EKG und EEG versucht, eine Ursache für dieses Ereignis zu finden, was leider in über 50 Prozent der Fälle nicht möglich ist. Wenn das Baby aus der Klinik entlassen wird, bekommt es einen Herz-Atem-Überwachungsmonitor mit.
Die häufigsten Ursachen für ALTE sind:
- Mütterliches Rauchen: Rauchen der Mutter auch schon in der Schwangerschaft erzeugt ein fünffach höheres Risiko.
- Frühgeburt, insbesondere bei S.G.A.-Kindern (das sind untergewichtige Kinder im vorgeburtlichen Reifealter) von Müttern, die während der Schwangerschaft Alkohol und Nikotin konsumiert haben.
- Falsches Bett: Zu weiche Matratzen, ein Kopfkissen oder zu warmes Oberbett (Federnbett) erzeugen Stauwärme und erhöhen das Risiko um das 20fache.

SORGENKINDER

INFO

Häufigste Symptome

- Atemstillstand mit blasser bis bläulicher Hautfarbe
- Keinerlei Vorsymptome
- ALTE tritt vorzugsweise zwischen dem zweiten und vierten Lebensmonat auf

- Falsches Liegen: Die Bauchlage des Babys erhöht gegenüber der Rückenlage das Risiko um das 2,5fache.
- Schlafen zwischen den Eltern: Dadurch erhöht sich der Kohlendioxydgehalt (CO_2) in der Atemluft und es wird für das Baby durch die Körperwärme der Eltern zu warm.
- Angeborene Reifeverzögerung des Atemzentrums im Hirnstamm, einem Teil des vegetativen Zentrums im Gehirn.

SO HILFT DER ARZT

- Der Notarzt wird durch Beatmung und Herzmassage eine Herz-Kreislauf-Wiederbelebung zu erreichen versuchen, um danach das Kind in die Klinik einzuweisen. Dort wird abgeklärt, ob ein cerebraler Anfall (Seite 156), ein Keuchhusten (Seite 185) oder eine RS-Viren-Bronchiolitis (Seite 78) die Ursache für das ALTE-Ereignis waren.

Aufmerksamkeitsdefizit-Syndrom (ADS, ADHS)

Von einem Aufmerksamkeitsdefizit-Syndrom (ADS) oder Aufmerksamkeitsdefizit-Hyperaktivitätssyndrom (ADHS) spricht man, wenn bei Kindern eine Reihe von charakteristischen Symptomen zusammentreffen: Sie sind unaufmerksam, lassen sich leicht ablenken, haben keine Ausdauer und neigen dazu, Tätigkeiten zu wechseln, bevor sie sie zu Ende gebracht haben. Sie reden pausenlos, können nicht stillsitzen und gelten deshalb als »Zappelphilippe«. In einer Gruppe gleichaltriger Kinder spielen sie oft den »Klassenclown« oder fallen durch aggressives Verhalten auf. Ein weiteres Merkmal ist ihre Impulsivität. Sie sind sprunghaft und ecken mit unpassenden sprachlichen Ausbrüchen an. Diese hyperaktiven Kinder sind kaum fähig, dauerhafte Bindungen einzugehen, und werden von ihrer Umwelt wegen ihres Verhaltens oft abgelehnt, was sie noch weiter in eine Außenseiterposition drängt. Sie leben ständig in Grenzsituationen, brauchen extreme Reize, um sich zu stimulieren und können so sich selbst und andere in Gefahr bringen. Daneben gibt es eine Form von ADS, bei der die Kinder nicht hyperaktiv sind, sondern langsam und verträumt, still und zurückhaltend, ängstlich und schüchtern. Für sie besteht das Hauptproblem ebenfalls darin, dass sie ihre Aufmerksamkeit nicht ausdauernd auf eine Sache richten können.

ADS beziehungsweise ADHS ist eine dauerhafte, nach derzeitigen Erkenntnissen

DAS KRANKE KIND

> **INFO**
>
> **Häufigste Symptome**
> - Mangelnde Aufmerksamkeit und Ausdauer
> - Impulsivität und Hyperaktivität oder Verträumtheit und Ängstlichkeit

nicht grundsätzlich heilbare Störung. Das Ziel der Behandlung besteht darin, das Verhalten des Kindes in allen seinen Lebensbereichen so weit zu regulieren, dass es damit stabile soziale Beziehungen aufbauen kann.

URSACHEN VON ADS UND ADHS

Die Ursachen dieser komplexen Störung, an der etwa vier Prozent aller Kinder und Jugendlichen leiden, sind noch nicht vollständig geklärt. Nachgewiesen ist eine Funktionsstörung im Gehirn bei der Übertragung von Botenstoffen (Transmittern), die die Reize von einer Nervenzelle zur nächsten leiten. Es handelt sich um die Botenstoffe Dopamin und Noradrenalin. Durch die Übertragungsstörung werden die im Gehirn ankommenden Reize nicht richtig gefiltert. Es kommt zu einer Reizüberflutung mit der Folge von unaufmerksamen, impulsiven, hyperaktiven Verhaltensmustern.

Die erblichen Faktoren spielen eine wichtige Rolle: ADS und ADHS sollen zu 70 Prozent genetisch bedingt sein. Jungen sind viermal häufiger betroffen als Mädchen. Bei diesen gehen die Symptome oft in Richtung Verträumtheit (ADS, »Traumsuse«), bei Jungen mehr in Richtung Hyperaktivität (ADHS, »Zappelphilipp«). Diskutiert werden daneben noch andere Ursachen, von Nahrungsmittelallergie bis Reizüberflutung, die nicht bewiesen sind. Weitere Risikofaktoren sind Nikotin- und Alkoholkonsum während der Schwangerschaft, zu frühe Geburt und psychosoziale Probleme in der Familie.

Wenn Sie befürchten, Ihr Kind könnte an ADS oder ADHS leiden, lassen Sie es von einem erfahrenen Kinderarzt, einem Kinderpsychiater oder in einer dafür spezialisierten Kinderklinik untersuchen. Entscheidend für die Diagnose einer ADS oder ADHS sind:
- die für die Entwicklung und das Alter des Kindes unangemessene Ausprägung der Symptome,
- das Auftreten der Symptome vor dem sechsten Lebensjahr,
- das andauernde Bestehen der Symptome länger als sechs Monate,
- das Auftreten der Symptome in allen Lebensbereichen des Kindes, das heißt zu Hause, im Kindergarten, in der Schule, in der Freizeit, mit Freunden.

Kinder und Jugendliche mit ADS/ADHS haben oft zusätzlich Teilleistungsstörungen wie eine Lese- und Rechtschreib-Schwäche oder eine Sprachentwicklungsstörung. Bedingt durch ihre Verhaltensprobleme können sich außerdem Störungen der seelischen Entwicklung und im sozialen Kontakt bemerkbar machen. Fast 50 Prozent der betroffenen Kinder erleben häufig Mobbing und Ausgrenzung, die ihr Selbstwertgefühl schädigen und nicht selten ihre Neigung zu dissozialem Verhalten erhöhen.

Anders als bisher angenommen, verschwinden die Symptome von ADS oder ADHS nicht zumeist mit der Pubertät, sondern bleiben in 50 Prozent der Fälle auch im Erwachsenenalter bestehen. Die Hyperaktivität geht zwar meistens zurück, nicht aber die Konzentrationsschwäche und Impulsivität. Es treten gehäuft Persönlichkeitsstörungen durch mangelhafte soziale Bindungsfähigkeit auf. Auffallend ist auch ein erhöhtes Unfallrisiko noch im Erwachsenenalter.

BEHANDLUNGSMÖGLICHKEITEN

Familien mit einem aufmerksamkeitsgestörten Kind brauchen jahrelange therapeutische Hilfe und Beratung, die sich aus mehreren Komponenten zusammensetzt. Psychotherapeutische Begleitung, die verhaltenstherapeutische Behandlung des Kindes und verhaltenstherapeutische Beratung der Eltern, Lehrer und weiterer Bezugspersonen (zum Beispiel Sporttrainer) haben sich als erfolgreich erwiesen. Klare Regeln und Zeitvorgaben, die den Alltag fest strukturieren, sind Voraussetzung. Entscheidend dabei ist, dass sich das erwachsene Umfeld selbst an die einmal aufgestellten Regeln hält. Regelmäßige Gespräche der Eltern mit dem behandelnden Arzt sowie mit Lehrern und Erziehern ermöglichen es allen, die Situation des Kindes besser einzuschätzen und ihm zu helfen, damit zurechtzukommen.
Feste Abläufe fördern die Konzentration und helfen, ein ruhigeres, reizärmeres Umfeld zu schaffen. Wichtig ist, das Kind zu loben, wenn es eine Aufgabe erledigt oder gutes Verhalten gezeigt hat. Wenn positive Verhaltensweisen des Kindes beachtet und gefördert werden, stärkt dies sein Selbstvertrauen und damit auch seine Mitarbeit und sein Sozialverhalten.
Neben Psychotherapie und pädagogischen Maßnahmen sind Medikamente seit langem fester Bestandteil der ADS/ADHS-Therapie. In etwa vier Fünftel der Fälle ist dabei für die Dauer der Einnahme eine Verringerung der hyperaktiven, unaufmerksamen und impulsiven Verhaltensprobleme festzustellen. Dadurch kann sich das Kind auch besser an die verhaltenstherapeutischen und psychotherapeutischen Regeln halten. Dies wiederum verbessert sein Verhältnis zu seinem sozialen Umfeld und damit sein Selbstwertgefühl und Selbstbewusstsein. Die medikamentöse Therapie sollte jedoch nur bei sehr ausgeprägten Symptomen einer ADS/ADHS und möglichst nicht vor dem sechsten Lebensjahr eingesetzt werden. Vorher sind pädagogische und verhaltenstherapeutische Maßnahmen vorzuziehen.
An Medikamenten werden primär die Stimulanzien Methylphenidat (zum Beispiel Medikinet® oder Ritalin® als Saft, Kapseln oder Tabletten) eingesetzt. Das Medikament Atomoxetin (Strattera®) gilt als Mittel der zweiten Wahl. Da diese Stimulanzien nur etwa vier Stunden wirken, werden heute von der Pharmaindustrie Retard-Tabletten angeboten, die durch ihre verzögerte Auflösung die Wirkung gleichmäßig über den ganzen Tag verteilen. Die Stimulanzien-Therapie darf nur unter regelmäßiger ärztlicher Kontrolle durchgeführt werden.
Eine psychotherapeutische Behandlung ist erst sinnvoll, wenn das betroffene Kind mindestens sieben Jahre alt ist und ein

DAS KRANKE KIND

> **INFO**
>
> **Die wichtigsten Therapien bei ADS/ADHS**
>
> - Psychotherapie und Verhaltenstherapie
> - Pädagogische Maßnahmen durch Eltern- und Lehrertraining
> - Medikamente in Form von Stimulanzien

ausreichendes Verständnis für diese Art der Behandlung mitbringt.

Alle anderen Versuche, etwa mit einer Bach-Blüten-Therapie, Mineralergänzungs- oder Nahrungsmittelergänzungstherapie beziehungsweise Nahrungsmittelentzugs- oder Mineralentzugstherapie zeigen keine objektive Wirksamkeit. Für eine homöopathische Unterstützung bedarf es einer genauen homöopathischen Anamnese durch einen darin erfahrenen Arzt.

SO HILFT DER ARZT

- Die Diagnose von ADS oder ADHS ist sehr komplex und kann nur von einem erfahrenen Kinder- und Jugendarzt oder einem Kinder- und Jugendpsychiater gestellt werden.
- Der Arzt nimmt eine gründliche organische und neurologische Untersuchung mit Überprüfung der Grob- und Feinmotorik sowie der Körperkoordination vor. Sehprüfung, Hörprüfung, EEG und EKG (Messung der Hirnströme und der Herztätigkeit) sowie Blutuntersuchungen müssen gemacht werden, insbesondere bevor Medikamente gegeben werden. Psychologische Untersuchungen mit Intelligenztest, Aufmerksamkeitstest, Lese-, Schreib- und Rechentest gehören ebenfalls dazu.
- Verhaltensbeobachtungen von Personen des gesamten kindlichen Umfelds (Eltern, Lehrer, Erzieher, Sporttrainer usw.) auf genormten Fragebögen müssen ausgewertet werden.

Eine sorgfältige Diagnose ist die Voraussetzung dafür, dass die Kinder und ihre Eltern die richtige Betreuung und Hilfe erhalten. Denn bei einer eventuellen medikamentösen Therapie muss immer eine Begleitung und Therapie der ganzen Familie durch den Arzt und Psychologen mit eingeschlossen sein.

SO HELFEN SIE IHREM KIND

Gehen Sie frühzeitig zum Arzt, wenn Sie den Verdacht haben, dass Ihr Kind an ADS oder ADHS leiden könnte, damit die nötigen Therapiemaßnahmen rechtzeitig beginnen können. Nehmen Sie die Therapien regelmäßig wahr und an ihnen teil. Wurden Ihrem Kind unterstützende Medikamente verordnet, achten Sie darauf, dass diese regelmäßig eingenommen und in regelmäßigen Zeitabständen Blutbildkontrollen durchgeführt werden. Halten Sie sich selbst an die Regeln, die Sie mit Ihrem Kind abgesprochen haben, damit sich ein geordneter Tagesablauf einspielen kann. Und nicht zuletzt: Sehen Sie bitte auch immer die positiven Seiten Ihres Kindes und fördern Sie diese. Ihr Kind ist nicht absichtlich in seinem Verhalten schwierig.

SORGENKINDER

Autismus

Mit dem Begriff Autismus bezeichnet man eine tiefgreifende Persönlichkeitsstörung, bei der das Kind aus noch ungeklärter Ursache unfähig ist, soziale Kontakte aufzunehmen, und sich völlig in sich selbst zurückzieht. Vom Autismus betroffen sind etwa 2 von 1000 Kindern, wobei das scheinbar häufigere Auftreten in den letzten 20 Jahren sicher die Folge des besseren Erkennens der Krankheit ist. Bereits beim Baby fallen die Beziehungsprobleme auf: Es wehrt sich gegen körperlichen Kontakt, will nicht auf den Arm genommen werden, lächelt selten und ahmt nichts nach. Ältere autistische Kinder sprechen nicht, scheinen nicht zu hören und leiden an extremer Angst vor Veränderungen in der Umgebung. Sie entwickeln zwanghafte Verhaltensrituale, verweigern den Kontakt mit Menschen, klammern sich aber an Gegenstände und agieren oft ausgesprochen aggressiv. Tritt der Autismus bereits im Säuglingsalter auf (Kanner-Syndrom), besteht häufig auch eine Intelligenzminderung. Bei späterem Beginn ist die Intelligenz und Sprachentwicklung normal; diese Art des Autismus wird Asperger-Syndrom genannt.

Therapeutisch wird versucht, autistischen Kindern Sprechen und Kommunizieren in kleinen Schritten nahe zu bringen. Diese heilpädagogischen Bemühungen zeigen bei etwa der Hälfte der betroffenen Kinder keinen Erfolg. Sie brauchen auch als Erwachsene ständige psychologische Betreuung und sind unfähig, allein zu leben.

Bettnässen

Von Bettnässen (Enuresis) spricht man dann, wenn Kinder über das vierte Lebensjahr hinaus regelmäßig mehr als zweimal wöchentlich die Hose oder das Bett nass machen. War das Kind bereits mindestens zwölf Monate lang trocken, liegen die Ursachen für das Bettnässen vermutlich in psychischen Konflikten, zum Beispiel, wenn ein Geschwisterchen geboren wird oder die Eltern sich scheiden lassen. Dieses so genannte sekundäre Einnässen kann schnell vorübergehen, sich aber auch festsetzen und zu erheblichen weiteren psychischen Problemen führen. In den meisten Fällen hört das Bettnässen in der Pubertät auf.

War das Kind noch nie trocken, kann die Ursache eine organische Fehlbildung, zum Beispiel Reflux (Seite 117) sein, oder die Nerven, welche die Blasenentleerung steuern, sind noch nicht ganz ausgereift oder der Blasenschließmuskel ist zu schwach. Bei Harnwegsinfekten (Seite 118), Diabetes mellitus (Seite 113) oder einer geistigen Entwicklungsstörung tritt häufig Bettnässen auf.

Wenn Ihr Kind nach seinem vierten Geburtstag regelmäßig in die Hose oder ins Bett macht, sollten Sie den Arzt aufsuchen. Er wird organische Ursachen ausschließen und die Eltern beraten. Eventuell überweist er Ihr Kind an eine psychotherapeutisch ausgebildete Fachkraft. Blasentrainingsprogramme sind erst nach dem fünften Lebensjahr sinnvoll und sollten erst nach einer psychologischen Diagnosestellung eingesetzt werden.

DAS KRANKE KIND

Cystische Fibrose

Die Cystische Fibrose (Mukoviszidose) ist eine Erbkrankheit, bei der die schleimproduzierenden Drüsen – Bauchspeicheldrüse, Schleimhautdrüsen der Luftröhre und Bronchien – fehlerhaft arbeiten: Sie scheiden zähen, klebrigen Schleim statt dünnem ab, der die Ausführungsgänge der Drüsen verstopft.
Die Erkrankung wird meist im frühen Säuglingsalter entdeckt, wenn von der Muttermilch auf Flaschenmilch umgestellt wird. Die Bauchspeicheldrüse stellt bestimmte Enzyme, die zur Verdauung der Nahrung nötig sind, nicht her, es kommt zu großen Mengen übel riechender, breiiger Stühle, da die Nahrung schlecht verdaut oder unverdaut ausgeschieden wird. Das Kind wächst und gedeiht nicht richtig. Der zähe Bronchialschleim ruft Hustenanfälle hervor und ist ein guter Nährboden für Bakterien: Die Kinder leiden häufiger an Bronchitis oder Lungenentzündung als gesunde. Nachgewiesen wird die Cystische Fibrose durch den Schweißtest: Die Erkrankten haben einen höheren Salzgehalt im Schweiß.
Die Cystische Fibrose ist nicht heilbar. Durch konsequente lebenslange Behandlung der Krankheitssymptome mit Atemgymnastik, medikamentösen Schleimlösern, Bauchspeicheldrüsenenzymen sowie Antibiotika bei Infektionen lässt sich die Lebensqualität der Erkrankten jedoch verbessern. Vorteilhaft ist, wenn die kranken Kinder ambulant durch spezielle Behandlungszentren für Cystische Fibrose mitbetreut werden.

Down-Syndrom

Das Down-Syndrom (Trisomie 21, früher auch Mongolismus genannt) ist die häufigste angeborene Chromosomen-Anomalie. Statt der normalen 46 Chromosomen hat das Kind 47 Chromosomen in den Zellkernen seiner Körperzellen. Zum 21. Chromosomenpaar ist ein drittes Chromosom 21 hinzugekommen, das die typischen körperlichen Symptome hervorruft. Bereits beim Neugeborenen ist das Down-Syndrom zu erkennen: Der Schädel ist klein und breit, die Augen stehen weit auseinander mit schräg gestellten Lidspalten, das Oberlid ist zur Nase hin eingezogen, wodurch gewisse Ähnlichkeiten mit mongolischen Gesichtszügen entstehen. Der Nasenrücken ist flach und breit, der Mund steht meist offen, sodass die große Zunge zu sehen ist. Die Muskulatur ist schlaff, die Gelenke lassen sich leicht überdehnen.
50 Prozent der Kinder haben einen Herzfehler. Geistig und körperlich entwickeln sich diese Kinder langsamer als gesunde. Eine medikamentöse Behandlung der genetischen Störung gibt es nicht. Kinder mit Down-Syndrom sind ausgesprochen liebenswerte Menschen und sehr anhänglich. Sie können durch geduldige Anleitung gefördert werden, brauchen aber speziell ausgebildete Lehrer und Erzieher. Am besten für die Kinder ist es, wenn sie in ihrer Familie aufwachsen; sie müssen nicht im Heim untergebracht werden. Voraussetzung: gute Schulen oder Tagesstätten vor Ort, in denen sie heilpädagogisch und durch Krankengymnastik, Ergotherapie und Logotherapie gefördert

SORGENKINDER

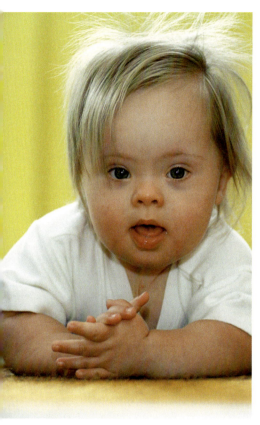

Kinder mit Down-Syndrom sind sehr lieb und entwickeln sich verlangsamt.

werden – und natürlich auch die Akzeptanz durch ihre Mitmenschen. Welchen Entwicklungsstand die betroffenen Kinder erreichen, ist unterschiedlich: Manche brauchen lebenslang Hilfe bei alltäglichen Verrichtungen wie Essen und Anziehen. Andere erlangen ein beachtliches Maß an Selbstständigkeit: Sie lernen beispielsweise, allein öffentliche Verkehrsmittel zu benutzen und sich durch angeleitete einfache Arbeiten Geld zu verdienen, in der Regel in speziell betreuten Werkstätten.

Einkoten

Wenn ein Kind regelmäßig unwillkürlich Stuhl absetzt, obwohl es normalerweise schon auf die Toilette geht, spricht man von Einkoten (Enkopresis). Noch etwa zwei Prozent der achtjährigen Kinder leiden daran, wobei Jungen besonders betroffen sind. Wenn nicht eine chronische Verstopfung (Seite 105), bei der dünner Stuhl an einem harten Kotballen im Darm vorbeifließt, als Ursache in Frage kommt, ist das Einkoten in der Regel eine Reaktion auf seelische Konfliktsituationen in der Familie, im Kindergarten oder in der Schule.

Macht ein etwa vierjähriges Kind, das sonst schon sauber ist, trotzdem lieber in die Windel, sollten Sie diesem Wunsch nachkommen, um Stuhlverhaltungen vorzubeugen.

SOLL IHR KIND ZUM ARZT?

Suchen Sie den Arzt auf, wenn Ihr Kind in die Hose macht, obwohl es die Toilette schon regelmäßig benutzt.

SO HILFT DER ARZT

› Er wird eine chronische Verstopfung ausschließen, versuchen, möglichen psychischen Ursachen auf die Spur zu kommen, und Ihr Kind im Zweifelsfall zum Psychotherapeuten überweisen.

DAS KRANKE KIND

Essstörungen

Essstörungen aufgrund von psychischen Konfliktsituationen treten typischerweise in der Pubertät auf, Mädchen sind zehnmal häufiger betroffen als Jungen. Die Ursache liegt bei Mädchen meist in einer Verweigerung des Erwachsenwerdens und der damit verbundenen Rolle als Frau. Vor allem Kinder aus sehr leistungsorientierten Familien leiden oft an Essstörungen. Bei der Pubertätsmagersucht (Anorexia nervosa) verweigern die Betroffenen suchtartig das Essen und verlieren immer mehr an Gewicht. Charakteristisch ist, dass sie der Nahrung größte Aufmerksamkeit schenken: Sie berechnen exakt Kalorien und Fettgehalt, brauchen einen ganzen Tag, um etwa einen Apfel zu essen, und betreiben oft zusätzlich exzessiv Sport. Magersüchtige erkennen nicht, dass sie krank sind, ihre Eigenwahrnehmung ist gestört. Manche hungern sich zu Tode. Ess-Brech-Süchtige schlingen anfallsartig riesige Nahrungsmengen in sich hinein, um sie anschließend künstlich wieder zu erbrechen. Oft schlucken sie Unmengen an Abführmitteln, um nicht zuzunehmen. Ihre Gedanken kreisen ständig um das Essen – wie bei Magersüchtigen. Jedoch erkennen sie ihre Krankheit und leiden an starken Schamgefühlen.

Ess-Brech-Sucht (Bulimie) muss wie die Magersucht verhaltens- und psychotherapeutisch behandelt werden. Bei Magersüchtigen ist oft ein längerer Klinikaufenthalt nötig, manchmal mit künstlicher Ernährung. Nur bei einem geringen Teil wird eine dauerhafte Heilung erreicht.

Leukämie

Leukämie ist bei Kindern die häufigste Krebserkrankung des Blutes. Sie leiden immer an der akuten Form, der akuten lymphatischen Leukämie (ALL), bei der sich aus bisher ungeklärten Gründen primitive Vorstufen weißer Blutkörperchen im Knochenmark unkontrolliert vermehren. Diese verdrängen nach und nach die gesamten Knochenmarkszellen und stören so die Bildung der normalen Blutzellen. Die Kinder sind blass, müde und appetitlos, haben häufig Bauchweh und Gliederschmerzen, unerklärliche blaue Flecken auf der Haut und häufig Nasenbluten. Die Diagnose stellt der Arzt durch eine Knochenmarkspunktion. In den letzten Jahren haben sich die Behandlungsmöglichkeiten so verbessert, dass die Prognose für Kinder mit Leukämie relativ gut ist: In 70 Prozent der Fälle ist diese Krebserkrankung heilbar. Die Kinder müssen in Kinderkliniken von Kinderärzten mit speziellen Kenntnissen über Blutkrebserkrankungen (Hämatoonkologie) behandelt werden. Kinder und Eltern erwartet ein langer Krankheitsverlauf. Das Ziel der Behandlung – die Vernichtung der Leukämiezellen – versuchen die Ärzte durch Chemotherapie, Knochenmarkstransplantation, Kortisongaben und Bestrahlungen zu erreichen. Ist die Leukämie besiegt, sind über Jahre regelmäßige Kontrolluntersuchungen des Blutbildes nötig, um ein erneutes Auftreten von Krebszellen so früh wie möglich zu erkennen.

SORGENKINDER

Morbus Crohn

Morbus-Crohn-Patienten leiden an einer chronischen, in Schüben verlaufenden Entzündung der Darmschleimhaut, deren Ursache noch nicht sicher bekannt ist. Es dauert oft Monate bis Jahre, bis die Krankheit erkannt wird, da die Symptome so uncharakteristisch sind. Die Kinder sind appetitlos, wachsen nicht und nehmen kaum zu. Sie haben häufig wiederkehrende Bauchschmerzen und wässrige Durchfälle, die auch schleimig-blutig sein können. Um die Diagnose sicherzustellen, muss der Arzt bei einer Darmspiegelung Gewebe für die mikroskopische Untersuchung entnehmen. Kinder mit Morbus Crohn sollten von Ärzten behandelt werden, die sich auf die Behandlung dieser Patienten spezialisiert haben. Sie brauchen eine kontinuierliche medikamentöse Therapie, bis sie ausgewachsen sind.

Morbus Hodgkin

Der Morbus Hodgkin (Lymphgranulomatose), eine Tumorerkrankung der Lymphknoten, kommt bei Kindern selten vor. Die Krebserkrankung beginnt schleichend: Die Lymphknoten in verschiedenen Körperregionen vergrößern sich. Meist wird die Lymphgranulomatose erst erkannt, wenn die Lymphknoten im Bereich der Schlüsselbeine größer und sichtbar werden. Die Kinder verlieren an Gewicht, schwitzen nachts stark und können unerklärliche Fieberschübe haben. Beim geringsten Verdacht auf Lymphgranulomatose entfernt der Kinderchirurg einen Lymphknoten für eine mikroskopische Untersuchung, um die Diagnose zu sichern. Rechtzeitig erkannt können mit moderner Chemo- und Strahlentherapie bis zu 90 Prozent der kranken Kinder geheilt werden.

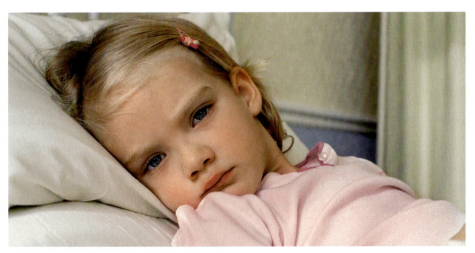

Bei schweren Erkrankungen wie Leukämie oder Morbus Hodgkin muss das betroffene Kind auf jeden Fall in einer Kinderklinik behandelt werden.

DAS KRANKE KIND

Plötzlicher Säuglingstod (SIDS)

In Deutschland starben früher pro Jahr bis zu 2000 Kinder in ihren ersten Lebensmonaten am plötzlichen Säuglingstod (Sudden Infant Death Syndrome, SIDS). Dank heutiger Vorsorgemaßnahmen ist diese Zahl auf knapp 400 zurückgegangen. Die Eltern finden ihr Kind tot im Bettchen, obwohl es kurz zuvor noch gesund erschien. In 50 Prozent wird als Ursachen für SIDS angenommen:

- Frühgeburt und damit verbundene Unreife der Atemsteuerung in den Hirnstammzentren.
- Speiseröhrenreflux: Beim Erbrechen von Mageninhalt kommt es in der Speiseröhre durch einen Reflex des Vagusnervs zum Atemstillstand.
- Infektion der Atemwege durch Keuchhustenbakterien oder RS-Viren (Respiratory-Syncytial-Viren).
- Cerebraler Anfall: Krampfanfall im Gehirn und dadurch ausgelöster Atemstillstand.
- Herz-Rhythmus-Störung: Durch die mangelhafte Tätigkeit des Herzens kommt es zu einer Sauerstoffunterversorgung im Gehirn mit der Folge eines Atemstillstandes.

WAS SIE BEACHTEN SOLLTEN

Aufgrund der Erfahrungen der letzten Jahre hofft man, durch folgende Vorsorgemaßnahmen das Risiko zu verringern:

- Im ersten Lebensjahr stillen, solange es geht.
- Niemanden in Gegenwart des Säuglings rauchen lassen.
- Das Baby nicht zu warm anziehen, es braucht weder Wärmflasche noch Schaffelle im Bett. Zum Schlafen werden nur ein Baumwollhemdchen und die Windel angezogen. Das Baby nicht neben der Heizung oder in der prallen Sonne liegen lassen.
- Die Schlafposition des Babys wurde in letzter Zeit viel diskutiert. Derzeit wird die Rückenlage empfohlen, die Bauchlage sollte vermieden werden. Wichtiger als die Schlafposition ist jedoch wegen der Gefahr der Stauwärme: Kein Kopfkissen, kein dickes Federbett, kein Schaffell verwenden; das Baby nicht zwischen den Eltern schlafen lassen; die Matratze sollte möglichst hart sein.
- Stress vermeiden: Dazu gehören längere Autofahrten, fremde oder laute Umgebung, Feiern.

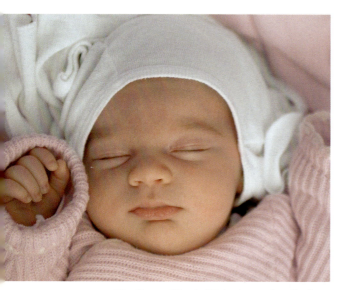

Säuglinge sollten in Rückenlage, ohne Kopfkissen und ohne dickes Federbett schlafen.

SORGENKINDER

Reye-Syndrom

Das Reye-Syndrom ist eine äußerst seltene, aber sehr ernste Erkrankung, die zum Tode führen kann, wenn sie nicht rechtzeitig erkannt wird. Meist tritt sie im Anschluss an eine fieberhafte Erkrankung – vor allem Windpocken (Seite 196) oder Grippe (Seite 182) – auf, bei der das Kind zur Fiebersenkung acetylsalicylsäurehaltige Medikamente (Aspirin®) bekommen hat. Aus noch nicht bekanntem Grund werden Gewebszellen in Gehirn und Leber zerstört. Als Auslöser können auch Medikamente gegen Krampfanfälle oder Erbrechen in Frage kommen, wenn bei den Patienten Stoffwechselanomalien bestehen.
Die Symptome: Nach einer überstandenen fieberhaften Erkrankung bekommt das Kind erneut Fieber und erbricht. Sein Bewusstsein ist durch ein Hirnödem – ähnlich wie bei einer Hirnhautentzündung – getrübt. Es kommt zu Krampfanfällen und Atemstörungen bis hin zum Atemstillstand.

SOLL IHR KIND ZUM ARZT?

Bei Verdacht auf ein Reye-Syndrom muss sofort der Arzt oder Notarzt gerufen werden, der das Kind ins Krankenhaus einweist. Es muss auf die Intensivstation. Eine gezielte Therapie gibt es nicht. Im Frühstadium ist Heilung unter Umständen möglich.
Da seit Jahren Paracetamol oder Ibuprofen zur Fiebersenkung bei Kindern eingesetzt wird, tritt das Reye-Syndrom heute praktisch nicht mehr auf.

Schlafstörungen

Kinder leiden normalerweise nicht an Schlafstörungen. Häufig haben die Eltern falsche Vorstellungen darüber, wie viel Schlaf ein Kind braucht.
- Ein Baby kann im ersten Halbjahr nicht mehr als vier bis sechs Stunden am Stück schlafen. Ab dem zweiten Halbjahr schläft es tagsüber zwei bis drei Stunden und nachts normalerweise nicht länger als acht Stunden.
- Kleinkinder unter vier Jahren schlafen nachts meist nicht durch und wecken im Durchschnitt zweimal pro Nacht ihre Eltern. Sie halten häufig tagsüber »Siesta«, ohne dabei zu schlafen.
- Ab dem sechsten bis siebten Lebensjahr schlafen Kinder in der Regel durch. Sie brauchen oft mehr Schlaf als Kleinkinder.
- Wie lange ein Kind schläft, hängt von seinem individuellen Schlafbedürfnis ab und kann von 8 bis 14 Stunden reichen.

Wenn Kinder nachts wach liegen, spielen organische Ursachen nur sehr selten eine Rolle. Zu aufregende Gute-Nacht-Geschichten, zu viele oder nicht verarbeitete Erlebnisse des Tages oder auch zu warmes Bettzeug oder ein überheiztes Zimmer können den Schlaf vertreiben. Bei Säuglingen hängen Schlafstörungen meistens mit der häuslichen Situation zusammen. Ein Baby braucht im ersten Jahr einen ruhigen Tagesablauf. Auf zu viel Trubel reagiert es mit Unruhe, Schreien und Schlafstörungen. Schon längere Autofahrten, Familienfeste, Urlaubsreisen und Krabbelstuben können ein Baby

DAS KRANKE KIND

überfordern. Ist das Baby dagegen regelmäßig in einer Kinderkrippe, wirkt sich das gewöhnlich nicht störend auf den Schlaf aus.

Wenn ein Kind zu krabbeln anfängt und seine Umwelt erkundet, erlebt es tagsüber so viel Neues, Unbekanntes und Aufregendes, dass es diese Eindrücke im Traum verarbeitet und daher nachts öfter aufschrecken kann.

FÜR EINEN GESUNDEN SCHLAF

- Das Schlafzimmer sollte gut gelüftet und nicht zu warm sein (ca. 15 °C). Lassen Sie das Fenster am besten offen stehen. Verzichten Sie auf Wärmflasche, Federbetten, Schaffell, zu viele Kuscheltiere und zu viel Kleidung. Wenn es Ihrem Kind zu warm ist, schwitzt es, bekommt Durst, wacht davon auf und schreit.
- Lassen Sie Ihren Säugling tagsüber so oft wie möglich im Freien schlafen, dann schläft er auch nachts besser.
- Bei älteren Kindern mit Schlafproblemen reicht es fast immer aus, wenn sie tagsüber viel an der frischen Luft herumtoben können, auch im Winter.
- Vermeiden Sie aufregende Spiele, Fernsehsendungen oder Geschichten kurz vor dem Schlafengehen.
- Verzichten Sie abends auf schwere Mahlzeiten, die die Verdauungsorgane belasten.
- Wenn Ihr Kind an Einschlaf- oder Durchschlafstörungen leidet, können Sie ihm vor dem Schlafengehen einen Schlaftee (Seite 230) geben.

Schreibaby

10 bis 15 Prozent der Säuglinge sind Schreibabys und beenden in 80 bis 90 Prozent der Fälle diese Entwicklungsphase mit dem vierten bis sechsten Lebensmonat. Es bleibt kein körperlicher oder seelischer Schaden, falls die Kinder nicht von ihrer Umgebung als Problemkinder abgestempelt wurden.

Das Schreien ist beim Baby anfangs die einzige und wichtigste Form, mit der es sich äußern kann. Ein Säugling wird in den ersten Monaten noch nicht »absichtlich« oder tyrannisierend schreien. Er hat immer einen Grund. Sein Schreien, Meckern oder Quengeln ist nicht Ausdruck einer Laune, sondern die spontane Äußerung, dass ihm etwas nicht gefällt oder er mit einer bestimmten Situation unzufrieden ist, aber auch hörbarer Ausdruck eines akuten Schmerzes.

Plötzlich auftretendes, unstillbares Schreien bei Ihrem Baby ist immer ein Grund, mit dem Kinderarzt in Kontakt zu treten, um ernste Erkrankungen wie zum Beispiel Mittelohrentzündung (Seite 70), Leistenbruch (Seite 100) oder Darmverschluss (Seite 96) auszuschließen.

Das normale Schreien fängt beim Neugeborenen an, anfangs für etwa zwei Stunden pro Tag. Ein 6 bis 8 Wochen alter Säugling schreit laut Statistik um die 3 Stunden in 24 Stunden. Die Grenzen zwischen normalem Schreien und übermäßigem Schreien sind fließend und obendrein vom subjektiven (persönlichen) Empfinden der Eltern und der Erwachsenen allgemein abhängig. Für

SORGENKINDER

gestresste Erwachsene ist die Grenze des Erträglichen schneller erreicht als für ruhige, ausgeglichene Menschen. Eltern, die ihr Kind beruhigen können, ertragen längere Schreiphasen leichter als andere Personen. Gelingt es Eltern nicht, ihr Baby zu beruhigen, beginnen sie häufig an sich selbst und ihrer elterlichen Kompetenz zu zweifeln. Das kann zu immer hektischeren Beruhigungsversuchen und zu immer häufiger wechselnden Strategien führen. Dies wiederum verursacht beim Baby Unruhe, Unsicherheit und Stress, sein Schreien verlängert und verstärkt sich. Aus medizinischer Sicht ist Schreien, auch übermäßiges Schreien, weder gesundheitsschädlich noch krank oder krank machend, sondern eine vorübergehende Entwicklungsphase. Früher sprach man von einem »Schreibaby«, wenn es in den ersten drei Lebensmonaten mindestens drei Wochen lang an mehr als drei Tagen in der Woche mehr als drei Stunden schrie, und nannte als Ursache dafür die Dreimonatskoliken (Seite 41). Für das Schreibaby treffen aber diese Magen-Darm-Anpassungsprobleme nicht zu. Wenn beim Schreibaby organische Störungen als Ursache ausgeschlossen wurden, geht man heute davon aus, dass diese Kinder bereits auf schwache Körper- und Umgebungsreize sehr schnell, empfindlich und heftig reagieren, kombiniert mit einer nur geringen Fähigkeit zur Selbstregulierung. Sie können sich nicht beruhigen und finden dadurch nur schlecht in den Schlaf. Schreibabys benötigen Regulationshilfen, insbesondere viel engen Körperkontakt. Die Eltern oder Bezugspersonen brauchen eine hohe Bereitschaft, umgehend und

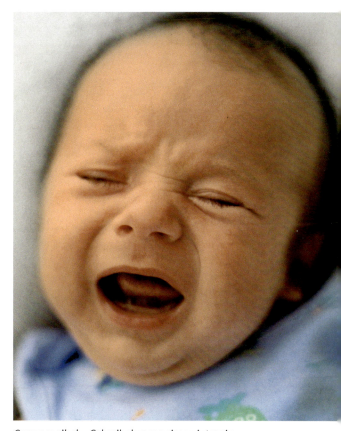

Ganz sensibel – Schreibabys reagieren intensiv auf Reize aus der Umgebung.

angemessen auf die Äußerungen des Babys zu reagieren. Die Hilfen müssen sofort und behutsam einsetzen, um dem Baby die Chance zu geben, sich selbst zu regulieren und zu beruhigen. Um unstillbaren Schreiattacken vorzubeugen, sollten die Eltern lernen, den Punkt beim Schreien zu erkennen, ab dem es das Baby nicht mehr allein schafft, sich zu beruhigen. Trotz aller Ratschläge und Therapieversuche muss man häufig warten, bis das Schreien nach dem dritten bis vierten Lebensmonat von allein verschwindet.

DAS KRANKE KIND

> **INFO**
>
> **Schreikinder**
>
> Wenn Ihr Baby häufig schreit, denken Sie daran:
>
> ❯ Werden Sie nicht hektisch und ermahnen Sie sich immer wieder selbst zur Ruhe.
>
> ❯ Das Baby schreit nicht, um die Eltern zu ärgern. Das Schreien ist auch keine Krankheit und das Schreibaby, soweit organische Störungen ausgeschlossen sind, kein Problemkind.

SO HELFEN SIE IHREM KIND

Generell sind alle Beruhigungsversuche zu empfehlen, die bei den Dreimonatskoliken (Seite 41) angeführt sind.
Ein Schreibaby braucht einen reizarmen, klaren Tagesablauf mit festen Fütterungs-, Schlaf- und Spielzeiten. Die Einschlafrituale müssen immer die gleichen sein, zum Beispiel Vorsingen eines vertrauten Liedes, dasselbe Kuscheltier an derselben Stelle im Bett, die Spieluhr-Melodie immer aus derselben Richtung. Manche Schreibabys beruhigen sich, wenn sie über den Tag verteilt bis zu drei Stunden im Tragetuch herumgetragen werden und engen Körperkontakt haben. Andere Babys beruhigen sich im althergebrachten Steckkissen, das heißt, sie sind fest in Tücher eingewickelt. Lassen Sie sich in der Betreuung Ihres schreienden Babys von anderen Bezugspersonen helfen.

Suchtprobleme

Sucht ist die körperliche (physische) oder seelische (psychische) Abhängigkeit von Halluzinogenen (Haschisch, Kokain, Heroin), von Medikamenten und Schnüffelstoffen, aber auch von gesellschaftlich akzeptierten Drogen wie Alkohol und Zigaretten. Süchtige brauchen die Droge immer öfter in immer größeren Mengen und wenn der Nachschub fehlt, treten Entzugserscheinungen auf.
In den letzten 30 Jahren ist der Missbrauch harter Drogen ein immer größeres gesellschaftliches und individuelles Problem geworden. Vom Drogenkonsum über die Abhängigkeit gelangen die Betroffenen in einen Strudel, aus dem sie allein meist nicht mehr herauskommen. Die erste Drogenerfahrung machen Jugendliche heute mit durchschnittlich zwölf Jahren. Nach Schätzungen haben 20 Prozent der Jugendlichen Erfahrungen mit Drogen, und jedes Jahr wächst die Drogenszene um 12000 jugendliche Neueinsteiger.
Wenn sich Ihr Kind psychisch verändert, sich von Ihnen abkapselt, wenn seine Schulleistungen absinken, sein Freundeskreis ständig wechselt, könnte dies einen Hinweis auf eine mögliche Gefährdung geben. Alarmsignale für eine Drogensucht sind Angst- und Dämmerzustände und Verwirrtheit, unabhängig vom Lichteinfall enge Pupillen, plötzliche Krampfanfälle ohne bisheriges Anfallsleiden.
Eine Drogensucht muss ärztlich behandelt werden, mit einem in der Klinik durchgeführten Entzug und intensiver psychischer und sozialer Betreuung.

SORGENKINDER

Tuberkulose

Die Tuberkulose ist eine Infektionskrankheit, die in Deutschland lange Zeit kaum noch auftrat. Durch die zunehmende Reiselust in ferne Länder, in denen die Tuberkulose noch weit verbreitet ist, steigt die Zahl der Erkrankungen wieder deutlich an. Der Erreger ist das Tuberkel-Bakterium. Bei der Erstinfektion wird es durch Tröpfcheninfektion auf das Kind übertragen und befällt deshalb am häufigsten die Lunge. Das erkrankte Lungengewebe und die dazugehörenden erkrankten Lymphknoten werden Primärkomplex genannt. In der Mehrzahl der Fälle verkalkt der Primärkomplex und die Krankheit kommt zum Stillstand. Diese Primärtuberkulose ist nicht ansteckend und verläuft häufig unbemerkt, oft ist später ein positiver Tuberkulosetest das einzige Anzeichen. Daher sollte routinemäßig bei jeder Vorsorgeuntersuchung ab dem zehnten bis zwölften Lebensmonat (U6) ein Tuberkulosetest durchgeführt werden. Fällt er positiv aus, muss das Kind für drei bis vier Monate eine Chemotherapie bekommen, die zu Hause durchgeführt werden kann. Während dieser Zeit sind monatliche Kontrolluntersuchungen notwendig. Bei Säuglingen und Kleinkindern sowie bei abwehrschwachen Kindern besteht die Gefahr, dass sich die Tuberkel-Bakterien über die Blutbahn ausbreiten und in anderen Organen ansiedeln (Miliartuberkulose). Diese schwere Erkrankung muss im Krankenhaus behandelt werden. Die offene, ansteckende Tuberkulose tritt erst nach einer zweiten Ansteckung auf.

Zöliakie

Bei der Zöliakie besteht eine angeborene Unverträglichkeit von Gluten, einem Eiweißstoff in Gerste, Hafer, Roggen und Weizen. Durch diese Unverträglichkeit verkümmert die Dünndarmschleimhaut und kann die Nahrung nicht mehr verdauen. Mangelerscheinungen sind die Folge. Wenn der Säugling im zweiten Halbjahr getreidehaltige Nahrung bekommt, treten die ersten Symptome auf: Das Kind ist auffallend reizbar und kontaktscheu, der Appetit fehlt. Es werden große Mengen an übel riechendem, fettglänzendem Stuhl produziert. Mit der Zeit verkümmern die Muskeln der Gliedmaßen, der Bauch wird prall und aufgetrieben.
Die Diagnose wird durch eine Blutprobe und eine Dünndarm-Biopsie gestellt. Zöliakiekranke Kinder dürfen ihr Leben lang nur glutenfreie Kost essen; dann entwickeln sie sich normal. Auf jeden Diätfehler reagiert ihr Körper mit Durchfall.

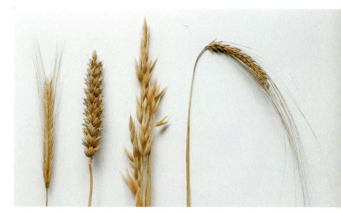

Als Auslöser der Zöliakie wurde Gluten, ein Eiweißstoff in Getreide, nachgewiesen.

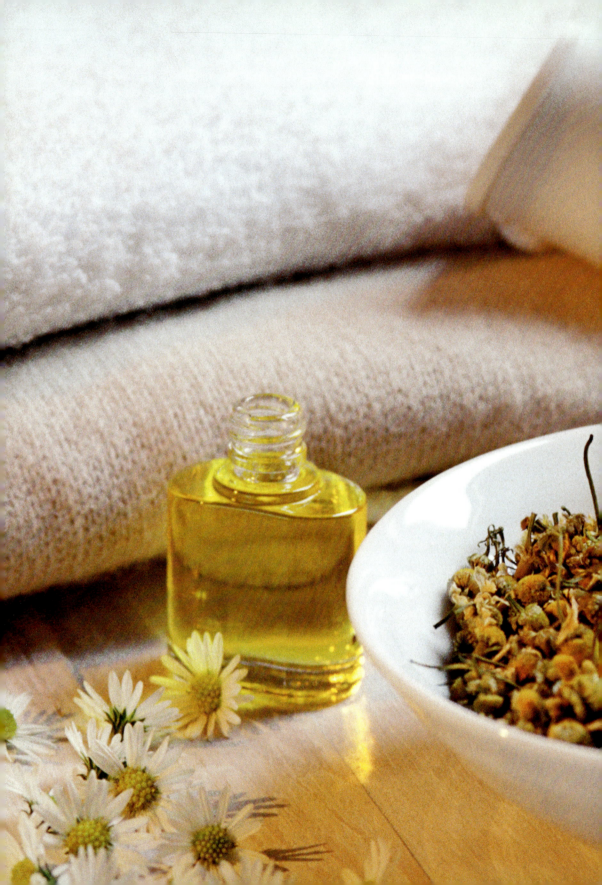

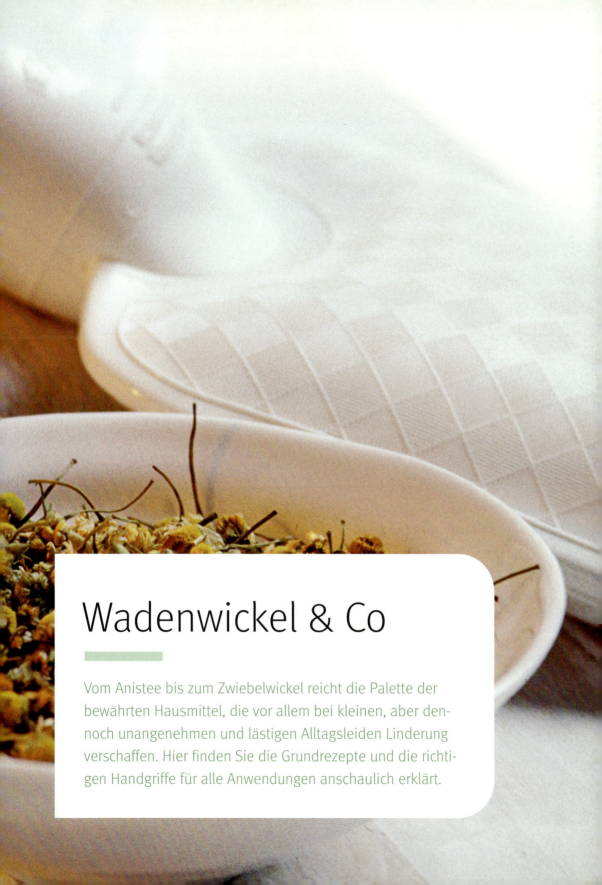

Wadenwickel & Co

Vom Anistee bis zum Zwiebelwickel reicht die Palette der bewährten Hausmittel, die vor allem bei kleinen, aber dennoch unangenehmen und lästigen Alltagsleiden Linderung verschaffen. Hier finden Sie die Grundrezepte und die richtigen Handgriffe für alle Anwendungen anschaulich erklärt.

WADENWICKEL & CO

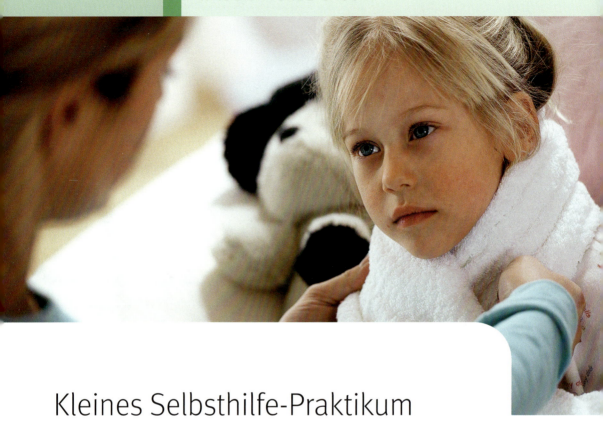

Kleines Selbsthilfe-Praktikum

Die Erfolge der modernen medizinischen Therapien sind unbestritten: Sie retten Leben, verhüten folgenschwere Komplikationen und lindern qualvolle Beschwerden. Doch gerade bei banalen Alltagskrankheiten, an denen Kinder immer wieder leiden, hilft die moderne Medizin nicht besser als alte Hausmittel. Daher verzichten auch immer mehr Ärzte auf »schwere Geschütze«. Vor allem bei den meisten typischen virusbedingten Krankheiten im Kindesalter wie Erkältungen gilt: Die chemischen Medikamente bekämpfen nicht die Erreger, sondern lindern nur die lästigen Symptome. Gegen Viruserkrankungen gibt es noch nicht viele wirksame Medikamente und Antibiotika helfen nur gegen Bakterien.

Die Anwendung von altbewährten Hausmitteln ist zwar zeitaufwändiger als ein paar Tabletten oder Tropfen zu geben, dafür sind unerwünschte oder schädliche Nebenwirkungen wesentlich seltener zu befürchten. Wichtig ist, dass Sie immer aufmerksam bleiben und im Zweifel lieber frühzeitig den Arzt zu Rate ziehen: Wenn Hausmittel nicht helfen, müssen andere Maßnahmen ergriffen werden.

KLEINES SELBSTHILFE-PRAKTIKUM

Mit allen Wassern gewaschen

Kaltes und warmes Wasser – vom Tau auf der Wiese bis zum Dampfguss in der Sauna – hilft, das körpereigene Abwehrsystem zu stärken, die peripheren Blutgefäße zu trainieren und die Hautdurchblutung zu fördern. Vor allem kaltes Wasser härtet ab: Wenn Ihr Kind duscht oder badet, versuchen Sie es an eine kalte Brause als Abschluss zu gewöhnen. Gehen Sie dabei in dieser Reihenfolge vor: Füße, Beine, Hüfte, Arme, Schultern, Bauch, Brustkorb und Rücken. Danach rubbeln Sie das Kind mit einem Frottiertuch kräftig ab.

Zur unterstützenden Behandlung von Krankheiten kommt Wasser in Form von Bädern, Inhalationen, Umschlägen und Wickeln zum Einsatz.

AUGENSPÜLUNG

Bei Säuglingen mit Schmierauge haben sich Waschungen mit Salzwasserlösung bewährt. Die angegebene Mischung (0,9-prozentige Lösung) entspricht der Zusammensetzung der Tränen und reizt das Auge nicht. Gegen entzündete Augen helfen Augentrost oder Kamille, die auch bei Lidrand-Entzündung oder Gerstenkorn verwendet werden können. Bitte beachten Sie jedoch: Bei Kamille besteht Allergiegefahr!

 WICHTIG

Hausmittel richtig anwenden

› Hausmittel ersetzen nicht eine notwendige ärztliche Behandlung, sie können sie nur unterstützen.

› Wenn sich die Beschwerden Ihres Kindes nicht wesentlich bessern, muss es zum Arzt – je jünger Ihr Kind ist, desto schneller.

› Achten Sie auf die angegebenen Dosierungen und Anwendungsvorschriften, auch Hausmittel können falsch dosiert Schäden anrichten.

› Leiden Sie oder Ihr Kind an Allergien, verwenden Sie Heilkräuter mit Vorsicht. So gut wie alle Pflanzen können Allergien auslösen. Lieber erst mit ganz kleinen Mengen testen, ob Ihr Kind die Substanz verträgt.

› Bei vielen Hausmitteln gibt es mehrere zur Auswahl. Spricht Ihr Kind auf eine Behandlung nicht an oder reagiert allergisch, können Sie auf ein anderes Mittel ausweichen. Denn Hausmittel wirken individuell und keineswegs bei allen Kindern gleich.

› Im Zweifelsfall fragen Sie immer Ihren Arzt um Rat.

WADENWICKEL & CO

So wird's gemacht

Salzwasser: 100 Milliliter lauwarmem, abgekochtem Wasser einige Körner Salz (1 Gramm) zusetzen.

Augentrost: 1 Teelöffel getrockneten Augentrost mit 100 Milliliter kochendem Wasser aufbrühen, zwei Minuten ziehen lassen. Abseihen und abkühlen lassen.

Kamille: 1 Teelöffel getrocknete Kamillenblüten mit 100 Milliliter kochendem Wasser aufbrühen, 1 Gramm Salz dazugeben, eine Minute ziehen lassen. Abseihen und auf Körpertemperatur abkühlen lassen. Bei kleinen Kindern das Auge mit einem getränkten Leinen- oder Mull-Läppchen vorsichtig von außen nach innen auswaschen. Keine Wolle oder Wattebäusche verwenden, sie fusseln und reizen das Auge. Bei jedem Mal und für jedes Auge ein frisches Läppchen nehmen. Kinder ab sechs Jahren können eine Augenbadewanne aus der Apotheke benützen.

Die Rezepte können Sie auch als Kompressen verwenden. Eine Kompresse hält am besten mit einem Stirnband oder einem zusammengelegten Taschentuch.

DAMPFBAD

Kopfdampfbäder verbessern durch die Wärme die Durchblutung der Schleimhäute und lösen Schleim. Auch bei Kleinkindern lassen sich Atemwegsinfekte mit Dämpfen behandeln.

So wird's gemacht

In 2 Liter kochendem Wasser 1 gestrichenen Esslöffel Salz auflösen. Das heiße Wasser in eine Schüssel schütten oder den Topf ins Waschbecken stellen, damit sich das Kind nicht verbrühen kann, wenn der Topf umfällt.

Setzen Sie das Kind so davor, dass es mühelos den Kopf darüber beugen kann. Kopf und Schultern decken Sie mit einem Tuch zeltartig ab, damit kein Dampf entweicht. Der Dampf wird so warm wie möglich für etwa zehn Minuten bei geschlossenen Augen durch die Nase eingeatmet, danach mit dem Tuch um den Kopf für etwa 20 Minuten ins Bett. Lassen Sie das Kind bitte nicht allein! Bei Kindern unter sieben Jahren muss sich ein Erwachsener mit dem Kind auf dem Schoß unter das Tuch setzen. Um den Schleim besser zu lösen, kann man dem Dampfbad noch Thymian (1 Esslöffel auf 2 Liter) oder Kamille (2 Esslöffel auf 2 Liter beziehungsweise 4 Teebeutel auf 2 Liter) zusetzen. Vorsicht: Allergiegefahr!

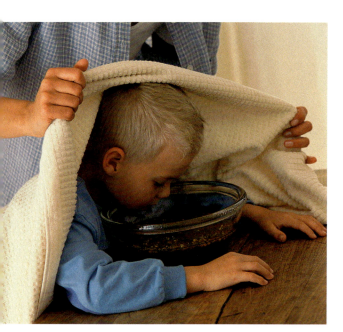

Vorsicht heiß – beim Kopfdampfbad sollten Sie Ihr Kind nicht allein lassen!

KLEINES SELBSTHILFE-PRAKTIKUM

FUSSBAD

Bei beginnender Erkältung, kalten Füßen oder wenn Ihr Kind völlig durchnässt nach Hause kommt, haben sich Fußbäder bewährt. Sie erwärmen den ganzen Körper, fördern die Durchblutung der Schleimhaut von Nase und Rachen und wehren dadurch Krankheitserreger ab.

So wird's gemacht

Füllen Sie eine Wanne oder hochrandige Schüssel mit 35 °C warmem Wasser (Temperatur mit dem Badethermometer messen). Das Kind stellt seine Füße hinein. Vorsichtig heißes Wasser nachgießen, bis eine Temperatur von 39 °C erreicht ist. Nach acht bis zwölf Minuten werden die Füße für drei Sekunden in ein zweites Gefäß mit kaltem (18 °C) Wasser gesteckt. Die Füße gut abtrocknen, warme Socken überziehen und das Kind für 20 Minuten ins Bett legen.

SITZBAD

Bei entzündlichen Hautveränderungen am Babypo, bei Vorhautentzündung (Seite 122) und Harnwegsinfektionen (Seite 118) haben sich Sitzbäder bewährt, die Sie dreimal täglich anwenden können.

So wird's gemacht

Füllen Sie entweder eine Babywanne, eine große Schüssel oder die Badewanne mit so viel Wasser von 37 °C, dass es bis zur Hüfte Ihres Kindes reicht. Setzen Sie Ihr Kind für etwa zehn Minuten in die Wanne – Babys bitte nicht allein lassen! Warmes Wasser nachgießen, wenn das Wasser zu kalt wird. Sie können auch ein ansteigendes Sitzbad machen: Vorsichtig wärmeres Wasser hinzugeben, bis die Wassertemperatur 39 °C erreicht (nicht beim Baby). Nach dem Sitzbad tupfen Sie Ihr Kind trocken. Für 20 Minuten ins Bett legen. Bei nässendem Ausschlag geben Sie Eichenrindensud (10 Milliliter auf 1 Liter) oder Kamille (10 Milliliter Kamillenblütenöl beziehungsweise 30 Gramm getrocknete Kamillenblüten auf 1 Liter Wasser) zu. Kamille hilft besonders bei Vorhautentzündung und Harnwegsinfektionen.

VOLLBAD

Bei nässenden Ekzemen und Neurodermitis kann das Kind fünf Minuten mit einem Zusatz von Eichenrinde, Zaubernuss oder Weizenkleie nicht zu warm baden.

So wird's gemacht

Eichenrinde: Junge Eichenblätter und die grüne Rinde von frischen Trieben (etwa im Juni gepflückt) mischen. 100 Gramm davon oder 100 Gramm getrocknetes Blätter-Rinden-Gemisch aus der Apotheke in 1 Liter Wasser eine halbe Stunde kochen lassen. Nach dem Abseihen kann der Sud im Schraubverschlussglas an einem dunklen Ort bis zu vier Wochen aufbewahrt werden. Vorsicht: Eichenrinde färbt Haut und Badewanne braun!
Zaubernuss (Hamamelis): Ein Gemisch aus 10 Gramm getrockneten Blättern und Rinde der Zaubernuss aus der Apotheke in 1 Liter Wasser 15 Minuten kochen lassen. Aufbewahrung wie oben.
Weizenkleie: 50 Gramm Weizenkleie in 1 Liter Wasser zehn Minuten kochen lassen. Nicht abseihen. Den Weizenkleie-Sud können Sie zwei bis drei Wochen dunkel und kühl aufbewahren.

WADENWICKEL & CO

Füllen Sie die Badewanne mit 35 °C warmem Wasser. 10 Milliliter Sud pro 10 Liter Wasser hineingeben. Nach dem Bad wickeln Sie Ihr Kind in ein Handtuch, tupfen die Haut trocken und cremen sie mit einer Fettsalbe dünn ein. Die folgenden Rezepte können auch für Kompressen verwendet werden.

WASSERTRETEN

Durch Wassertreten nach Pfarrer Kneipp wird die Durchblutung der Füße auf Trab gebracht. Wenn Ihr Kind zu kalten Füßen neigt, sollten Sie generell darauf achten, dass es möglichst viel barfuß geht beziehungsweise in der Wohnung keine Schuhe, sondern nur Strümpfe anhat. Die Bewegung fördert die Durchblutung und wärmt die Füße auf. Mit warmen Füßen holt sich Ihr Kind weniger Erkältungen.

So wird's gemacht

Füllen Sie die Badewanne mit 18 °C kaltem Wasser, das bis zur Mitte der Waden Ihres Kindes reichen muss. Ein Frottierhandtuch oder eine Gummimatte in der Wanne verhindern, dass Ihr Kind ausrutscht. Das Kind stapft etwa 30 Sekunden im Wasser und hebt dabei jedes Mal den ganzen Fuß aus dem Wasser heraus. Im Sommer hilft genauso gut, morgens im taunassen Gras zu laufen.

WECHSELDUSCHE

Die Wechseldusche ist eine einfache und wirkungsvolle Methode, um den Körper abzuhärten und den Blutkreislauf anzuregen. Sie ist daher besonders für Morgenmuffel mit niedrigem Blutdruck zu empfehlen. Der schnelle Wechsel von Warm zu Kalt trainiert die Hautkapillaren, auf Temperaturschwankungen blitzschnell zu reagieren.

So wird's gemacht

Das Kind duscht zuerst so heiß, wie es mag, und braust sich anschließend etwa 30 Sekunden lang von unten nach oben kalt ab. Wiederholen. Bei kleinen Kindern nehmen Sie dafür am besten nur einen Wasserschlauch (Duschschlauch ohne Brausekopf) und lassen das Wasser, bei den Füßen beginnend, ansteigend über den Körper laufen.

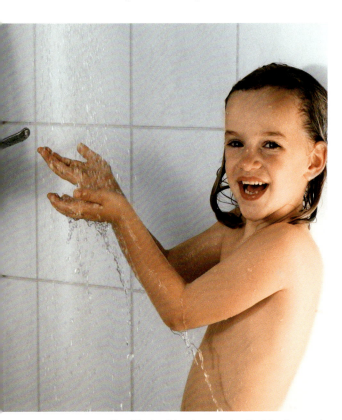

Eine Wechseldusche regt den Kreislauf an und macht kleine Morgenmuffel schnell munter.

KLEINES SELBSTHILFE-PRAKTIKUM

Richtig wickeln – von Kopf bis Fuß

Für Wickel brauchen Sie mindestens zwei Tücher: das Wickeltuch, ein Tuch aus Leinen oder Baumwolle und ein zweites Tuch oder einen Wollschal zum Abdecken. Kalte Wickel wirken wärmeentziehend, zum Beispiel bei Fieber, und schmerzlindernd, zum Beispiel bei Halsschmerzen oder Prellungen. Sie werden gewechselt, wenn sie körperwarm geworden sind, spätestens nach 20 Minuten. Warme Wickel fördern die Durchblutung und lindern somit Krämpfe und Schmerzen. Sie werden abgedeckt und bleiben normalerweise zwei bis drei Stunden liegen, sofern bei den einzelnen Rezepten nichts anderes angegeben ist.

Kompressen werden nicht rundum gewickelt, sondern nur auf die betroffene Körperstelle aufgelegt und mit einer Binde fixiert.

OHRWICKEL

Bei akuten Ohrenschmerzen haben sich Ohrkompressen mit Alkohol oder Zwiebeln bestens bewährt. Die sich dabei entwickelnden alkoholischen beziehungsweise ätherischen Dämpfe lindern die Schmerzen und fördern die Durchblutung und dadurch den Abtransport der Krankheitserreger.

So wird's gemacht

Alkoholwickel: 70-prozentigen Alkohol aus der Apotheke im Verhältnis 1:1 mit Wasser verdünnen. Ein Leinenläppchen oder Taschentuch damit tränken und auf das Ohr legen, sodass der Wickel die Ohrmuschel ganz bedeckt. Darüber ein großes Stück Plastikfolie legen, die mit etwas Fettcreme rund um das Ohr festgeklebt wird und den Wickel somit luftdicht abschließt.

Zwiebelwickel: Eine mittelgroße Zwiebel in kleine Würfel schneiden und roh in ein dünnes Tuch gewickelt hinter die mit Plastikfolie abgedeckte Ohrmuschel legen. Der Alkohol- oder Zwiebelwickel wird mit einer Mütze oder einem Stirnband fixiert. Er bleibt ein bis zwei Stunden liegen oder, wenn das Kind schläft, bis es wach wird. Ohrwickel können Sie bis zu dreimal täglich wiederholen.

HALSWICKEL

Bei Entzündungen und verschleimten Atemwegen im Halsbereich, bei Mumps oder Lymphknotenschwellung am Hals helfen kühle oder warme Halswickel. Kühle Halswickel wirken als Reiztherapie und beschleunigen die Heilung, dürfen aber nicht angewendet werden, wenn das Kind friert oder fiebert. Warme Halswickel – zum Beispiel mit Kartoffeln – fördern die Durchblutung und somit den Abtransport von Krankheitserregern. Mag Ihr Kind keinen Kartoffelwickel, reicht ein dicker Wollschal.

So wird's gemacht

Kühler Halswickel: Ein Küchenhandtuch unter fließendem kalten Wasser (18 °C) nass machen, auswringen, auf Handbreite falten und dicht um den Hals wickeln. Darüber kommt ein Wollschal oder ein Frottierhandtuch. Den Wickel für 15 bis 20 Minuten liegen lassen.

WADENWICKEL & CO

Quarkwickel: Ein Küchenhandtuch oder eine Serviette in der Mitte mit 250 Gramm zimmerwarmem Quark bestreichen, die Tuchseiten darüber falten und das Ganze um den Hals legen. Den Wickel mit einem Wollschal abdecken. Er hält länger feucht als der Wasserwickel und kann für etwa zwei bis drei Stunden liegen bleiben.

Kartoffelwickel: Gewaschene, gekochte, ungeschälte heiße Pellkartoffeln in ein längs gefaltetes Küchenhandtuch geben und zerdrücken. Prüfen Sie mit Ihrem Handrücken sorgfältig an mehreren Stellen, ob die Kartoffelmasse nicht zu heiß ist. So warm wie möglich um den Hals legen und mit einem Wollschal umwickeln. Kartoffelwickel bleiben zwei bis drei Stunden liegen.

BRUSTWICKEL

Bei Erkältung, Husten und Bronchitis sorgen warme Brustwickel für eine bessere Durchblutung im Brustraum. Verzichten Sie besser auf die beliebten Zusätze aus Pflanzen und Blüten sowie auf ätherische Öle: Zum einen können die Dauergerüche Ihr Kind belästigen, zum anderen wirken diese Substanzen allergisierend, vor allem auf die ohnehin durch die Erkältung gereizten Schleimhäute.

So wird's gemacht

Trockener warmer Brustwickel: Ein auf der Heizung oder im Backofen bei 150 °C zehn Minuten lang erwärmtes Tuch (notfalls ein Staublappen oder ein Molton-Tuch) auf den Brustkorb legen und den Wickel wie nachfolgend beschrieben fixieren. Der Wickel kann ohne weiteres über Nacht liegen bleiben.

Feuchter warmer Brustwickel: Das Tuch nicht erwärmen, sondern mit kochendem Wasser übergießen, in einem trockenen Handtuch gut auswringen und so warm wie möglich auf den Brustkorb legen. Um Verbrühungen zu vermeiden, prüfen Sie die Temperatur, indem Sie Ihre Hand auf den Brustkorb Ihres Kindes legen und das heiße Tuch zuerst auf Ihren Handrücken. Wenn Sie die Auflage als nicht zu heiß empfinden, ziehen Sie Ihre Hand langsam weg. Dann den Wickel schließen und für zwei bis drei Stunden liegen lassen.

Schmalzwickel: Schweineschmalz in einer kleinen Pfanne erhitzen – eventuell eine Zwiebel mit anbraten – und das Fett so warm wie möglich mit Ihrer Hand im Brust- und Rückenbereich einreiben. Ein angewärmtes Handtuch darüber legen und den Brustwickel schließen. Den Schmalzwickel am besten über Nacht liegen lassen.

Alle Brustwickel werden so geschlossen und fixiert: Falten Sie ein Frottierhandtuch – bei größeren Kindern ein Badehandtuch – längs so zusammen, dass es so breit ist, wie der Brustkorb Ihres Kindes lang ist. Platzieren Sie Ihr Kind quer mit erhobenen Armen rücklings auf die Mitte des Tuches. Auf den Brustkorb legen Sie den Brustwickel. Darüber kommt ein weiteres Tuch. Das Frottierhandtuch über der Kompresse auf dem Brustkorb schließen und ein Hemdchen oder Jäckchen zum Festhalten darüber ziehen.

BAUCHWICKEL

Bauchwickel helfen bei Darmkatarrh, Blähungen, Koliken, Erbrechen und Durchfall. Sie können trocken oder feucht, warm

KLEINES SELBSTHILFE-PRAKTIKUM

oder kalt angelegt werden, je nachdem, wie es Ihr Kind als angenehm empfindet.

So wird's gemacht

Leinsamenwickel: 1 Tasse Leinsamen mit 1 1/2 Tassen Wasser aufkochen. Nehmen Sie dafür einen großen Topf, da der Leinsamen quillt. Die handwarme Breimasse verteilen Sie in der Mitte eines Küchenhandtuchs auf Handflächengröße und schlagen die Ränder darüber ein. Das Päckchen auf den Bauch legen und für zwei bis drei Stunden warm einwickeln.

Kartoffelwickel: Gewaschene, gekochte, ungeschälte heiße Pellkartoffeln in ein längs gefaltetes Küchenhandtuch geben und zerdrücken. Prüfen Sie mit dem Handrücken, ob die Kartoffelmasse nicht zu heiß ist. Das Päckchen so warm wie möglich auf den Bauch legen und das Kind warm einwickeln. Kartoffelwickel bleiben zwei bis drei Stunden liegen. Packen Sie den Bauch Ihres Kindes nach dem gleichen System wie beim Brustwickel ein: Ihr Kind legt sich quer auf ein längs gefaltetes großes Frottier- oder Badetuch. Auf den schmerzenden Bauch kommt dann der Leinsamen- beziehungsweise Kartoffelwickel oder einfach ein trocken erwärmtes, ein feuchtwarmes oder ein nasskaltes Tuch. Decken Sie die Kompresse mit einem weiteren trockenen Tuch ab und schließen Sie den Bauchwickel mit dem Frottierhandtuch. Wenn Sie Ihrem Kind eine weite Turnhose oder Vaters Boxershorts überziehen, halten die Wickel noch besser. Trockene Bauchwickel können für Stunden liegen bleiben, feuchte für etwa ein bis zwei Stunden. Trockene Bauchwickel können mit einem elektrischen Heizkissen auf Stufe 1 länger warm gehalten werden. Bei Leinsamen- und Kartoffelwickeln verstärkt eine Wärmflasche die Wirkung.

> **WICHTIG**
>
> **Blinddarmreizung**
>
> Bei Verdacht auf Blinddarmreizung nur kalte Wickel machen! Warme Wickel fördern die Entzündung des Wurmfortsatzes, kalte dämmen die Reizung ein.

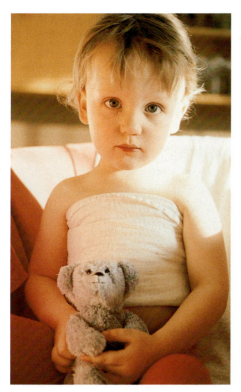

Ein Brustwickel ist empfehlenswert bei Erkältung, Husten und Bronchitis.

WADENWICKEL & CO

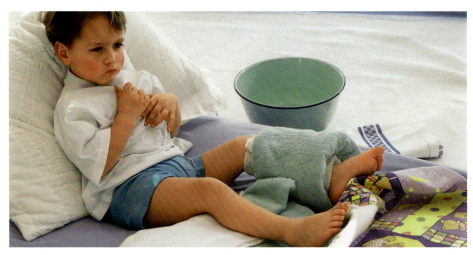

Bitte wechseln: Legen Sie Wadenwickel zwei Stunden lang alle 10 bis 15 Minuten neu an.

WADENWICKEL

Wadenwickel senken Fieber, indem sie die Wärme aus dem Körper ableiten. Alle anderen fiebersenkenden Hausmittel – kalte Waschungen, Ganzkörperwickel oder Darmeinläufe – belasten den Kreislauf Ihres Kindes mehr als Wadenwickel und sind deshalb nicht empfehlenswert.

So wird's gemacht

Beide Waden immer getrennt einwickeln. Für jedes Bein ein Tuch (bei Säuglingen ein Herrentaschentuch, bei Kleinkindern und Schulkindern ein Küchenhandtuch) in eine Schüssel mit zimmerwarmem Wasser (18 °C) eintauchen, auswringen und um die Waden wickeln. Dann ein trockenes Frottierhandtuch darüber wickeln und warme Socken, eventuell von Mutter oder Vater, überstreifen. Solche Wickel erlauben dem Kind gegebenenfalls im Zimmer zu krabbeln oder herumzulaufen. Wenn das Kind im Bett liegt, decken Sie es erst vom Knie aufwärts zu, damit die Wärme besser abgeleitet wird. Um die Matratze trocken zu halten, schützen Sie den Fußbereich am besten mit einer Plastikfolie.

Zwei Stunden lang wechseln Sie die Wadenwickel alle 10 bis 15 Minuten. Wenn das Fieber nicht sinkt, können Sie nach zwei Stunden Pause erneut mit Wadenwickeln beginnen. Schläft Ihr Kind mit den Wadenwickeln ein, warten Sie, bis es aufwacht, bevor Sie neue Wickel anlegen.

> **WICHTIG**
>
> **Risiko Kreislaufkollaps**
>
> Vor einem Wadenwickel müssen die Beine heiß sein, das Kind darf nicht frösteln. Sonst müssen Sie wegen der Gefahr eines Kreislaufkollapses Fieberzäpfchen oder -saft geben und den Arzt fragen.

KLEINES SELBSTHILFE-PRAKTIKUM

Heilpflanzen gegen allerlei Wehwehchen

Aus Kräutern können Sie nicht nur Tee kochen, sondern auch Aufgüsse zum Gurgeln und Mundspülen, zur Wundbehandlung, für Dampfbäder, Umschläge oder Augenspülungen zubereiten oder Schnupfen- und Hustenmittel herstellen.
In Apotheken oder Reformhäusern erhalten Sie Heilkräuter von hochwertiger Qualität; selbst sammeln sollten Sie nur mit umfangreichen botanischen Kenntnissen! Bewahren Sie Heilkräuter am besten in Weißblechdosen oder dunklen Glasgefäßen auf, damit sie vor Feuchtigkeit und Lichteinfall geschützt sind.

BEI FIEBRIGER ERKÄLTUNG UND GRIPPE

Gegen Fieber helfen schweißtreibende Tees: Durch das Schwitzen verdunstet Wärme, und das Fieber wird dadurch gesenkt. Geben Sie Ihrem Kind ein bis zwei Tassen Fiebertee, den es so warm wie möglich innerhalb von zehn Minuten trinken sollte. Dann legen Sie es in einem baumwollenen Nachthemd oder Schlafanzug und gut eingepackt mit einer Wolldecke ins Bett. Nach 20 Minuten ziehen Sie Ihrem Kind das nass geschwitzte Nachthemd aus, trocknen es schnell und gründlich ab, ziehen ihm ein frisches Nachthemd an und decken es mit frischem Bettzeug zu. Es sollte noch mindestens eine Stunde liegen bleiben und viel trinken, um die verlorene Flüssigkeit zu ersetzen. Säuglingen und Kleinkindern bis drei Jahren geben Sie bitte keinen Fiebertee!

INFO

Grundrezept für Tee

Wenn bei einer Teezubereitung nichts anderes angegeben ist, gilt das folgende Grundrezept: 1 Teelöffel der jeweiligen Heilpflanze oder Pflanzenmischung mit 250 Milliliter kochendem Wasser übergießen und 10 bis 15 Minuten zugedeckt ziehen lassen. Durch ein Sieb oder einen Filter abseihen.

So wird's gemacht

Fiebertee: 2 Teelöffel Holunderblüten oder 2 Teelöffel Lindenblüten mit 250 Milliliter kochendem Wasser übergießen, zehn Minuten ziehen lassen. Die beiden Tees können Sie auch je zur Hälfte mischen. 1 Teelöffel Zitronensaft und 1 Teelöffel Honig verbessern den Geschmack. Nur ab Schulkindalter geben.

BEI HALSSCHMERZEN

Gegen Halsschmerzen gibt es eine große Auswahl an wirksamen Heilpflanzen. Gut bewährt haben sich Salbei (desinfizierend und entzündungshemmend), Thymian (schleimlösend und lindernd) und Kamille (entzündungshemmend und krampflösend), die als Tee getrunken oder zum Gurgeln verwendet werden können.

So wird's gemacht

Wählen Sie die Teesorte, die Ihr Kind gern mag: Salbei, Thymian oder Kamille.

WADENWICKEL & CO

Bereiten Sie aus den getrockneten Kräutern nach dem Grundrezept (Seite 227) einen Tee zu, den Sie zum Trinken mit 1 Teelöffel Honig auf 250 Milliliter süßen können. Eine kleine Tasse (100 Milliliter) stündlich geben, eventuell löffelweise. Säuglingen geben Sie stündlich 30 bis 50 Milliliter. Den abgekühlten, ungesüßten Tee können Sie Ihrem Kind stündlich schluckweise zum Gurgeln anbieten.

BEI SCHNUPFEN

Ein altes Hausmittel gegen Schnupfennasen – auch beim Säugling – ist Majoranbutter. Geben Sie davon drei- bis fünfmal täglich ein etwa streichholzkopfgroßes Kügelchen in jedes Nasenloch. Vorsicht: Allergiegefahr!

Auch selbst gemachte Nasentropfen helfen. Alle zwei Stunden mit einer Pipette 2 Tropfen in jedes Nasenloch tropfen, beim Säugling am besten kurz vor dem Füttern.

So wird's gemacht

Majoranbutter: 100 Gramm Butter schmelzen und den Schaum abschöpfen. Eine Hand voll frischen, zerzupften Majoran vom Markt oder aus dem Garten (am besten kurz vor der Blüte bis Ende September) dazugeben und die Masse für 30 Minuten im warmen Wasserbad rühren. Dann die flüssige Majoranbutter durch ein dünnes Tuch sieben, 5 Tropfen Majoranöl aus der Apotheke hinzufügen und in ein Schraubverschlussglas abfüllen. Kühl gelagert hält sich dieses Schnupfenmittel etwa ein Jahr.

Selbst gemachte Nasentropfen: 10 Gramm Traubenzucker (2 gehäufte Teelöffel) in 50 Milliliter warmem Kamillentee oder 1 Gramm Kochsalz in 100 Milliliter abgekochtem Wasser auflösen (physiologische Kochsalzlösung). Im Schraubverschlussglas im Kühlschrank gelagert, halten sich die Nasentropfen eine Woche.

BEI HUSTEN

Um lästigen Husten zu lindern, können Sie Ihrem Kind selbst gemachten Hustensaft anbieten. Die folgenden Säfte werden von Kindern erfahrungsgemäß gerne genommen.

So wird's gemacht

Salbei-Thymian-Zwiebel-Hustensaft: In einem Topf 250 Milliliter Wasser mit 1 Teelöffel getrocknetem Salbei, 1 Teelöffel Thymian, 100 Gramm gehackten, rohen Zwiebeln und 100 Gramm braunem Kandiszucker mischen. Das Ganze so lange köcheln lassen, bis der Zucker aufgelöst ist. 1 Teelöffel getrockneter Spitzwegerich kann noch zugegeben werden, was den Hustenreiz lindert, den Saft aber bitterer macht. Die Mischung noch warm in ein Schraubverschlussglas von etwa 450 Milliliter Fassungsvermögen abseihen und abkühlen lassen. Der Hustensaft kann eine Woche lang im Kühlschrank aufbewahrt werden.

Bis zum dritten Lebensjahr geben Sie dreimal täglich 1 bis 2 Teelöffel, ab dem dritten Lebensjahr dreimal täglich 1 Esslöffel, ab dem Schulalter dreimal täglich 2 Esslöffel, bis sich der Husten bessert.

Rettich-Hustensaft: Einen schwarzen Gärtnerrettich – er ist reicher an Wirkstoffen als der weiße Rettich – der Länge nach halbieren und die Schnittflächen etwas aushöhlen. Beide Hälften in eine Porzel-

KLEINES SELBSTHILFE-PRAKTIKUM

lanschüssel legen und die Schnittflächen zweifingerdick mit braunem Kandiszucker belegen. Den Rettich zwölf Stunden lang im Dunkeln (Schüssel abdecken) bei Zimmertemperatur ziehen lassen. Den ausgetretenen Rettichsaft auffangen und Kindern ab dem dritten Lebensjahr dreimal täglich 1 Esslöffel davon geben. Wenn der Saft aufgebraucht ist, einen neuen Rettich ansetzen.

BEI MAGEN-DARM-BESCHWERDEN

Gegen Übelkeit, Erbrechen und Durchfall ist manches Heilkraut gewachsen. Welches Sie Ihrem kranken Kind anbieten, hängt neben der persönlichen Vorliebe auch von den jeweiligen Beschwerden ab. Im Folgenden finden Sie einige bewährte Heilpflanzentees, die Sie, soweit nicht anders angegeben, nach dem Grundrezept (Seite 227) zubereiten.

Grundsätzlich ist wichtig, dass Ihr Kind viel trinkt, um die durch Erbrechen und Durchfall verlorenen Elektrolyte und das Wasser zu ersetzen. Hierfür eignet sich selbst gemachter Orangentee oder Elektrolytlösung (ORL) aus der Apotheke.

So wird's gemacht

Orangentee bei Durchfall und Erbrechen: 1 Beutel schwarzen Tee mit 750 Milliliter heißem Wasser übergießen und nur eine Minute ziehen lassen. 300 Milliliter frisch gepressten (notfalls auch fertig gekauften) Orangensaft, eine Prise Salz, 1 Teelöffel Traubenzucker und 1 Messerspitze Backpulver (Natriumbikarbonat) dazugeben und umrühren. Ihr Kind kann davon 50 bis 100 Milliliter pro Kilo Körpergewicht in 24 Stunden trinken. Ein zehn

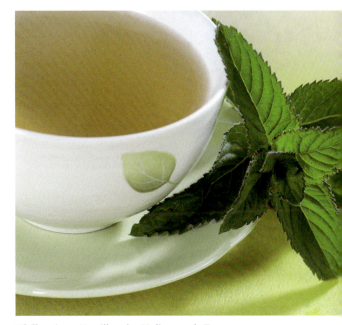

Pfefferminze, Kamille oder Melisse – als Tee sind sie alle wirksam gegen Brechreiz.

Kilo schweres Kind kann also pro Tag bis zu einem Liter trinken.

Bei Brechreiz: Hier hilft ein Tee aus Kamille oder Melisse, aber auch Pfefferminztee, am besten zur Hälfte mit Kamille gemischt und lauwarm getrunken. Zubereitung wie im Grundrezept beschrieben (Seite 227).

Bei Erbrechen: 1/2 Teelöffel Wermutkraut mit 1 Liter Wasser aufkochen, fünf Minuten ziehen lassen, abseihen.
Alternativ eignet sich dünner schwarzer Tee (1 Teebeutel auf 200 Milliliter Wasser) mit 200 Milliliter Cola verrührt – kühlschrankkalt (6 bis 8 °C) alle fünf bis zehn Minuten 1 Esslöffel.

Bei Blähungen: Bereiten Sie einen Tee aus Anis, Fenchelsamen oder Kümmel nach dem Grundrezept (Seite 227).

WADENWICKEL & CO

Bei Kolik im Dickdarmbereich: Sie haben die Wahl zwischen Melisse und Schafgarbe. Zubereitung nach dem Grundrezept (Seite 227).

Bei Durchfall: Hier hilft ein Tee aus Brombeerblättern oder Salbei in 0,9-prozentiger Kochsalzlösung – Zubereitung nach dem Grundrezept (Seite 227). Sehr wirksam sind auch Heidelbeeren – ein Schälchen ungesüßtes Heidelbeermus oder getrocknete, in etwas Wasser aufgeweichte Heidelbeeren.

Bei Verstopfung: 2 Teelöffel getrocknete Schlehenblüten mit einem Viertelliter heißem Wasser (oder 0,9-prozentiger Kochsalzlösung) übergießen, fünf bis zehn Minuten ziehen lassen. Säuglinge trinken eine halbe Tasse pro Tag, ältere Kinder ein bis zwei Tassen pro Tag.

BEI NIEREN- UND BLASENPROBLEMEN

Oberstes Gebot bei Blasen-, Harnwegs- und Niereninfektionen: Viel trinken, um die Erreger auszuschwemmen und die Nieren durchzuspülen. Diesen Zweck erfüllen am besten Heilpflanzentees, die eine zusätzliche Wirkung entfalten: Bärentraubenblätter wirken desinfizierend, Ackerschachtelhalm wirkt wassertreibend. Da die empfohlenen Teesorten Gerbstoffe enthalten, die den Magen belasten können, wird der Tee kalt angesetzt. So bleiben die Wirkstoffe erhalten und gleichzeitig werden schädliche Nebenwirkungen verhindert.

So wird's gemacht

Bärentraubenblätter- oder Ackerschachtelhalmtee: 1 Teelöffel getrocknete Bärentraubenblätter oder Ackerschachtelhalm in 250 Milliliter kaltem Wasser oder 0,9-prozentiger Kochsalzlösung zwölf Stunden ziehen lassen, dann abseihen. Zwei bis drei leicht angewärmte Tassen pro Tag geben. Beide Tees können auch mit kaltem Kamillentee angesetzt und mit einem Teelöffel Honig geschmacklich verbessert werden.

BEI SCHLAFSTÖRUNGEN

Gegen unruhigen Schlaf, Angstträume und nächtliches Aufschrecken hilft Hopfentee. Im Übrigen kann als Einschlafhilfe besonders bei Säuglingen und Kleinkindern ein Hopfenkissen mit 500 g abgelagerten, unbehandelten Hopfenblüten wirksam sein.

Bei Nervosität, Einschlaf- und Durchschlafstörungen wirkt Rooibostee (Rotbusch, eine ginsterähnliche Pflanze aus Südafrika).

So wird's gemacht

Hopfentee: 2 Teelöffel Hopfen mit 250 Milliliter heißem Wasser übergießen, fünf Minuten ziehen lassen, eventuell mit 1/2 Teelöffel Honig süßen. Vor dem Zubettgehen warm trinken.

Rooibostee: 1 flachen Teelöffel Rooibostee mit 250 Milliliter heißem Wasser übergießen, drei bis fünf Minuten ziehen lassen. Warm oder kalt eine halbe Stunde vor dem Schlafengehen trinken oder mit dem Milchpulver in die abendliche Milchflasche geben.

KLEINES SELBSTHILFE-PRAKTIKUM

Weitere bewährte Hausmittel

BESTRAHLEN MIT ROTLICHT

Die Wärmebehandlung mit der Infrarotlampe (erhältlich im Sanitätsgeschäft oder Elektrohandel) hat sich zur Schmerzlinderung, Schleimlösung und Durchblutungsförderung bestens bewährt. Setzen Sie Ihr Kind im Abstand von 30 bis 50 Zentimeter vor die Lampe, Kleinkinder und Babys auf Ihrem Schoß. Wegen der Gefahr von Verbrennungen darf nie ohne Aufsicht bestrahlt werden. Am besten lesen Sie Ihrem Kind während der Bestrahlung etwas vor, dann vergeht die Zeit schneller. Bei Ohrenschmerzen vorsichtig das betroffene Ohr, bei Nasennebenhöhlenentzündung und Bronchitis dreimal täglich 10 bis 15 Minuten von vorn bestrahlen. Bei Abszess die erkrankte Stelle dreimal täglich fünf bis zehn Minuten bestrahlen.

ALKOHOLUMSCHLÄGE

Bei Verstauchungen, Verrenkungen, Prellungen und Quetschungen helfen Alkoholumschläge (nicht am Auge). Verdünnen Sie 70-prozentigen Alkohol (aus der Apotheke) mit der gleichen Menge kaltem Wasser. Tränken Sie damit ein Taschentuch oder Leinenläppchen und legen Sie diese Kompresse auf die schmerzende Stelle. Befestigen Sie die Kompresse mit einem Küchenhandtuch oder einem Verband. Damit der Alkohol nicht so schnell verdunstet, können Sie den Verband mit Plastikfolie abdichten. Erneuern Sie die Kompresse jede halbe Stunde, bis der Schmerz nachlässt.

Medikamente geben

Wenn der Arzt Ihrem Kind ein Medikament verschreibt, wird er Sie genau darüber informieren, wie oft, wie lange und in welcher Dosis Sie es Ihrem Kind geben müssen. Scheuen Sie sich nicht, nach der Wirkung und möglichen Nebenwirkungen zu fragen. Bitte halten Sie sich exakt an die ärztlichen Vorschriften, auch wenn es Ihrem Kind schon besser geht: Manchmal verschwinden die Symptome lange bevor die Krankheit auskuriert ist. Werden Medikamente unregelmäßig oder in falscher Dosis eingenommen, verlieren sie an Wirksamkeit oder können schaden. Zudem besteht die Gefahr, dass die Krankheit nicht richtig ausheilt oder dass sie chronisch wird.

Lassen Sie sich auch durch heftige Proteste nicht davon abbringen, Ihrem Kind die notwendige Medizin regelmäßig zu geben, notfalls mit sanftem Zwang. Je jünger ein Kind ist, umso schwieriger kann es sein, ihm Medizin zu verabreichen. Wenn ein Baby zappelt und niemand zum Festhalten da ist, wickeln Sie es in eine Decke. Älteren Kindern können Sie erklären, dass ihnen die Medizin helfen wird.

Wenn Ihr Kind nach der Medikamenteneinnahme erbricht und seit der Einnahme mehr als eine halbe Stunde vergangen ist, ist der Wirkstoff vom Körper bereits aufgenommen worden. Fragen Sie jedoch den Arzt um Rat. Eventuell kann er eine andere Darreichungsform verordnen.

Bei Säuglingen und Kleinkindern ziehen Sie Tropfen oder Säfte am besten mit einer Pipette oder einer Spritze (natürlich ohne

> **WICHTIG**
>
> **Umgang mit Medikamenten**
>
> › Setzen Sie Antibiotika nicht frühzeitig ab, weil sonst nicht alle Erreger abgetötet werden. Verändern Sie auch die Dosis von Medikamenten nicht eigenmächtig; sie ist genau nach Gewicht und Größe Ihres Kindes berechnet.
>
> › Bewahren Sie Medikamente immer außer Reichweite des Kindes auf.

Nadel!) auf und lassen die Arznei in den Mund fließen. Dabei sollte das Baby nicht flach auf dem Rücken liegen. Halten Sie es so, als ob Sie es füttern wollten. Ältere Kinder nehmen flüssige Arzneimittel vom Löffel, nie direkt aus der Flasche. Messen Sie die Ration mit dem Dosierlöffel genau ab und geben Sie sie in zwei Portionen; so kann die Flüssigkeit nicht überschwappen.

WIE SIE BITTERE MEDIZIN »VERSÜSSEN«

- Fragen Sie am besten vorher den Arzt oder Apotheker, ob Sie die verordneten Medikamente mit Speisen oder Getränken mischen dürfen, denn manche Mittel verlieren dadurch ihre Wirkung.
- Tropfen oder Säfte können Sie auf ein Stück Würfelzucker oder einen Löffel mit etwas Zucker geben.
- Mischen Sie Medizin lieber nicht mit Getränken. Die Arznei wird dadurch verdünnt oder sinkt auf den Grund und Ihr Kind erhält nicht die vorgeschriebene Menge. Ähnliches gilt für Mahlzeiten: Die Arznei kann den Geschmack verderben.
- Tabletten können zerstoßen oder zerdrückt werden. Kapseln und Dragees sollten Sie allerdings nicht zerkleinern, das könnte ihre Wirkung beeinträchtigen und eventuell Erbrechen hervorrufen. Zerriebene Tabletten und ganze Dragees können Sie in einem Löffel Quark, Apfel- oder Kartoffelbrei oder einem Stückchen Banane verstecken. Die Tablette rutscht dann leichter.

DIE HAUSAPOTHEKE

Eine Grundausstattung an Medikamenten und Verbandmaterial (siehe Umschlaginnenseite vorn) sollten Sie immer im Haus haben. Zum Aufbewahren eignet sich am besten ein Schränkchen mit einem abschließbaren Medikamentenfach, das so hängen sollte, dass es Kinderhände nicht erreichen. Badezimmer oder Küche sind keine guten Standorte, die Feuchtigkeit schadet den Medikamenten.
Kontrollieren Sie regelmäßig, ob Ihre Hausapotheke vollständig ist, und beachten Sie das Verfallsdatum von Medikamenten. Abgelaufene Arzneimittel können Sie in die Apotheke zurückbringen, wo sie umweltschonend entsorgt werden. Medikamente bitte nur in der Originalverpackung mit Beipackzettel aufbewahren und darauf vermerken, wem sie verordnet worden sind. Der Arzt wird Sie gerne beraten, welche Medikamente für den Notfall im Haus sein sollten.

KLEINES SELBSTHILFE-PRAKTIKUM

Fachmännisch verbinden

Bei allen Verbänden gilt: Immer zur Körpermitte hin wickeln. Wichtig ist außerdem, dass der Verband nicht zu straff sitzt, um das Gewebe nicht abzuschnüren. Sonst werden die abgeschnürten Körperteile extrem kalt, die Haut wird blass und verfärbt sich bläulich.
Bei einem zu lockeren Verband kann Blut durchsickern. Wechseln Sie in diesem Fall den Verband nicht, sondern wickeln Sie einen zweiten, festeren Verband darüber.

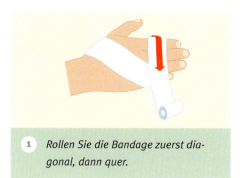

1 Rollen Sie die Bandage zuerst diagonal, dann quer.

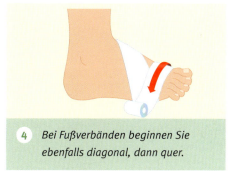

4 Bei Fußverbänden beginnen Sie ebenfalls diagonal, dann quer.

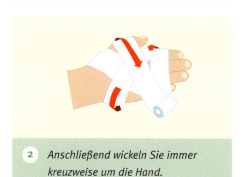

2 Anschließend wickeln Sie immer kreuzweise um die Hand.

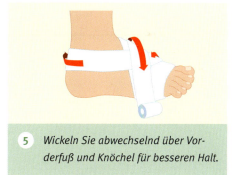

5 Wickeln Sie abwechselnd über Vorderfuß und Knöchel für besseren Halt.

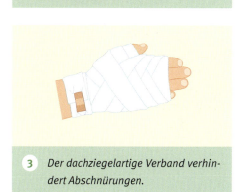

3 Der dachziegelartige Verband verhindert Abschnürungen.

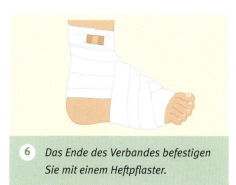

6 Das Ende des Verbandes befestigen Sie mit einem Heftpflaster.

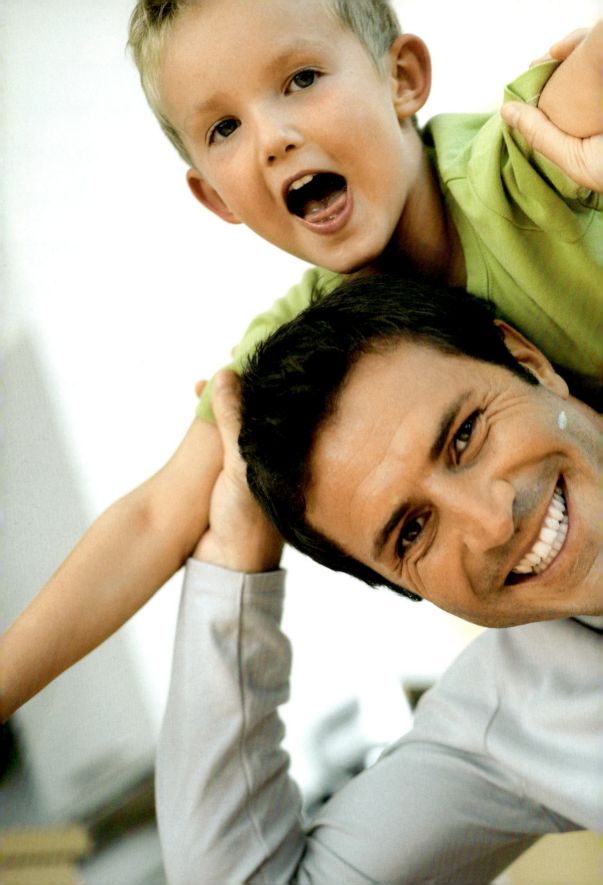

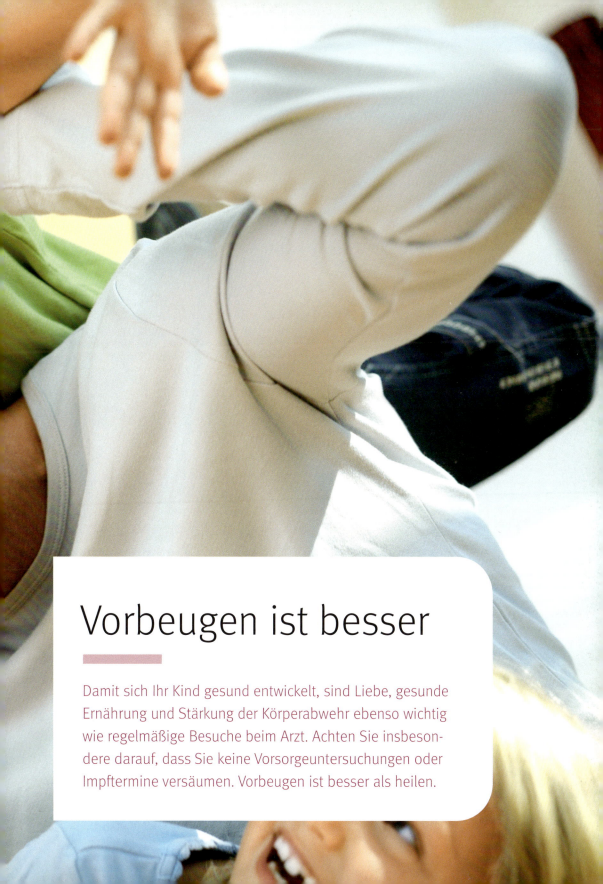

Vorbeugen ist besser

Damit sich Ihr Kind gesund entwickelt, sind Liebe, gesunde Ernährung und Stärkung der Körperabwehr ebenso wichtig wie regelmäßige Besuche beim Arzt. Achten Sie insbesondere darauf, dass Sie keine Vorsorgeuntersuchungen oder Impftermine versäumen. Vorbeugen ist besser als heilen.

VORBEUGEN IST BESSER

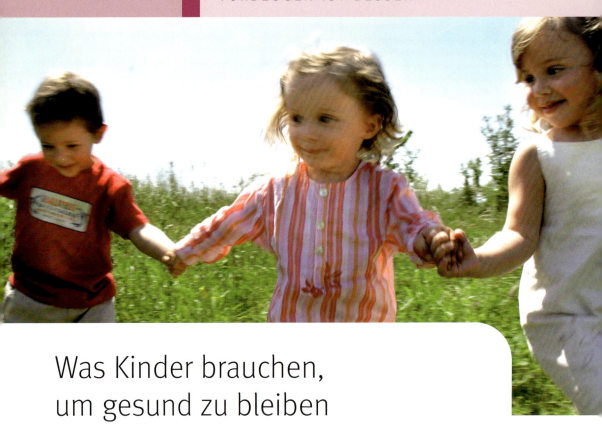

Was Kinder brauchen, um gesund zu bleiben

Liebe und Geborgenheit

Genau wie die Erwachsenen hat jedes Kind bestimmte Grundbedürfnisse: Essen, Schlafen, ein sauberes und warmes Zuhause. Doch nicht nur der Körper, auch die Seele braucht ein »warmes Zuhause«. Zuneigung, Streicheln und Umarmen, Ansprache und seelische Anerkennung durch vertraute Menschen vermitteln einem Kind das lebenswichtige Gefühl, mit Leib und Seele in dieser Welt angenommen zu sein.

Nur wenn sich ein Kind der elterlichen Zuwendung als ruhenden Pol in seinem Leben sicher sein kann, kann es sich zunehmend von seinen Eltern lösen, um die Welt um sich herum zu erforschen und sich schließlich »abzunabeln«. Manchmal müssen sich Eltern in Disziplin und Erziehungsfragen als die Stärkeren zeigen, um ihr Kind vor Schäden zu bewahren. Kritische Situationen im Zusammenleben von Eltern und Kindern gibt es immer wieder. Diese Krisen lassen sich leichter meistern, wenn sich Kinder geliebt, akzeptiert und geborgen fühlen.

WAS KINDER BRAUCHEN

Vorsorgeuntersuchungen

Jedes Kind in Deutschland hat Anspruch auf neun kostenlose Vorsorgeuntersuchungen von der Geburt bis zum fünften Lebensjahr sowie auf eine Jugendgesundheitsberatung im 13. Lebensjahr. In der Regel bekommt die Mutter nach der Geburt ein gelbes Kinderuntersuchungsheft ausgehändigt, in das der entbindende Arzt, die Hebamme oder der Kinderarzt bereits die Ergebnisse der ersten Vorsorgeuntersuchung (U1) eingetragen haben.
Der Sinn der Vorsorge ist, Krankheiten und Entwicklungsstörungen so frühzeitig zu erkennen, dass sie rechtzeitig behandelt werden können und das Kind keine bleibenden Schäden davonträgt. Angeborene Stoffwechselstörungen, wie zum Beispiel eine Schilddrüsenunterfunktion, müssen so früh wie möglich diagnostiziert und regelmäßig behandelt werden. Das verhindert eine lebenslange körperliche und geistige Behinderung.
Auch wenn Ihr Kind sich prächtig entwickelt und einen gesunden Eindruck macht, sollten Sie die Vorsorgeuntersuchungen regelmäßig wahrnehmen: Manche angeborenen oder erworbenen Krankheiten, die Ihrem Kind vielleicht erst in späteren Jahren Probleme bereiten können, lassen sich im Frühstadium noch gut heilen. Ein Beispiel: Wird die Hüftdysplasie beim Säugling behandelt, ersparen Sie Ihrem Kind eine Operation oder dass es als Erwachsener an einer Arthrose in den Hüftgelenken leidet. Angeborene Herzfehler und Nierenfehlbildungen lassen sich durch Ultraschall- oder Röntgenuntersuchungen häufig schon während der Schwangerschaft, aber noch sicherer bei den ersten Vorsorgeuntersuchungen feststellen. Wird dann, wenn nötig, sofort operiert, kann einer lebenslangen Behinderung vorgebeugt werden.
Die Früherkennung von Hörstörungen bei den Vorsorgen U2, U3 oder spätestens bei der U4 garantiert bei sofortiger Behandlung eine gesunde Sprachentwicklung und eine altersgemäße soziale Entwicklung des Kindes.
Bei den Vorsorgeuntersuchungen, insbesondere ab U7, sollen die Eltern Fragen zu der von ihnen beobachteten körperlichen und seelischen Entwicklung des Kindes beantworten. Zeigen sich Mängel oder Schwierigkeiten, wird dies anhand von Testuntersuchungen überprüft. So lassen sich organische Probleme (wie zum Beispiel Übergewicht) oder Teilleistungsstörungen (etwa in der Sprachentwicklung,

 INFO

Die zehn Vorsorgetermine im Überblick

U1:	Gleich nach der Geburt
U2:	3. bis 10. Lebenstag
U3:	4. bis 6. Lebenswoche
U4:	3. bis 4. Monat
U5:	6. bis 7. Monat
U6:	10. bis 12. Monat
U7:	21. bis 24. Monat
U8:	3 1/2 bis 4 Jahre
U9:	5 bis 5 1/2 Jahre
J1 (U10):	13 bis 14 Jahre

VORBEUGEN IST BESSER

Grob- und Feinmotorik) frühzeitig erkennen und durch gezielte Förderung verbessern oder heilen.

Vorsorgetermine beim Kinderarzt sollten Sie immer telefonisch vereinbaren. Lassen Sie den Termin, wenn möglich, auf den Vormittag legen, insbesondere wenn Sie Ihr Kind in einer Kinderkrippe betreuen lassen oder es bereits im Kindergarten ist. Ausgeruht macht es die Vorsorgeuntersuchung leichter mit. Halten Sie die vorgegebenen Zeitraster ein.

Tragen Sie dem Arzt ohne Hemmungen Ihre Fragen vor. Schreiben Sie sich Ihre Fragen und Beobachtungen am besten schon zu Hause auf; so vergessen Sie nichts, was Sie schon immer wissen wollten. Und denken Sie daran: Es gibt keine dummen Fragen, nur dumme Antworten.

U1 – NEUGEBORENEN-ERSTUNTERSUCHUNG

Direkt nach der Geburt wird das Neugeborene gemessen, gewogen und eingehend untersucht, ob es gesund ist. Der Arzt prüft Atmung, Herzschlag, Muskelspannung, Reflexe und Hautfarbe des Neugeborenen und bewertet sie nach einem Punktesystem, aus dem sich der weltweit angewandte APGAR-Index berechnet. Diesen Test hat Mitte des letzten Jahrhunderts die amerikanische Kinderärztin Virginia Apgar entwickelt. Die fünf genannten Funktionen werden mit den Noten 0 bis 2 Punkte bewertet. Der Name APGAR lässt sich dementsprechend mit der folgenden Merkhilfe verknüpfen: A für Aussehen (Hautfarbe), P für Puls (Herzschläge pro Minute), G für Gesichtsbewegungen (Reflexe wie Schreien und Husten), A für Aktivität (Körpermuskelspannung, aktive Bewegung der Arme und Beine) und R für Respiration (Atmung).

Die Bewertung mit den Noten 0 bis 2 Punkte lässt sich am Beispiel der Atmung veranschaulichen: Die Sauerstoffversorgung des Neugeborenen durch den mütterlichen Kreislauf über die Nabelschnur hört nach der Geburt auf, wenn die Nabelschnur nicht mehr pulsiert, abgeklemmt und abgeschnitten wurde. Durch die Wehentätigkeit während der Geburt wird das Fruchtwasser aus den Atemwegen des Kindes über die Lungenbläschen in dessen Blutbahn aufgenommen, verstärkt bei den Presswehen. Mit dem ersten Atemzug nach der Geburt füllt sich die Lunge des Neugeborenen wie ein Ballon, wobei das restliche Fruchtwasser in die Blutgefäße der Lunge gepresst wird. Manchmal dauert es ein paar Sekunden, bis das Neugeborene regelmäßig atmet. Daher haben viele Babys für einige Minuten eine bläuliche Hautfarbe (0 bis 1 APGAR-Punkte). Nach wenigen Minuten und regelmäßigen Atemzügen (40 bis 60 pro Minute, 2 APGAR-Punkte) bekommt das Baby seine rosige Neugeborenen-Hautfarbe (2 APGAR-Punkte). Das Gleiche gilt für den Puls: Unregelmäßige Herzschläge oder eine Frequenz unter 100 Schlägen pro Minute ergibt 1 APGAR-Punkt. Regelmäßige und über 100 Schläge pro Minute ergeben 2 Punkte.

Diese Punktwertungen werden eine Minute, fünf Minuten und zehn Minuten nach der Geburt vorgenommen. Maximal können 10 Punkte erreicht werden; die meisten Neugeborenen kommen auf 9 Punkte. Ein als gesund einzustufendes Kind muss mindestens sieben Punkte erreichen. Außer der Feststellung der APGAR-Werte hören Hebamme oder Arzt Herz und Lunge des Neugeborenen ab, kontrollieren die Durchgängigkeit der Speiseröhre durch Absaugen des verschluckten Fruchtwassers und schließen durch rektales Fiebermessen einen Verschluss des Afters oder des Enddarms aus.

Aus der abgetrennten Nabelschnur wird Blut entnommen und eine Analyse des Sauerstoff- und Säuregehaltes durchgeführt. Dadurch sind Rückschlüsse auf eine eventuelle Stressbelastung des Kindes während der Geburt möglich.

Um die Blutgerinnung bei kleinen oder größeren Geburtsverletzungen zu verbessern, sollte bei der U1, U2 und U3 dem Baby Vitamin K mit einer Schluckpipette in den Mund gegeben werden. Vitamin-K-Mangel kann zu Blutgerinnungsstörungen führen mit der Gefahr einer Hirnblutung.

U2 – NEUGEBORENEN-BASISUNTERSUCHUNG

Die Vorsorgeuntersuchung U2 findet zwischen dem dritten und zehnten Lebenstag statt. Bei Hausgeburten oder ambulanter Entbindung mit Entlassung nach dem ersten oder zweiten Tag aus der Entbindungsklinik muss das Baby dafür in die Kinderarztpraxis gebracht werden. Sind Mutter und Kind noch am dritten Tag in der Entbindungsklinik, sollte die Untersuchung dort von einem Kinderarzt durchgeführt werden.

Die U2 ist die erste richtig gründliche kinderärztliche Untersuchung des Neugeborenen. Hierbei sollte bereits das Stoffwechsel-Screening, der so genannte Guthrie-Test (benannt nach dem Entwickler dieses Tests), durchgeführt werden, der in Deutschland auf Freiwilligkeit beruht. Dazu werden einige Tropfen Blut aus der Ferse des Babys entnommen und im Labor auf Schilddrüsenunterfunktion (Hypothyreose, Seite 114), Eiweißstoffwechselstörung (PKU, Phenylketonurie) und Zuckerstoffwechselstörung (Blutzucker) untersucht.

Durch eine sofortige Behandlung dieser eventuellen Erkrankungen können Schäden für die geistige und körperliche Entwicklung des Kindes vermieden werden. In Deutschland werden bei den durchschnittlich 770.000 Geburten pro Jahr etwa 350 der oben genannten Stoffwechselstörungen aufgedeckt und behandelt. Mit einer neuen Screening-Methode (Tandem-Massenspektrometrie) lassen sich mit derselben Blutmenge wie beim Guthrie-Test zusätzlich noch einige Dutzend extrem seltener Eiweiß- und Stoffwechselstörungen erkennen.

Bei der U2 überprüft der Kinderarzt auch die Haut des Babys auf die Neugeborenen-Gelbsucht (Seite 56) und sämtliche Organe wie Herz, Lunge, Hals, Nase, Ohren, Leber, Milz, Nieren, Darm, den Genitalbereich, die Gelenke und insbesondere auch die Hüfte. Der Arzt kontrolliert die Muskeleigenreflexe und die Reflexe nach Vojta. Es sollte immer eine Ultraschalluntersuchung der Hüfte erfolgen, denn je früher eine eventuelle Fehlstellung der Oberschenkelknochen in den Hüftgelenkpfannen (Hüftdysplasie, Seite 49) festgestellt wird, desto leichter lässt sich diese behandeln und desto kürzer ist die Behandlungsdauer.

VORBEUGEN IST BESSER

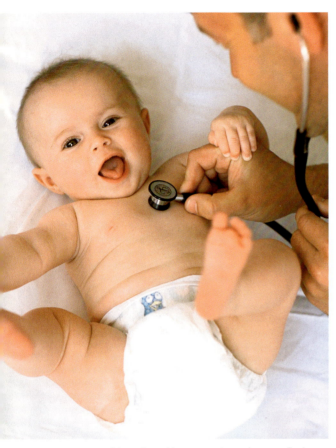

Die meisten Vorsorgeuntersuchungen finden im ersten Lebensjahr des Kindes statt.

Dringend sollte auch eine Neugeborenen-Hörüberprüfung, die OAE (otoakustische Emissionen, Seite 73), stattfinden. Bei dieser Untersuchung werden Schallwellen über den Gehörgang beim Baby in das Innenohr geleitet, wodurch Schwingungen am Trommelfell entstehen, die über die Hörfähigkeit Aufschluss geben. Je früher bei einer Schwerhörigkeit die Therapie einsetzen kann, desto erfolgversprechender ist sie für die normale Sprach- und Sozialentwicklung des Kindes.

Ratsam ist außerdem eine Ultraschalluntersuchung der Nieren und der ableitenden Harnwege, um eine Fehlbildung auszuschließen.

Bei der U2 wird dem Neugeborenen erneut Vitamin K zur Verbesserung der Blutgerinnung gegeben, um Hirnblutungen zu vermeiden. Zu diesem Zeitpunkt beginnt gegebenenfalls auch die tägliche Vitamin-D-Prophylaxe mit Fluor zur Vorbeugung gegen Rachitis (Knochenerweichung) und Zahnkaries.

U3 – SECHS-WOCHEN-UNTERSUCHUNG

Diese Vorsorgeuntersuchung zwischen der vierten und sechsten Lebenswoche findet in der Praxis des Kinderarztes statt. Ihr Kind hat sich jetzt so weit entwickelt, dass es zu lächeln beginnt. Es kann in Bauchlage bereits den Kopf anheben und schläft nicht mehr zwischen jedem Stillen.

Der Arzt wiegt das Kind, prüft die Körpermaße und misst den Schädelumfang. Er überprüft die Gewichtszunahme und den Wachstumsverlauf. Reicht die Muttermilch beim Stillen aus oder muss Flaschenmilch zugefüttert werden? Der Arzt überprüft das Gehör des Kindes mit otoakustischen Emissionen (Seite 73) und kontrolliert die zentralen und muskeleigenen Reflexe sowie per Ultraschall die Hüfte. Er hört die Lunge ab, überprüft die Herzfrequenz und die Herztöne. Auch der Bauch wird abgetastet und damit die Leber-, Milz- und Nierengröße abgeschätzt. Wie bei U1 und U2 werden auch dieses Mal die äußeren Geschlechtsmerkmale untersucht. Ihr Arzt befragt Sie über

WAS KINDER BRAUCHEN

die Verdauung Ihres Kindes, über mögliche Blähungen und über die Zusammensetzung des Stuhls. Spuckt das Baby nach dem Trinken oder stößt es nur auf? Eine eingehende neurologische Kontrolle gehört ebenfalls zur Untersuchung. Der Arzt will außerdem wissen, ob Ihr Kind viel oder schrill schreit. Wie ist sein Schlaf- und Wachverhalten? Ist das Baby eher schlaff und müde oder ist es unruhig und schreckhaft? Kommt es genügend an die frische Luft? Wird die Rachitisprophylaxe durch Vitamin D regelmäßig gegeben? Bekommt das Baby Fluor zur Kariesprophylaxe? Ihr Arzt wird mit Ihnen die ersten Impfungen besprechen, am besten eine Fünf- oder Sechsfachimpfung ab der achten Lebenswoche (siehe Impfplan, Umschlaginnenseite vorn), und Ihnen Ratschläge für die Ernährung Ihres Kindes mit auf den Weg geben (ab Seite 254).

U4 – DREI-MONATS-UNTERSUCHUNG

Zwischen dem dritten bis vierten Monat untersucht der Kinderarzt wieder gründlich die inneren Organe und die altersentsprechenden Reflexe des Babys; es wird erneut gewogen und gemessen. Ihr Kind kann inzwischen Personen fixieren und interessanten Gegenständen mit den Augen folgen. Es hat sich bereits das dreidimensionale Sehen entwickelt, das Voraussetzung für gezieltes Greifen ist. Ihr Baby sollte allmählich einfache, hörbare Brabbellaute von sich geben können. Im Zweifelsfall muss nochmals ein Hörtest (siehe OAE-Test, Seite 73) durchgeführt werden, denn richtiges Hören ist die Grundvoraussetzung für eine normale Sprachentwicklung.

Die Motorik (Bewegungsfähigkeit) Ihres Kindes wird nun für die Vorsorgeuntersuchungen immer wichtiger. Ihr Kinderarzt führt viele dieser Untersuchungen spielerisch durch, sodass Sie als Eltern dies häufig gar nicht als Untersuchung ansehen. Er zieht es an beiden Händen aus der Rückenlage hoch und prüft, ob es dabei den Kopf von allein gerade halten kann. In Bauchlage kann das Kind den Kopf anheben und nach vorn schauen, wenn es sich auf seine Unterarme aufstützt. In Rückenlage spielt es mit den eigenen Händen, betrachtet sie und kann sie in den Mund stecken.

Im Rahmen der U4 kann die erste Auffrischimpfung (ratsam ist wieder eine Fünf- oder Sechsfachimpfung) durchgeführt werden. Ihr Kinderarzt wird Sie auch wieder über die Entwicklung des Schlaf- und Trinkverhaltens befragen und ebenso Fragen nach der Verdauung stellen. Die meisten Babys kommen jetzt mit vier Mahlzeiten pro Tag aus, manche schlafen nachts bereits durch. Bei voll gestillten Kindern kann eine zusätzliche Nachtmahlzeit noch regelmäßig notwendig sein.

U5 – VORSORGE IM SECHSTEN BIS SIEBTEN LEBENSMONAT

Bei der Vorsorgeuntersuchung zwischen dem sechsten und siebten Monat geht es vor allem um den Bewegungsdrang Ihres Babys. Kann es sich auf einen Arm abstützen und mit dem anderen gezielt nach Spielzeug greifen? Wenn ihm der Arzt zwei Finger hinhält, zieht es sich daran selbst zum Sitzen hoch? Dreht es Spielzeug interessiert in den Händen, um es von

VORBEUGEN IST BESSER

allen Seiten anzusehen? Wechselt es das Spielzeug von einer Hand in die andere? Steckt es zur genaueren Untersuchung das Spielzeug in den Mund? Mit fünf bis sechs Monaten versucht das Baby, wenn es zum Sitzen hochgezogen wird und zur Seite abzukippen droht, sich mit dem Arm abzustützen, und dreht dabei die Hand nach außen. Mit sechs bis sieben Monaten können die meisten Kinder von allein aus der Rückenlage in die Bauchlage rollen. In der Sprachentwicklung bewältigt ein Baby bis zu vier verschiedene Laute oder Doppellaute, die es vor sich hin plappert. Es kann jetzt laut lachen.

Da viele Kinder in diesem Alter fremdeln, kann die Untersuchung manchmal etwas problematisch werden. Der Arzt ist dann vor allem auf genaue Beobachtungen seitens der Eltern angewiesen.

Das Gehör wird erneut überprüft, insbesondere darauf, ob das Kind den Kopf in Richtung einer Geräuschquelle dreht. Außerdem gehört zur U5 die Untersuchung der Augen besonders auf Schielen. Sollte das Baby schielen, muss es in augenfachärztliche Behandlung. Ihr Kinderarzt wird den Impfplan kontrollieren und gleichzeitig an die Rachitis- und Fluor-Prophylaxe erinnern. Es ist jetzt die Zeit gekommen, in der Ihr Kind nicht mehr nur Milch bekommt, sondern auch Beikost mit dem Löffel. Am besten fängt man mit einem Karottenbrei nach dem Tagesschlaf an (Seite 255).

Bitte beachten Sie, dass es bei der geistigen und körperlichen Entwicklung der Kinder schon jetzt große Unterschiede gibt, die keinen Anlass zur Besorgnis geben müssen. Vergleichen Sie die Entwicklung Ihres Kindes nicht immer nur mit den Schnellstentwicklern; achten Sie lieber darauf, dass Ihr Kind eine stetige motorische und geistige Entwicklung zu erkennen gibt.

U6 – EINJAHRESUNTERSUCHUNG

Wie bei allen Vorsorgeuntersuchungen wird Ihr Kind auch zwischen dem zehnten und zwölften Lebensmonat von oben bis unten gründlich untersucht. Es wiegt nun etwa dreimal so viel wie bei der Geburt und ist um die Hälfte seiner Geburtsgröße in die Länge gewachsen. Der Kinderarzt kennt seinen kleinen Patienten seit der Geburt und kann beurteilen, ob er sich gesund entwickelt: Sitzt das Kind gerade, krabbelt es, fängt es an zu sprechen? Manche Kinder laufen in diesem Alter schon allein, andere entdecken gerade, dass sie sich an Möbeln hochziehen können.

Wie ist das Spielverhalten des Kindes? Findet Ihr Baby ein vor seinen Augen unter einer Tasse verstecktes Spielzeug wieder? Beteiligt es sich aktiv am Ballspiel mit Ihnen? Versucht es beim Anziehen mitzuhelfen und kann es zum Beispiel seine Socken schon allein ausziehen? Wie ist seine Sprachentwicklung und sein Sprachverständnis? Hört Ihr Kind auf seinen Namen? Reagiert es auf Aufforderungen wie »Komm!« oder »Gib mir!«?

Da die meisten Kinder in diesem Alter fremdeln – sie reagieren mit Weinen oder abwehrend gegenüber Personen, die sie nicht genau kennen –, ist die Vorsorgeuntersuchung oftmals mit viel Geschrei verbunden, was Ihr Kinderarzt als normal versteht. Er wird deshalb bei dieser U6 wie auch bei der folgenden U7 viele Entwick-

WAS KINDER BRAUCHEN

lungsstufen Ihres Kindes von Ihnen erfragen müssen. Um dem Arzt die Möglichkeit zu geben, sich ein umfassendes Bild über den Entwicklungsstand Ihres Kindes zu machen, empfiehlt es sich, dass Sie eine Stichpunktliste über dessen Fähigkeiten anlegen. Die individuellen Unterschiede in der Entwicklung werden immer größer und sind meistens völlig normal. Nur Ihr Kinderarzt kann mit Ihrer Unterstützung Abweichungen in der Entwicklung erkennen und notwendige Therapien einleiten. Bei der U6 werden auch wieder die Impfungen überprüft und fehlende nachgeholt. Ab dem 13. Monat wird eine Impfung gegen Masern, Mumps und Röteln (MMR) fällig. Eine zweite MMR-Impfung zur Auffrischung ist nach der ersten Impfung nötig und sollte unbedingt im zweiten Lebensjahr erfolgen. Eventuell ist es auch ratsam, Ihr Kind gegen Windpocken (Seite 252) impfen zu lassen. Diese Impfung kann zusammen mit der ersten oder zweiten MMR-Impfung durchgeführt werden.
Grundsätzlich sollte der Arzt bei jedem Vorsorgetermin überprüfen, ob Ihr Kind alle nötigen Impfungen vollständig erhalten hat, und zu notwendigen Auffrischungen raten.

U7 – ZWEIJAHRESUNTERSUCHUNG

Für den Vorsorgetermin zwischen dem 21. und 24. Lebensmonat brauchen Mutter und Arzt viel Geduld, denn die meisten Kinder stecken mitten in ihrer ersten Trotzphase, weinen und wollen sich nicht untersuchen lassen. Besonders wichtig: Bauen Sie keine Angstbarrieren vor dem Arztbesuch auf (Seite 14).

Neben der allgemeinen körperlichen Untersuchung steht auch die geistige Entwicklung des Kleinkinds und seine zunehmende Selbstständigkeit im Mittelpunkt. Steigt es allein Treppen, wenn es sich dabei am Geländer festhält, benutzt es Gabel oder Löffel zum Essen, schläft es durch? Zu Ihrer Beruhigung: 70 Prozent der Kinder tun es nicht. Ihr Arzt kontrolliert die Zähne und fragt, wie es mit dem regelmäßigen Putzen aussieht. Die Sauberkeitserziehung sollte so weit fortgeschritten sein, dass Ihr Kind häufig seine nassen Windeln meldet und gewechselt haben will.
Das Kind sollte in der Lage sein, ihm bekannte Personen auf der anderen Seite der Straße zu erkennen. Es schaut gerne Bilderbücher an und lässt sich liebend gerne vorlesen.
Die Sprachentwicklung ist jetzt besonders wichtig. Versteht Ihr Kind, was Sie zu ihm sagen? Es sollte fast alles verstehen, wenn es auch nicht alles befolgen wird. Die meisten Kinder können ihre großen Körperteile benennen oder wenigstens auf diese zeigen, wenn sie zum Beispiel nach dem Kopf oder ihren Armen befragt werden. Das Kind sollte das Wort »mein« gebrauchen können und sein Tun im Spiel kommentieren (zum Beispiel »Turm bauen«). Der Arzt wird Sie fragen, ob Ihr Kind Sätze aus zwei Wörtern bilden oder wenigstens einige Alltagssituationen mit Wörtern – wie »Heia« für Bett – beschreiben kann. Im Durchschnitt beläuft sich kurz vor dem zweiten Geburtstag der aktive Wortschatz (was das Kind spricht) auf 20 bis 30 und der passive Wortschatz (was das Kind versteht) auf 200 Wörter.

VORBEUGEN IST BESSER

In dieser Entwicklungsstufe müssen Sie wegen der für das Alter normalen Trotzphase sehr darauf achten, dass Sie Ihr Kind mit beständigen Leitlinien und festen Regeln erziehen und nicht nur mit ihm diskutieren oder sich gar tyrannisieren lassen. Ihr Kinderarzt kann Ihnen bei diesen Problemen sicherlich mit guten Ratschlägen helfen. Deshalb empfiehlt es sich, für diese Vorsorgeuntersuchung alle Ihre Fragen vorher zu notieren und diese Notizen mitzubringen.

U8 – VIERJAHRESUNTERSUCHUNG

Mit dreieinhalb bis vier Jahren wird Ihr Kind wieder von Kopf bis Fuß untersucht. Mit speziellen Tests prüft der Arzt, ob es richtig sieht, gut hört und ausreichend spricht, ob alle 20 Milchzähne vorhanden und gesund sind oder ob ein Zahnarztbesuch angezeigt ist. Durch eine Urinprobe werden Harnwegsinfekte ausgeschlossen. Ihr Kind ist jetzt in einem Alter, in dem es sich zu einer kleinen Persönlichkeit entwickelt hat und viele Fragen des Kinderarztes schon selbst beantworten kann. Das ist wichtig, denn dieses Frage-Antwort-Spiel bezieht Ihr Kind aktiv mit in die Untersuchung ein und vermittelt ihm das Gefühl, ernst genommen zu werden. Auf diese Weise macht es bei der Untersuchung auch besser und lieber mit.
In diesem Alter sollte sich das Kind mit nur noch wenig Hilfe vor dem Kinderarzt allein an- und ausziehen können. Bei dieser »Vorführung« erkennt und beobachtet der Arzt die Haltung seines Patienten, dessen fein- und grobmotorische Entwicklung und seine Koordinationsfähigkeit. Das Kind sollte kurze Zeit auf einem Bein stehen können und im Zehenspitzen- sowie Fersengang vorwärts und rückwärts laufen. Das Zusammenbringen von Daumen- und Zeigefingerspitze gehört ebenso dazu wie das ungefähre Nachmalen eines vorgegebenen Kreises und Dreiecks. Das Kind sollte zwei verschieden lange Linien voneinander unterscheiden können und einige Gegensätze wie zum Beispiel groß/klein oder heiß/kalt verstehen. Zur altersgemäßen Entwicklung gehört auch, den Unterschied beispielsweise zwischen einem Pferd mit und einem Pferd ohne Reiter zu erkennen und auszudrücken. Durch das sprachliche Fragen- und Antwortspiel überprüft der Kinderarzt die Sprachentwicklung des Kindes: das Sprachverständnis, den passiven und aktiven Wortschatz, die grammatikalische Sprachentwicklung und die Aussprache. Auf seiner Sehtafel mit verschieden großen Bildsymbolen werden gleichzeitig Sprache, Sehen und Farbsehen überprüft. Der Arzt will von Ihnen wissen, ob das Verhalten Ihres Kindes seinem Alter entspricht: Kann es sich von seiner Mutter trennen? Spielt es mit anderen Kindern, auch in einer Gruppe? Lässt es sich gerne Geschichten vorlesen? Kann es sich längere Zeit mit Spielzeug selbst beschäftigen? Macht es tagsüber noch in die Hose? Wie ist das Schlafverhalten: Schläft es allein ein und durch? Wie steht es mit dem selbstständigen Essen?
Bei der U8 wird auch festgestellt, ob Ihr Kind schon in den Kindergarten geht, und wenn nicht, ob es ab jetzt gehen kann oder ob es dafür noch zu früh ist. Werden Probleme beim Sehen, Hören, Sprechen oder in der fein- und grobmotorischen Ent-

wicklung festgestellt, so ist es an der Zeit, durch gezielte Behandlungen die gegebenenfalls vorhandenen Entwicklungsstörungen zu bessern.

U9 – VORSCHULUNTERSUCHUNG

Im Alter von fünf bis fünfeinhalb Jahren findet eine Generaluntersuchung statt, bei der der Arzt gezielt nach Fehlentwicklungen sucht, die möglichst noch vor Schuleintritt behoben oder gebessert werden sollten. Er überprüft auch dieses Mal alle Organe und ihre Funktionen und nimmt einen Hör- und Sehtest vor.

Im Vordergrund der Untersuchung stehen Sprachentwicklung, Feinmotorik, Körperkoordination und geistige Fähigkeiten. Der Arzt lässt Ihr Kind laufen, springen und auf einem Bein hüpfen. Er prüft seine Muskelkraft, Körperhaltung und Fingerfertigkeit. Kann Ihr Kind ohne Stützen Rad fahren? Kann es mit Schwimmflügeln schwimmen? Meist lässt der Arzt Ihr Kind auch ein Bild malen, um seine Entwicklung zu testen. Er wird wissen wollen, ob es Entfernungen grob einschätzen und bis zehn zählen kann und ob es ein ungefähres Zeitgefühl hat. Es sollte auch seine Adresse kennen und die Namen seiner Freunde.

Viele Eltern wollen jetzt wissen, ob ihr Kind schon schulreif ist oder nicht. Für eine aussagekräftige Antwort auf diese Frage muss ein gesonderter Termin für einen Schulreifetest vereinbart werden. Hier darf man nicht übersehen, dass viele Kinder im sechsten Lebensjahr eine sprunghafte Entwicklung machen. Ein Kind, das mit fünf oder fünfeinhalb Jahren noch nicht schulreif erschien, kann kurz vor der Vollendung des sechsten Lebensjahres durchaus reif für die Schule sein.

Nicht zuletzt werden Sie bei der U9 von Ihrem Kinderarzt daran erinnert, dass vor Schuleintritt für Ihr Kind nochmals eine Impfung gegen Diphterie und Wundstarrkrampf ratsam ist (siehe Impfplan, Umschlaginnenseite vorn).

J1 – JUGENDGESUNDHEITSBERATUNG

Seit April 1995 bezahlen alle Krankenkassen diese wichtige Untersuchung für 13- bis 14-Jährige mit dem Schwerpunkt Jugendgesundheitsberatung. Bei der gründlichen Untersuchung aller inneren Organe wird besonders auf das Skelettsystem geachtet. Durch das beschleunigte Wachstum in der Pubertät kann es zu Problemen an der Wirbelsäule (wie Rund- oder Schiefrücken, Seite 144) kommen, die einer Physiotherapie bedürfen. Ebenso wird das Stadium der Pubertätsentwicklung und der Entwicklung der sekundären Geschlechtsorgane (Hodengröße und Schambehaarung bei den Jungen sowie Brustdrüsen und Schamorgane beziehungsweise Monatsregel bei den Mädchen) überprüft.

In diesem Teil der Untersuchung sollten Themen zur Sexualität, zu Stresssituationen und Ängsten unter vier Augen vertraulich zwischen dem Jugendlichen und dem Arzt erörtert werden. Die Eltern werden daher gebeten, für diesen Part das Untersuchungszimmer zu verlassen. Der Jugendliche muss sich darauf verlassen können, dass sich der Arzt an seine ärztliche Schweigepflicht hält und auch gegenüber den Eltern Verschwiegenheit

VORBEUGEN IST BESSER

bewahrt, es sei denn, er selbst erklärt sich mit einer Mitteilung an die Eltern einverstanden.
Neben der körperlichen Untersuchung stellt der Arzt Fragen über psychosomatische Beschwerden wie Bauchschmerzen oder Kopfschmerzen. Er informiert sich über Ernährung, Bewegung und Sport, sexuelle Beziehungen sowie über den Konsum von Nikotin, Alkohol und anderen Drogen und gibt entsprechenden Rat.

KÖRPERLICHE ENTWICKLUNG

Wenn ein Kind wächst, nimmt es nicht nur an Länge und Gewicht zu, sondern entwickelt sich auch geistig und sozial weiter. Dabei hat jedes Kind sein eigenes Tempo. Es gibt daher nur grobe Richtlinien, an denen Sie Ihr Kind messen können. Bei der geistigen und sozialen Entwicklung ist es noch schwerer, Normalitätsgrenzen abzustecken. Der Arzt befragt bei den Vorsorgeterminen die Eltern über ihre Beobachtungen und spürt in einem Frage- und Antwortspiel auf, ob das Kind sich altersentsprechend entwickelt.

Zu groß oder zu klein?

Wie groß ein Kind wird, ist genetisch vorbestimmt, wenn es altersgemäß ernährt wird und keinen Wachstumshormonmangel hat. Über den Daumen gepeilt können Sie ausrechnen, wie groß Ihr Kind wird: Sie addieren die Körpergröße der Eltern, dividieren die Summe durch zwei, zählen bei Jungen sechs Zentimeter hinzu beziehungsweise ziehen bei Mädchen sechs Zentimeter ab.
Wenn Sie sich Sorgen machen, weil Ihr Kind deutlich größer oder kleiner als seine Altersgenossen ist, fragen Sie den Kinderarzt um Rat. Er kann die zu erwartende Körpergröße anhand von Röntgenaufnahmen der Handwurzelknochen und vergleichenden Tabellen relativ genau vorausbestimmen.

Zu dick oder zu dünn?

Ernährungstabellen geben nur Richtwerte an. Wie viel Ihr Kind isst, hängt von seiner körperlichen Aktivität ab und kann von Tag zu Tag schwanken. Das Körpergewicht muss zum Längenwachstum passen: Ein größeres Kind kann also mehr wiegen, als für sein Alter angegeben ist, und umgekehrt. Speckröllchen bekommt ein Kind erst, wenn es ständig zu viel isst – unbefriedigte Bedürfnisse werden oft mit Nahrung ausgeglichen – und sich körperlich zu wenig bewegt. Gerade Bewegungsmangel ist in unserer schnelllebigen und mobilen Gesellschaft eine große Gefahr für die Kinder und wird häufig durch Unkenntnis oder Zeitdruck bei den Eltern noch gefördert. Anstatt mit den Kindern zu Fuß zum Kindergarten zu gehen, werden sie mit dem Auto hingefahren und abgeholt. Das Gleiche gilt für den Schulweg. Oft kann man beobachten, dass junge Eltern mit Joggen oder Radfahren ihrem eigenen körperlichen Bewegungsbedürfnis nachkommen, während die Kinder unbeweglich im Kinderwagen oder Fahrradanhänger sitzen. Wenn die Eltern eine Wanderung machen, sind die Kinder meist in der Rückentrage »eingesperrt«. Diesen Kindern fehlt es vielfach an Möglichkeiten, ihre eigene Motorik und Muskelkraft zu entwickeln. Verstärkt wird die körperliche Unbeweglichkeit in allen

WAS KINDER BRAUCHEN

 INFO

Körpergröße und Gewicht (Durchschnittswerte)

Alter	Mädchen	Jungen
6 Monate	66 cm/7,5 kg	68 cm/7,5 kg
1 Jahr	75 cm/10 kg	76 cm/10,5 kg
2 Jahre	86 cm/12 kg	88 cm/13 kg
4 Jahre	104 cm/16,5 kg	105 cm/17 kg
6 Jahre	118 cm/21 kg	124 cm/24 kg
8 Jahre	130 cm/26 kg	129 cm/26 kg
10 Jahre	140 cm/32,5 kg	140 cm/32,5 kg
12 Jahre	153 cm/41,5 kg	150 cm/40 kg
14 Jahre	162 cm/52,5 kg	163 cm/50 kg

Altersstufen noch durch zu viel Fernsehen; dies leistet auch einer altersbedingten Unreife, seelischen Ängsten und Schlafstörungen Vorschub. Vor allem wird Übergewicht mehr und mehr zum Problem, denn neben Bewegungsmangel kommt bei Fernsehen, Gameboy- und Computerspielen häufig noch das unkontrollierte Essen von Chips und Keksen dazu. Des Weiteren wird durch den Mangel an Frischluft das Immunsystem geschwächt. Für ein Übergewicht von einem Kilogramm in zwei Monaten reichen schon 100 Kalorien zu viel am Tag – das entspricht einer einzigen Scheibe Brot! Wenn Ihr Kind zu rundlich wird, sollten Sie daher den Arzt um Rat fragen. Ein Kind, das sich körperlich viel bewegt, im Freien tobt, Sport treibt, gesund ernährt wird und sich nicht zuletzt seelisch in Harmonie entwickeln kann, wird kein Pummelchen werden.
Manche Eltern, oft beeinflusst durch die Großeltern, halten ihre schlanken Kinder für unterernährt, weil übergewichtige Kinder in der Umgebung als normalgewichtig angesehen werden. Dazu der ärztliche Rat: Am gedeckten Tisch verhungert kein Kind. Wenn gesunde Kinder das Essen bei Tisch verweigern, ist dies meist eine Reaktion auf Überbesorgtheit der Eltern. Viele erwachsene Menschen, auch und gerade die Großeltern, sind immer noch der festen Meinung, dass nur ein dickes Kind auch ein gesundes sei.
Lassen Sie sich von solchen gut gemeinten, aber wenig hilfreichen Ratschlägen nicht beirren. Ob Ihr Kind für sein Alter die richtige Größe und im Verhältnis dazu das richtige Körpergewicht hat, können Sie der Tabelle oben entnehmen.

VORBEUGEN IST BESSER

Impfungen

Wer eine akute Infektion überstanden hat, ist vor einer Neuinfektion mit demselben Erreger geschützt: Das Immunsystem erkennt die Erreger sofort wieder und die produzierten Antikörper machen die Eindringlinge unschädlich. Diese Immunität hält bei manchen Krankheiten lebenslang, bei anderen nur kurze Zeit an.

Durch eine Impfung werden dem Körper abgeschwächte oder abgetötete Krankheitserreger zugeführt, auf die das Immunsystem wie bei einer richtigen Infektion reagiert und ausreichend Antikörper bildet. Wenn dann »echte« Krankheitserreger in den Körper eindringen, ist das Immunsystem gewappnet und vernichtet die Erreger, sodass die Infektionskrankheit nicht ausbrechen kann. Die Impfung verhindert eine Ansteckung. Im Gegensatz zu dieser »aktiven« Impfung spritzt der Arzt bei einer »passiven« Immunisierung Antikörper (Immunglobuline) gegen den jeweiligen Krankheitserreger ein, zum Beispiel, wenn man sich angesteckt hat und dem Körper keine Zeit mehr bleibt, den Schutz selbst aufzubauen.

Achten Sie bitte darauf, dass Ihr Kind und auch Sie selbst einen vollständigen Impfschutz besitzen. Impfungen sind die beste Krankheitsvorsorge, die wir haben. Die Behauptung, dass Kinderkrankheiten bei Kindern natürlich und für eine gesunde Entwicklung wichtig seien, ist schlichtweg falsch. Es stimmt auch nicht, dass die Mehrfachimpfungen schaden und durch die hohe Anzahl an Krankheitskeimen den kindlichen Organismus krank machen. Die Gefährlichkeit mancher Kinderkrankheiten – lebensbedrohliche Gehirnentzündung durch Masern und Mumps oder verkrüppelte Gliedmaßen durch Kinderlähmung – wird unterschätzt, da sie dank der Impfungen ihre Schrecken verloren haben. Nicht zu vergessen: Krankheiten wie Diphtherie und Kinderlähmung sind zwar bei uns weitgehend besiegt, aber weltweit immer noch verbreitet.

Alle Impfungen können unerwünschte Nebenwirkungen hervorrufen, die aber eher selten und meist harmlos sind. Eine

 WICHTIG

In diesen Fällen nicht impfen

Wichtig ist, dass Ihr Kind zum Zeitpunkt der Impfung gesund ist. In folgenden Situationen sollte eine Impfung verschoben oder sogar ganz darauf verzichtet werden:

- Bei hohem Fieber oder einer schweren Infektion,
- ca. drei Wochen vor beziehungsweise nach einer Operation,
- wenn das Kind Medikamente erhält, die das Immunsystem schwächen,
- wenn das Immunsystem generell geschwächt ist.

Ein banaler Infekt mit Husten oder Schnupfen, besonders wenn er am Abklingen ist, oder eine Neurodermitis stellen dagegen keinen Grund dar, nicht zu impfen!

WAS KINDER BRAUCHEN

Ausnahme war der klassische Keuchhusten-Impfstoff, der heute jedoch nicht mehr angewandt wird. Wenn Sie glauben, bei Ihrem Kind Nebenwirkungen aufgrund der Impfung zu beobachten, sollten Sie den Arzt um Rat fragen. Er hat die Möglichkeit, die »Spätfolgen« der Impfung homöopathisch mit Thuja D12 Globuli ausleitend zu behandeln.

Einige nützliche Hinweise
- Lassen Sie Ihr Kind nur vormittags und am Wochenanfang impfen. Bei Komplikationen können Sie dann Ihren Arzt sicher erreichen.
- Säuglinge sollten in den Oberschenkel, Kleinkinder in den Oberarm geimpft werden. Bei Spritzen in die Gesäßmuskulatur könnte der Ischiasnerv verletzt und durch Schmierinfektion die Impfstelle infiziert werden.
- Wenn es an der Impfstelle zu Schwellung und Rötung kommt, helfen kühle Umschläge mit Alkohol (Seite 231). Auch Insektengel lässt die Schwellung schneller abklingen.

DIPHTHERIE, KEUCHHUSTEN, TETANUS

Die Impfungen gegen Diphtherie, Keuchhusten (Pertussis) und Tetanus (Wundstarrkrampf) werden als Kombinations-Impfstoff in einer Spritze zusammengefasst (DTPa-Impfung). Auffrisch-Impfungen sind nötig, um langfristigen Schutz zu erreichen (siehe Impfplan, Umschlaginnenseite vorn).
Was die Nebenwirkungen der Keuchhusten-Impfung betrifft: Seit 1995 gibt es einen neuen Keuchhusten-Impfstoff, der

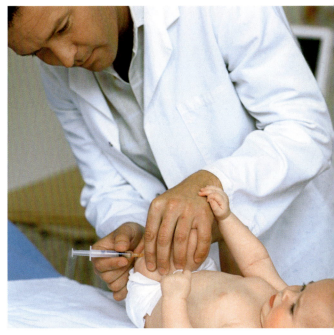

Nach einer Impfung bildet der Organismus Antikörper gegen die entsprechenden Erreger.

weitaus besser verträglich ist als der vorherige. Er kann ab der achten Lebenswoche als Kombinationsimpfstoff gegeben werden, seit 1998 auch als Fünffach-Impfung in Kombination mit Polio- und Haemophilus-Impfstoff, seit 2001 als Sechsfach-Impfung zusätzlich mit Hepatitis-B-Impfstoff.
DTPa wird nur dann geimpft, wenn das Kind infektfrei ist und kein Fieber hat.

Nebenwirkungen
Erhöhte Temperatur oder Fieber bis über 39 °C können bei DTPa auftreten. Manche Kinder sind unruhig und schreien stundenlang, ohne sich beruhigen zu lassen. Setzen Sie sich in diesen Fällen mit dem Arzt in Verbindung.

VORBEUGEN IST BESSER

DIPHTHERIE, TETANUS

Nur wenn ein Kind nicht gegen Keuchhusten geimpft werden darf oder die Eltern dies ablehnen, wird in der Kombination Diphtherie-Tetanus geimpft und aufgefrischt. Die Grundimmunisierung sollte im sechsten Lebensjahr durch eine erneute Impfung aufgefrischt werden.

Nebenwirkungen

Fieber ist selten oder nur schwach. Nur gelegentlich kommt es zu einer Schwellung und Rötung der Impfstelle. Manchmal lässt sich noch monatelang eine kleine Verhärtung an der Impfstelle tasten, die mit der Zeit verschwindet. Wenn Ihr Kind auf die Impfung stärker reagiert, wenden Sie sich bitte an Ihren Arzt.

TETANUS

Für Säuglinge und Kleinkinder gibt es die Impfung gegen Wundstarrkrampf einzeln oder in verschiedenen Kombinationen:
- Als Sechsfach-Kombination Diphtherie, Tetanus, Keuchhusten, Kinderlähmung, Haemophilus und Hepatitis B oder fünffach, ohne Hepatitis B,
- als Diphtherie-Tetanus-Impfung (DT),
- als Diphtherie-Pertussis-Tetanus-Impfung (DTpa) oder vierfach mit Haemophilus (DTpa-Hib).

Kinder ab dem siebten Lebensjahr erhalten die Impfung nur noch als Diphtherie-Tetanus (dT) oder Diphtherie-Pertussis-Tetanus (dTpa) mit der halben Dosis des Diphtherie- und Keuchhusten-Impfstoffes. Zum ausreichenden Schutz muss die Tetanus-Impfung (dT) lebenslang alle zehn Jahre aufgefrischt werden – bei Verletzungen bereits nach fünf Jahren.

Nebenwirkungen

Die Tetanusimpfung wird in der Regel gut vertragen. Sehr selten kommt es zu Spannung und Rötung der Impfstelle und zu einer kleinen Verhärtung, die nicht behandelt werden muss. Das Gleiche gilt in der Regel für alle Kombinationsimpfungen.

KINDERLÄHMUNG (POLIO)

Die Kinderlähmung ist seit Einführung der Polio-Schluckimpfung selten geworden. In Deutschland gibt es allerdings seit 1998 keine Schluckimpfung mehr, da früher in seltenen Fällen als Nebenwirkungen Durchfall oder vorübergehende Muskellähmung auftraten. Deshalb wird gegen Polio heute ein inaktiviertes Poliomyelitis-Virus (IPV) einzeln oder kombiniert geimpft.
Wie die Tetanus-Impfung sollte auch die Polio-Impfung ein absolutes Muss sein und alle zehn Jahre aufgefrischt werden.

Nebenwirkungen

Es sind keine oder allenfalls zu vernachlässigende Nebenwirkungen bekannt.

HAEMOPHILUS INFLUENZAE TYP B

Das Bakterium Haemophilus influenzae Typ b (Hib) ruft eine Reihe schwerer Erkrankungen hervor, die für Kinder lebensgefährlich werden können: Hirnhaut-, Lungen-, Kehlkopf- und Mittelohrentzündungen gehen auf sein Konto. Die Impfung wird entweder mit DT-, DTPa- oder mit DTpa-IPV- und Hepatitis-B-Impfungen kombiniert geimpft. Nach der dritten Impfung besteht ein jahrelanger Impfschutz. Kinder ohne die Grundimmunisierung können bis ins vierte

Lebensjahr noch durch eine Einzelimpfung geschützt werden.

Nebenwirkungen

Die Impfung ist sehr gut verträglich. Bei Fieber oder auffallender Rötung der Impfstelle wenden Sie sich bitte an den Arzt.

HEPATITIS A UND HEPATITIS B

Hepatitis B ist die häufigste Infektionskrankheit der Welt und Hauptursache für chronische Leberentzündung, Leberkrebs und Leberzirrhose. Die WHO empfiehlt daher, dass alle Kinder im Rahmen der allgemeinen Impfungen auch dagegen geschützt werden sollen. Da die Übertragung durch Bluttransfusionen oder Geschlechtsverkehr erfolgt, sollten bis zur Pubertät alle Kinder geimpft sein. Es besteht die Möglichkeit im Rahmen der Sechsfachimpfung gleich den Säugling zu impfen oder später einzeln, eventuell auch in Kombination mit der Hepatitis-A-Impfung. Letzteres ist erst ab dem ersten Lebensjahr möglich und wird nicht von allen Kassen übernommen.

In bestimmten Fällen erhält das Neugeborene bereits am ersten Lebenstag eine erste Hepatitis-B-Impfung, und zwar wenn bei seiner Mutter bei den Schwangerschafts-Vorsorgeuntersuchungen eine Hepatitis B festgestellt wurde. Die Impfung wird dann in der achten und zwölften Lebenswoche aufgefrischt und kann mit den gängigen Impfungen kombiniert werden.

Die Hepatitis-B-Impfung muss lebenslang alle zehn Jahre aufgefrischt werden.

Hepatitis A ist eine gutartige, aber unangenehme Leberentzündung, die über Wochen anhalten und chronisch werden kann. Die Ansteckung erfolgt über die Nahrung, vor allem über verunreinigtes Wasser. Vor Reisen in entsprechende Länder (zum Beispiel Nordafrika, Türkei, Kroatien, Asien) ist eine Impfung empfehlenswert. Der Impfschutz hält ebenfalls zehn Jahre.

Nebenwirkungen

Die Verträglichkeit der beiden Impfungen ist im Allgemeinen gut. In einzelnen Fällen kann es zu Schwellungen und Rötungen an der Stichstelle, zu Kopf- und Gliederschmerzen sowie leichtem Fieber kommen. Bei Komplikationen fragen Sie bitte Ihren Arzt um Rat.

MASERN, MUMPS, RÖTELN

Für die Impfung gegen diese Kinderkrankheiten stehen Einzelimpfstoffe für Masern und Röteln oder ein Kombinationsimpfstoff für Masern, Mumps und Röteln (MMR) zur Verfügung. Geimpft werden nur Kinder ab dem 13. Lebensmonat, die völlig gesund sind. Kinder mit schwerer Unverträglichkeit von Hühnereiweiß oder mit allergischen Erkrankungen sollten die MMR-Impfung nur nach genauer ärztlicher Untersuchung und Beratung bekommen.

Um einen ausreichenden Impfschutz zu erhalten, wird die Impfung im zweiten Lebensjahr aufgefrischt. In den meisten Fällen schützt die Impfung vor einer Ansteckung. Werden nur wenige Antikörper gebildet und die Krankheit bricht trotzdem aus, lassen sich durch die Impfung zumindest die gefürchteten Komplikationen von Masern (Seite 188) und Mumps (Seite 190) verhüten.

VORBEUGEN IST BESSER

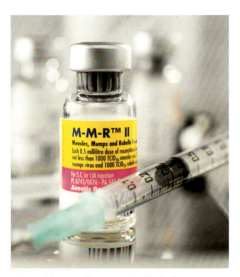

Gegen Masern, Mumps und Röteln kann einzeln oder kombiniert geimpft werden.

Wenn sich nicht geimpfte Kinder mit Mumps oder Masern anstecken, können sie kurz nach der Ansteckung noch geimpft werden. Die Röteln-Impfung schützt schwangere Frauen und das Ungeborene vor der Ansteckung. Daher sollten alle Mädchen zwischen dem 11. und 15. Lebensjahr eine Auffrischung erhalten, um für später vorzusorgen.

Nebenwirkungen

Von der Masern-Impfung bekommen manche Kinder etwa nach einer Woche so genannte »Impfmasern«, einen masernähnlichen Ausschlag und Fieber für zwei bis drei Tage. Nach der Mumps-Impfung kommt es in seltenen Fällen zu leichten Schwellungen der Speicheldrüsen. Die Röteln-Impfung kann eine Schwellung der Lymphknoten im Nacken verursachen. Bei allen Komplikationen fragen Sie bitte Ihren Arzt um Rat.

WINDPOCKEN

Seit 2004 wird die Windpockenimpfung (Varizellen-Impfung) von der Ständigen Impfkommission (STIKO) empfohlen. Sie kann im Moment noch parallel zur ersten Masern-Mumps-Röteln-Impfung erfolgen. Bald wird ein Kombinationsimpfstoff, der alle vier Impfstoffe vereinigt, auf dem Markt sein. Es ist eine einmalige Impfung, die bei Kleinkindern im Gegensatz zu größeren Kindern oder Erwachsenen nicht aufgefrischt werden muss. Besonders zu empfehlen ist diese Impfung bei Kindern mit schwerer Neurodermitis oder einem geschwächten Immunsystem und bei Jugendlichen, die bis zum Erreichen der Pubertät noch nicht an Windpocken erkrankt waren. Die häufigsten Komplikationen bei den etwa 700.000 bis 800.000 an Windpocken erkrankten Kindern pro Jahr in Deutschland sind bakterielle Superinfektionen, Lungenentzündungen und Entzündungen des Kleinhirns, die bleibende Schäden hinterlassen können.

Nebenwirkungen

Die Impfung ist gut verträglich. Es kann wie bei MMR etwa eine Woche nach der Impfung zu Fieber oder einem Ausschlag kommen.

ZECKENSCHUTZ

Nur Kinder und Erwachsene, die in den Verbreitungsgebieten der Frühsommer-Meningo-Enzephalitis (FSME, Seite 181) leben oder sich dort längere Zeit aufhalten, sollten geimpft werden. Bevor Sie Ihr Kind impfen lassen, sollten Sie sich vom Arzt beraten lassen.

Grundsätzlich gibt es zwei Möglichkeiten zu impfen. Bei der einen handelt es sich um eine Schnellimmunisierung, bei der innerhalb von sechs Wochen der volle Impfschutz besteht. Sie muss allerdings bereits nach einem Jahr wieder aufgefrischt werden. Die zweite ist die normale Impfung. Ein kompletter Impfschutz wird erst nach acht Monaten erreicht und hält für ca. fünf Jahre.

Nebenwirkungen

Die Impfung wird in der Regel gut vertragen. Vereinzelt treten Fieber, Gliederschmerzen, eine lokale Rötung und ein Spannungsgefühl an der Impfstelle auf. Bei allen Komplikationen suchen Sie bitte ärztlichen Rat.

PNEUMOKOKKEN

Gegen die durch Pneumokokken-Bakterien hervorgerufene eitrige Hirnhautentzündung (Meningitis) gibt es seit 2001 eine Impfung. Sie wird für Kinder mit chronischen Grundkrankheiten empfohlen, insbesondere für Frühgeborene mit überempfindlichen Atemwegen und Neigung zu Atemwegsinfektionen.
Die Pneumokokke (Streptococcus pneumoniae) ist der häufigste Erreger kindlicher Mittelohr- und Lungenentzündungen sowie einer gefährlichen Hirnhautentzündung, die unbehandelt zu Schwerhörigkeit oder sogar zum Tod führen kann. In der Regel kann man diesen Keim gut mit Antibiotika behandeln. Allerdings ist der Verlauf oft so schnell, dass man mit dem Medikament zu spät kommt. Daher wird sie gerade bei extrem frühgeborenen Kindern und bei Kindern mit einer Abwehrschwäche sowie Organschäden (speziell an der Milz) empfohlen Bitte sprechen Sie mit Ihrem Kinderarzt.

Nebenwirkungen

Es sind keine oder allenfalls zu vernachlässigende Nebenwirkungen bekannt.

MENINGOKOKKEN

Dieses Bakterium (Neisseria meninigitidis) verursacht ebenfalls eine gefährliche Hirnhautentzündung. In manchen Fällen, dem so genannten Waterhouse-Friderichsen-Syndrom, kommt es zum Absterben von Gliedmaßen oder zum Tod. Die Erkrankung tritt vor allem in England und den Benelux-Staaten auf. Deshalb ist bei längeren Aufenthalten in diesen Ländern eine Impfung empfehlenswert. Auch hierzulande tritt die Erkrankung zeitweise epidemisch auf. Wie bei Pneumokokken ist eine antibiotische Behandlung möglich, kommt aber manchmal zu spät.

Nebenwirkungen

Es sind keine oder allenfalls zu vernachlässigende Nebenwirkungen bekannt.

GRIPPE

Diese Impfung ist jährlich nötig und hilft nur gegen die echte Influenza A oder B. Sie wirkt nicht gegen die gewöhnlichen grippalen Infekte. Sie empfiehlt sich für abwehrgeschwächte Kinder oder Kinder mit Herz- oder anderen Organfehlbildungen.

Nebenwirkungen

Vereinzelt kann es zu lokalen Symptomen und Fieber, zu Gliederschmerzen und Kopfschmerzen kommen.

Ernährung: Was schmeckt und gut bekommt

Nur für die ersten Lebensmonate eines Kindes gibt es besondere Ernährungsregeln. Ansonsten gelten für Kinder die gleichen Ernährungsgrundsätze wie für Erwachsene: viel Obst, Gemüse, Getreide und Vollkornprodukte, lieber Vollkornbrot als Weißbrot, wenig Fleisch und Wurst, »leere« Kalorien in Form von Limonade und Süßigkeiten meiden.

 WICHTIG

Hinweise für »Flaschenkinder«

- Prüfen Sie vor dem Füttern die Temperatur der Milch auf Ihrem Handrücken. Die Milch muss hautwarm sein.
- Das Saugerloch sollte so eng sein, dass in der Zeit, in der Sie »einundzwanzig« sagen, nur ein Tropfen herauskommt, also etwa ein Tropfen pro Sekunde.
- Heben Sie die Milch in keinem Fall von einer Mahlzeit zur anderen auf, auch nicht im Kühlschrank!
- Heben Sie Flaschenmilch nicht länger als 30 Minuten im Flaschenwärmer auf; sonst besteht die Gefahr der Keimvermehrung.
- Bitte beachten Sie: Bei Verdacht auf Milcheiweiß-Allergie sollten Sie bis zum 12. Monat keine Kuhmilch füttern.

BIS ENDE DES VIERTEN MONATS: »MILCHZEIT«

Das Beste, was Sie in den ersten Monaten für Ihr Kind tun können, ist, es zu stillen. Es ist die intensivste Möglichkeit, Ihrem Kind nahe zu kommen. Außerdem enthält die Muttermilch alles, was ein gesundes Baby braucht, um zu wachsen, zuzunehmen und gegen Infekte geschützt zu sein. Beachten Sie jedoch: Alles was Sie essen und trinken, geht teilweise in die Muttermilch über und kann die Gesundheit Ihres Kindes beeinträchtigen (siehe Dreimonatskolik, Seite 41). Essen Sie bitte keine zu stark gewürzten Speisen und trinken Sie viel, eventuell Milchbildungstee aus der Apotheke. Hochprozentiger Alkohol ist tabu, ein Gläschen Sekt oder Wein sollte die Ausnahme bleiben.

Nicht stillen sollten Sie aus ärztlicher Sicht nur, wenn einer der folgenden Fälle auf Sie zutrifft:

- Sie leiden an einer schweren Infektionskrankheit (es sei denn, Ihr Kind hat sich schon angesteckt).
- Sie rauchen. Zu Ihrer Information: Selbst Tabakrauch in der Wohnung wird mitverantwortlich gemacht für den plötzlichen Säuglingstod.
- Sie müssen bestimmte Medikamente nehmen, wie Ergotamin-Präparate (Migräne-Mittel), Thyreostatika (Schilddrüsen-Medikamente) oder Sulfonamide (Antibiotika).

Bereits eine halbe Stunde nach der Geburt sollte Ihr Baby zum ersten Mal versuchen, an Ihrer Brust zu trinken (Vormilch). Legen Sie Ihr Kind von da an alle zwei bis vier Stunden an oder immer dann, wenn es Hunger hat und unruhig wird. Ab dem dritten oder vierten Tag schießt dann die Milch in Ihre Brust ein. Ein Kind, das gestillt wird, braucht jetzt etwa fünf bis sechs Mahlzeiten pro Tag und sollte an Gewicht ungefähr 150 Gramm in der Woche zulegen.

Wenn Sie stillen, Ihr Baby aber nicht genügend zunimmt, sollten Sie nach dem Stillen adaptierte Milch aus der Flasche zufüttern. Kann eine Mutter nicht stillen, wird das Baby mit der Flasche ernährt. Geeignet ist in erster Linie industriell gefertigte Säuglingsmilch, die es in adaptierter und in teiladaptierter Form im Handel gibt. Beide Milchsorten sind an sich gleichwertig. Die adaptierte Milch ist aufgrund des geringeren Kohlenhydratanteils dünnflüssiger, ist aber genauso wertvoll und macht genauso satt. Man kann Flaschenmilch auch aus Kuhmilch, Wasser, Zucker, Schmelzflocken und Keimöl selbst mischen. Das ist zwar billiger, aber während der Zubereitung können Krankheitskeime in die Milch gelangen und Magen-Darm-Infektionen hervorrufen. Für allergiegefährdete Säuglinge, die nicht gestillt werden können, nehmen Sie hypoallergenes Milchpulver.

NACH DEM FÜNFTEN MONAT: BEIKOST

Ab dem vierten Monat kann, nach dem fünften Monat sollte neben Milch Beikost gefüttert werden – zunächst zermuste Karotten (bei allergiegefährdeten Kindern besser fein passierter Brokkoli oder Zucchini), ohne Salz und Zucker gekocht. Führen Sie die Beikost langsam ein, damit sich das Magen-Darm-System Ihres Babys an die neue Kost gewöhnen kann. Zu Beginn sollten Sie die Karotten löffelweise füttern. Das Baby muss das Essen mit dem Löffel erst lernen. Wenn es die Karotten oder anderes Gemüse beim Füttern mit der Zunge wieder aus dem Mund drückt, heißt das nicht, dass es ihm nicht schmeckt. Es beherrscht die Technik mit dem Löffel einfach noch nicht richtig. Leichter geht es, wenn Sie nicht gerade auf die Zunge, sondern seitlich in die Wangentasche löffeln.

Wenn Ihr Kind 100 Gramm Karottenbrei schafft, sollten Sie dem Brei etwas Maiskeimöl beigeben. Fett fügt die lebensnotwendigen ungesättigten Fettsäuren hinzu und schließt die fettlöslichen Vitamine A, D, E und K auf, sodass der Körper sie aufnehmen kann. Sie können den Brei mit zerdrückten Pellkartoffeln mischen – sie enthalten viel Vitamin C!

Ab dem fünften Monat wird eine Milchmahlzeit pro Tag durch Gemüse-Kartoffelbrei (150 Gramm Gemüse, 50 Gramm Kartoffeln) ersetzt. Spätestens ab dem sechsten Monat wird eine zweite Milchmahlzeit durch Obst-Getreidebrei ersetzt. Ab dem sechsten Monat sollte dem Gemüsebrei vom fünften Monat Fleisch zugegeben werden, denn es führt Eisen zu, das für den Aufbau des Blutfarbstoffes in den roten Blutkörperchen und für den Aufbau der Infektabwehr nötig ist. Am besten kochen Sie Rind-, Lamm- oder Putenfleisch ohne Salz und drehen es durch den Fleischwolf. Größere Mengen können Sie dann im Eiswürfelbehälter im Tiefkühlschrank einfrieren und bei Bedarf portionsweise auftauen.

Vom siebten Monat an können Sie dem Obst-Getreidebrei etwas Magerquark zusetzen. Neben Kartoffeln können Sie

VORBEUGEN IST BESSER

Ihrem Kind auch schon Reis oder Nudeln anbieten. Die Nahrung muss jetzt auch nicht mehr fein passiert werden; es reicht, sie mit der Gabel zu zerdrücken. Da Ihr Baby jetzt schon gerne etwas in die Hände nimmt und kauen kann, darf es Brotkanten und Laugenbrezeln (aber ohne Salz) beißen.

Ab dem achten bis neunten Monat können Sie die Milchflasche durch pasteurisierte Vollmilch mit 3,5 Prozent Fettgehalt ersetzen. Bei Verdacht auf Milcheiweißallergie sollten Sie vorerst noch auf Kuhmilch verzichten.

NACH DEM ERSTEN GEBURTSTAG: NORMALE KOST

Wenn Ihr Kind seinen ersten Geburtstag hinter sich hat, kann es allmählich auf die normale Kost Ihrer Familie (aber nicht rein vegetarische) umsteigen. Es lernt nun auch vom Teller zu essen und aus einer Tasse zu trinken. Streichen Sie vorsichtshalber Hülsenfrüchte und Kohlgemüse vom Speisezettel Ihres Kindes. Lassen Sie Ihr Kind keine Nüsse essen, da sie leicht in die Luftröhre rutschen.

Übrigens: Kleine Kinder essen am liebsten, was sie kennen. Deshalb genügen im ersten und zweiten Lebensjahr einige wenige Gemüse-, Obst- und Fleischsorten.

WENN KINDER BEI TISCH MITESSEN

Das zweite Lebensjahr ist »kulinarisch« ebenfalls wichtig, denn nun kann das Kind bei Tisch mitessen. Die Geschmacksnerven von Kindern sind empfindlicher, sparen Sie daher mit Salz und Gewürzen.

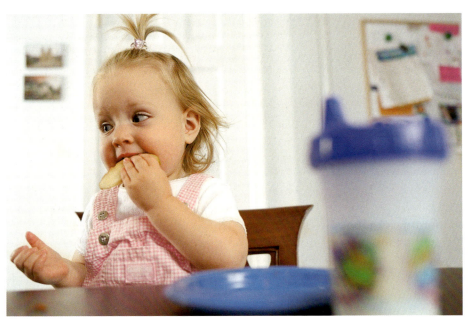

Zwingen Sie Ihr Kind nicht zum (Auf-)Essen und sorgen Sie für gemeinsame Mahlzeiten. Dann schmeckt es ihm bestimmt doppelt so gut.

WAS KINDER BRAUCHEN

Damit gemeinsame Mahlzeiten reibungslos verlaufen und nicht zum Machtkampf ausarten, können Ihnen folgende Anregungen helfen:
- Schaffen Sie eine entspannte Atmosphäre: Hilfreich ist Regelmäßigkeit. Versuchen Sie, immer zur gleichen Zeit und am selben Ort zu essen. Loben Sie Ihr Kind auch nicht überschwänglich, wenn es aufgegessen hat. Zwingen Sie Ihr Kind bitte nie zum Essen.
- Kinder mögen Gemüse, Kartoffeln, Fleisch und Obst am liebsten voneinander getrennt auf dem Teller und nicht als Einheitsbrei. Kinder essen auch mit den Augen. Sie wollen wiedererkennen, was sie essen, und das Essen begreifen, das heißt mit den Fingern betasten.
- Bedenken Sie, dass Kinder kein besonders abwechslungsreiches Essen brauchen oder ständig etwas Neues ausprobieren wollen. Sie haben in bestimmten Phasen, die oft unerträglich lang erscheinen, ausgesprochene Lieblingsspeisen, während sie andere strikt ablehnen. Am besten bleiben Sie gelassen, räumen ohne Kommentar ab, was Ihr Kind nicht essen will, und lassen Sie sich nicht ständig auf Sonderwünsche ein.
- Limonade und gesüßte Obstsaftgetränke sind für Kinder Kalorienbomben. Eine große Flüssigkeitsmenge füllt den kleinen Magen zudem bis an den Rand. Trinkt Ihr Kind vor dem Essen viel, ist es für den Moment tatsächlich satt, bekommt dann aber relativ rasch wieder Hunger.
- Essen Sie, wenn möglich, mit Ihrem Kind gemeinsam. In Gesellschaft schmeckt es einfach besser.

REGELN ZUR KINDERERNÄHRUNG

An sich ist Kinderernährung nicht schwieriger als die Ernährung von Erwachsenen. Nur die folgenden drei Regeln sollten Sie beachten, sie schonen den kindlichen Organismus:
- Kartoffeln, Gemüse und Obst bitte sorgfältig waschen und schälen: So entfernen Sie anhaftenden Schmutz und Schadstoffe.
- Die schwer verdaulichen Nahrungsmittel wie Hülsenfrüchte, Vollkorn und Kohlgemüse nur langsam und in kleinen Portionen in den Speiseplan einführen.
- Fleisch durchbraten, aber nicht zu stark (Giftstoffe entstehen) und immer mit etwas Soße reichen. Auch Gemüse nie »trocken« geben.

Wenn ein Kind krank wird – besonders bei fieberhaften Infekten –, verliert es normalerweise vorübergehend seinen Appetit. Bei Appetitlosigkeit mit Durchfall, Verstopfung oder diffusen Bauchschmerzen mit Gewichtsabnahme sollten Sie den Arzt um Rat fragen.

Appetitlosigkeit bei ansonsten gesunden Kindern ist dagegen kein Grund zur Sorge. Es ist völlig normal, wenn ein Kind monatelang gut isst und dann auf einmal für längere Zeit keinen Appetit hat. Die tägliche Kalorienaufnahme kann dabei zwischen 200 und 2000 Kalorien schwanken. Machen Sie sich wegen des Essens also nicht verrückt. Solange Sie Ihr Kind nicht einseitig ernähren und solange es wächst, fröhlich ist und an Gewicht zunimmt, ist es ausreichend ernährt.

VORBEUGEN IST BESSER

Weitere Bausteine für ein gesundes Leben

Schon als Säugling braucht Ihr Kind mehr als Essen, Trinken, körperliche Pflege und seelische Zuwendung. Es braucht auch die richtige Umgebung: Hierzu zählen ein sicheres Zuhause, ein geregelter Tagesablauf, körperliche Bewegung und viel frische Luft.

RUHE UND SCHLAF

Der geregelte Tagesablauf ist ein Grundbaustein für eine gesunde Kindheit. Das beginnt schon am Morgen: Hetzen Sie morgens nicht zwischen Schlafzimmer, Bad und Küche hin und her, sondern beginnen Sie den Tag in Ruhe.
Wichtig ist auch, Kinder geistig nicht zu überfordern und dadurch unter Stress zu setzen. Kinder unter sechs Jahren sollten niemals allein fernsehen. Nur wenn Sie beim Fernsehen dabei sind, können Sie alle Fragen gleich beantworten. Nächtliches Aufschreien, Einschlafschwierigkeiten, Angstzustände und dadurch aufgebaute Aggressionen haben ihre Ursache oft in Fernsehbildern, die ein Kind nicht verarbeiten konnte.
Kinder brauchen viel Schlaf, denn ihr Leben ist ungleich spannender als unseres. Kleinkinder benötigen durchschnittlich acht bis zwölf Stunden, Schulkinder zehn bis zwölf Stunden Schlaf.
Damit Ihr Kind gut ein- und durchschläft, achten Sie vor allem auf folgende Bedingungen:

- Die Temperatur im Schlafzimmer sollte nicht mehr als 15 °C betragen.
- Benutzen Sie Wolldecken zum Zudecken. Sie lassen die Haut atmen, während Daunen einen Luftstau verursachen.
- Eine Luftfeuchtigkeit von 50 bis 60 Prozent im Raum ist ideal – am besten messen Sie mit einem Hygrometer.
- Wenn möglich, lassen Sie beim Schlafen ein Fenster zumindest gekippt und drehen Sie abends die Heizung ab – auch und gerade im Winter.

LEBENSELIXIER WASSER

Wasser ist für das Leben und für die Hygiene unverzichtbar. Körperpflege gehört für ein Kind aber meist nicht zu seinen Grundbedürfnissen. Umso wichtiger ist Ihr Vorbild: Durch Sie lernt Ihr Kind, sich täglich zu waschen – von Kopf bis Fuß. Die Hände werden zusätzlich nach jedem Gang auf die Toilette und vor jedem Essen mit warmem Wasser und Seife gereinigt. Gönnen Sie Ihrem Kind ruhig eine Seife mit seinem Lieblingsduft. Sie brauchen keine Desinfektionszusätze, um die Hände sauber zu bekommen.

FRISCHE LUFT

Kinder müssen täglich draußen sein können. Schon als Baby sollten sie möglichst viel an die frische Luft. Kleinkinder und Schulkinder brauchen nach dem Kindergarten oder der Schule noch einmal zwei bis drei Stunden täglich, in denen sie draußen herumtoben können – bei jedem Wetter. Frische Luft und Bewegung fördern nicht nur die körperliche Entwicklung und die seelische Harmonie, sondern auch den Aufbau des körpereigenen Abwehrsystems, und sorgen für gesunden Schlaf. Wenn Ihre Kinder tagsüber nicht

WAS KINDER BRAUCHEN

ausreichend draußen an der frischen Luft sein können, lüften Sie bitte so oft wie möglich die Zimmer, in denen sie sich tagsüber aufhalten.

SPIEL UND SPORT

Nichts fördert Ihr Kind mehr als körperliche Bewegung bei Sport und Spiel. Je jünger Ihr Kind ist, desto mehr spielt es von sich aus, erforscht dadurch neugierig die Welt und übt seine Körperkraft, Geschicklichkeit und geistige Beweglichkeit.
Kleine Kinder bis zum Alter von etwa zwei Jahren spielen gerne und häufig allein. Sie ahmen im Spiel ältere Kinder oder Erwachsene nach. Spielen mit Gleichaltrigen ist erst ab etwa drei Jahren möglich, mit vier bis fünf Jahren wird das Spiel mit Freunden allerdings sehr wichtig. Im Spiel mit Gleichaltrigen lernt Ihr Kind das Sozialverhalten in der Gruppe und den Sinn von Regeln kennen.
Mit Schulbeginn will Ihr Kind seine Leistungen unmittelbar vergleichen können – auch im Sport. Besonders beliebt sind deshalb die Mannschaftssportarten wie Fußball, Handball oder Schwimmen. Echten Mannschaftssport mit Leistungscharakter und vor allem Leistungssport sollten Kinder jedoch frühestens mit acht bis zehn Jahren beginnen. Leistungssport ist harte körperliche Arbeit und kann aus medizinischer Sicht nur unter Vorbehalt bei Kindern toleriert werden.

FERIEN

Nicht zuletzt brauchen Kinder – nicht anders als Erwachsene – genügend Erholung, die vor allem in den Ferien geboten ist. Die Ausnahme sind Säuglinge; sie haben keinen Urlaub nötig. Flugreisen können für Babys sogar schädlich sein, besonders dann, wenn dabei die Jahreszeiten vertauscht werden (wegen des Klimawechsels) und wenn große Tageszeitverschiebungen auftreten. Die Biorhythmen wie Schlaf- und Wachrhythmus werden dadurch gestört, was wiederum das Immunsystem beeinträchtigen kann. Kleinkinder lieben es, im Urlaub immer wieder an denselben Ort zu fahren, während Rundreisen und Städtetouren sie eher verwirren und ängstigen. Schulkinder sind in den Ferien am glücklichsten, wenn sie draußen nach Herzenslust herumtoben können. Nehmen Sie auf jeden Fall Rücksicht auf die Jüngsten in der Familie. Eine kleine Radtour oder Schwimmen im nahen See oder Schwimmbad ist für ein Kind wesentlich erholsamer als eine weite Autofahrt.

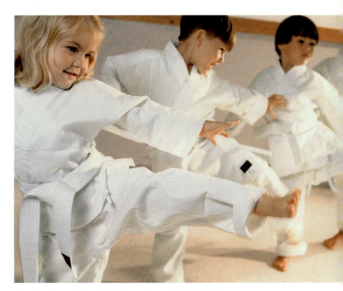

Sportarten wie Judo fördern Geschicklichkeit, Körperkoordination und Selbstbewusstsein.

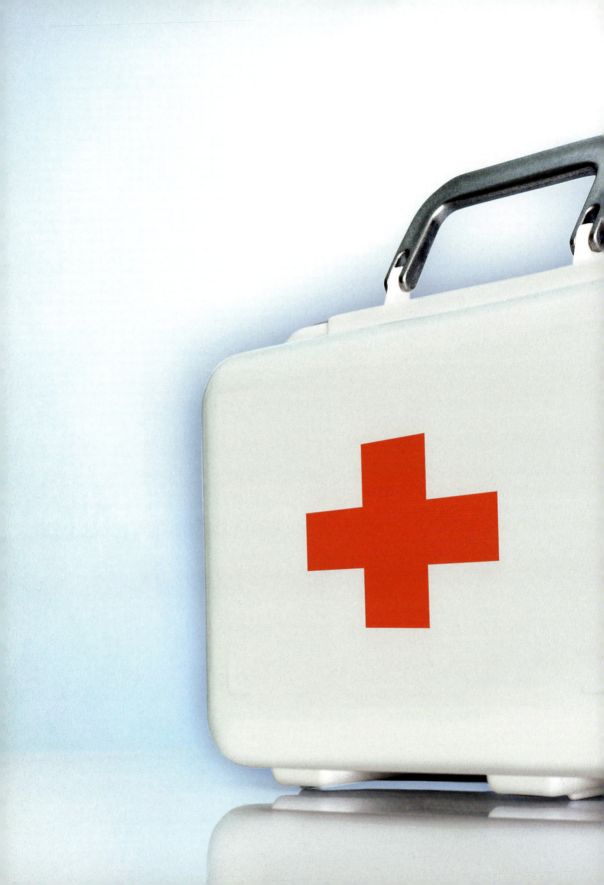

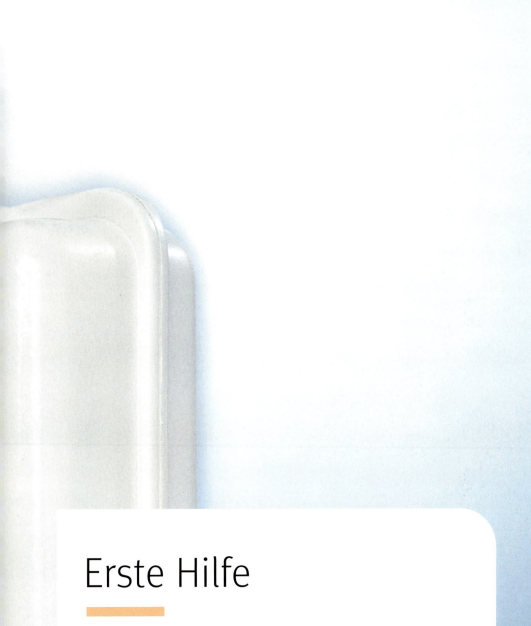

Erste Hilfe

Kinder verunglücken leicht, denn sie sind neugierig und können Gefahren noch nicht richtig einschätzen. Meist verlaufen Unfälle harmlos. Doch wenn sich Ihr Kind ernsthaft verletzt hat, ist es wichtig, dass Sie rasch und gezielt handeln. Vor allem bei lebensrettenden Maßnahmen kommt es darauf an.

ERSTE HILFE

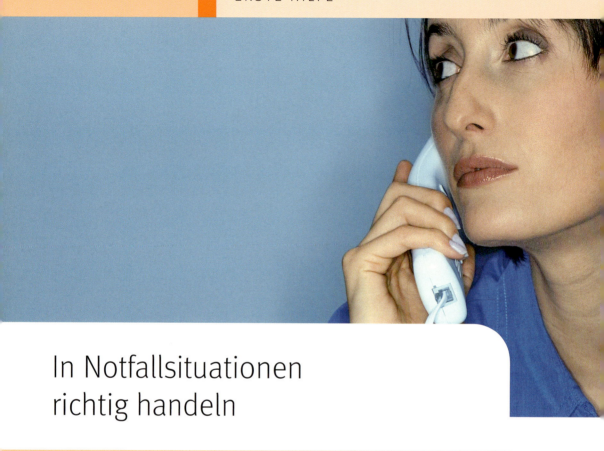

In Notfallsituationen richtig handeln

Bewahren Sie Ruhe

Die meisten Unfälle im Baby- und Kleinkindalter ereignen sich zu Hause: Kinder stürzen beim Spielen von Tischen, Stühlen und Hochbetten oder trinken schädliche Flüssigkeiten. Sie stecken gerne kleine Gegenstände in Nase und Ohren und verschlucken sie auch. Die Ursachen der erhöhten Unfallgefahr vor allem bei Kleinkindern liegen in deren mangelnder Erfahrung und Neugierde sowie in der körperlichen Ungeschicklichkeit.

Das Wichtigste, was Sie als Helfer bei einem Notfall mit Kindern tun müssen, ist, die Ruhe zu bewahren. Zunächst sollten Sie sich über den Notfall ein genaues Bild machen und feststellen, ob er lebensbedrohlich ist. Dann müssen Sie für schnelle Hilfe sorgen oder fremde Hilfe herbeirufen.
Um Ihrem Kind in Notfallsituationen besser helfen zu können, sollten Sie unbedingt einen Erste-Hilfe-Kurs besuchen. Lebensbedrohliche Notfälle sind Atemstillstand, Bewusstlosigkeit, Herzstillstand, Schock und schwere Blutungen.

IM NOTFALL RICHTIG HANDELN

WIE SIE UNFÄLLE VERHÜTEN

Natürlich können Sie Ihr Kind nicht vor sämtlichen Gefahren schützen, aber mit Maßnahmen wie diesen vorsorgen:

- Lassen Sie nie ein heißes Bügeleisen in Reichweite des Kindes stehen, auch nicht nach dem Bügeln.
- Seien Sie vorsichtig mit Plastiktüten: Kleine Kinder ziehen sie sich oft über den Kopf und können darin ersticken.
- Lassen Sie ein kleines Kind niemals unbeaufsichtigt im oder am Wasser spielen, auch nicht in der Badewanne.
- Sichern Sie alle Steckdosen mit Kindersicherungen ab.
- Halten Sie gefährliche Stoffe wie Waschpulver, Reinigungs- und Putzmittel, Entkalker, Medikamente und Pflanzenschutzmittel von Ihrem Kind fern.
- Bringen Sie alle Gegenstände außer Reichweite, die Kleinkinder gerne in den Mund nehmen und in die Luftröhre bekommen könnten: zum Beispiel Nüsse, Spielzeugteile, Schrauben und Nägel.
- Lassen Sie heiße Flüssigkeiten, etwa in Töpfen auf dem Herd, niemals unbeaufsichtigt, auch wenn es Ihnen unmöglich erscheint, dass das Kind sie erreicht. Drehen Sie die Griffe der Töpfe auf dem Herd immer nach hinten, damit das Kind sie nicht herunterziehen kann.
- Vom Vorschulalter an ist der Straßenverkehr die größte Gefahr. Sorgen Sie für eine gute Verkehrserziehung.

> ## ❗ WICHTIG
>
> ### Bei Notruf unbedingt angeben
>
> - Unfallort (Name, Adresse, Telefon)
> - Zahl und Alter der Unfallopfer
> - Unfallhergang: Was ist passiert?
> - Wie sieht der Patient aus?
> - Besteht Atemstillstand? Bewusstlosigkeit? Starke Blutung? Schockzustand?

INFO

Notrufnummern

	Deutschland	Schweiz	Österreich
Unfall	112	144	144
Feuer	112	118	122
Polizei	110	117	133
Giftnotruf	19240	(01) 25-15151	(01) 406-4343

Viele Giftnotrufzentralen in Deutschland haben die oben angegebene Rufnummer mit der entsprechenden örtlichen Vorwahl. Für Österreich ist der Giftnotruf von Wien, für die Schweiz der Giftnotruf von Zürich angegeben.

ERSTE HILFE

Bewusstlosigkeit

Ob Ihr Kind bewusstlos ist, können Sie leicht feststellen, wenn Sie es zum Öffnen der Augen zu bewegen versuchen, indem Sie es laut ansprechen, anfassen oder kneifen (am besten zwischen Nase und Oberlippe). Bei Säuglingen überprüfen Sie den Bewusstseinszustand nach der Reaktion auf Schmerzreize durch Kneifen in den Nasensteg oder das Brustbein. Reagiert das Kind nicht darauf, ist es bewusstlos. Reagiert es verlangsamt oder eingeschränkt und wirkt apathisch, steht zu befürchten, dass es bald bewusstlos werden kann. Bei bewusstlosen Kindern reagieren die Pupillen nicht auf Lichteinfall. Sie sind starr.

SO LEISTEN SIE ERSTE HILFE

› Bei Bewusstlosigkeit müssen Sie grundsätzlich mit einer Störung der Atmung rechnen! Es besteht akute Erstickungsgefahr. Rufen Sie sofort den Notarzt!

INFO

Häufigste Symptome

› Keine Reaktion auf äußere Reize
› Fehlende Ansprechbarkeit
› Keine Pupillenreaktion auf Licht
› Blasse Haut

› Bringen Sie das bewusstlose und atmende Kind in der Zwischenzeit sofort in die so genannte stabile Seitenlage. Zunächst legen Sie es auf den Rücken und legen seinen rechten Arm im rechten Winkel vom Körper weg. Den linken Arm legen Sie quer über den Brustkorb, sodass das linke Handgelenk auf der rechten Schulter liegt. Stellen Sie das linke Bein auf, fassen Sie gleichzeitig linke Schulter und linkes Knie und drehen Sie Ihr Kind nach rechts. Achten Sie auf eine gestreckte Kopfhaltung (nicht beim Säugling) und geöffneten Mund. In dieser Lage bleibt das Kind, bis der Notarzt oder Krankenwagen eingetroffen ist. Der Vorgang kann auch seitenverkehrt durchgeführt werden.

› Die stabile Seitenlage ist besonders wichtig, wenn Ihr Kind erbrochen hat oder aus Mund und Nase blutet. Bei Verdacht auf eine Verletzung der Wirbelsäule lassen Sie das Kind ganz ruhig liegen. Bis der Notarzt eintrifft, müssen Sie wenn nötig eine Atemspende geben, bei Herzstillstand eine Herzdruckmassage (Seite 266) durchführen. Dies können Sie im Erste-Hilfe-Kurs lernen.

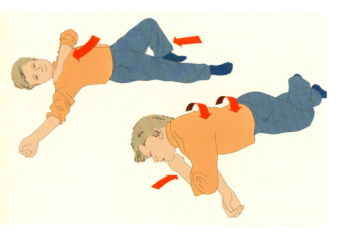

Bringen Sie Ihr Kind in die stabile Seitenlage.

IM NOTFALL RICHTIG HANDELN

Atemstillstand

Das Aussetzen oder der Stillstand der Atemtätigkeit bedeutet für Ihr Kind akute Lebensgefahr: Schon ein Sauerstoffmangel von wenigen Minuten führt zu einer dauerhaften Schädigung von Hirnzellen. Wenn Sie Ihr Kind bewusstlos vorfinden, prüfen Sie sofort, ob es noch atmet. Ein deutliches Zeichen dafür ist das Heben und Senken des Brustkorbs. Legen Sie zum Prüfen eine Hand seitlich an die unteren Rippen, die andere in die Magengrube. Hier spüren Sie am besten, wie sich der Brustkorb bewegt. Ein zusätzlicher Hinweis für Atemstillstand ist die Blauverfärbung der Lippen und Fingernägel, manchmal wird auch das ganze Gesicht blau. Besteht Atemstillstand oder gibt es Anzeichen dafür, beginnen Sie sofort mit der Atemspende.

SO LEISTEN SIE ERSTE HILFE

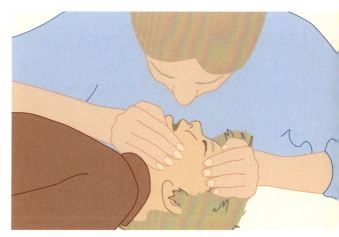

Halten Sie beim Beatmen den Kopf fest.

› Veranlassen Sie bei Atemstillstand möglichst, dass jemand anders den Notarzt ruft – Sie selbst sollten damit keine kostbare Zeit vergeuden!

› Beginnen Sie sofort mit der Beatmung. Dazu sollte der Kopf so weit wie möglich in den Nacken gebeugt und festgehalten werden (nicht beim Säugling!). So werden die Atemwege frei und manchmal kommt allein schon durch diese Maßnahme die Atmung wieder in Gang. Klappt die Beatmung nicht, säubern Sie den Mund- und Rachenraum von Erbrochenem und Fremdkörpern.

› Die Atemspende erfolgt ruhig in Ihrem eigenen Atemtempo, bis die Eigenatmung Ihres Kindes ausreichend eingesetzt hat. Nur bei Säuglingen und Kleinkindern geht die Beatmung schneller: 30-mal pro Minute, das heißt, eine Sekunde selbst einatmen und eine Sekunde Atem spenden. Wenn das nicht gelingt, müssen Sie die Atemwege nochmals reinigen und erneut beatmen.

› Verlieren Sie keine Zeit: Alle 60 Sekunden vermindert sich die Überlebenschance Ihres Kindes um 15 bis 20 Prozent! Kontrollieren Sie auch den Pulsschlag (siehe Herzstillstand, Seite 266).

> **INFO**
>
> **Häufigste Symptome**
>
> › Zu Beginn Atemnot
> › Bewusstlosigkeit
> › Blässe bis Blauverfärbung der Lippen und der Nagelbetten

ERSTE HILFE

Herzstillstand

Besteht Atemstillstand (Seite 265) und fühlen Sie bei Ihrem Kind an der Hals- oder Schläfenschlagader, bei Säuglingen an der Innenseite des Oberarms keinen Puls mehr, müssen Sie einen Herzstillstand annehmen. Die Pupillen der Augen sind weit. Wenn Sie die Augenlider Ihres Kindes kurz schließen, verengen sich normalerweise die Pupillen bei Wiederöffnen. Steht das Herz still, reagieren die Pupillen nicht mehr und bleiben weit.

Versuchen Sie ruhig zu bleiben: Ihrem sachkundigen Eingreifen verdankt das Kind möglicherweise sein Leben. Sie müssen eine äußere Herzdruckmassage vornehmen und das Kind beatmen. Diese Maßnahme können Sie nur im Rahmen eines Erste-Hilfe-Kurses unter ärztlicher Anleitung an geeigneten Übungspuppen erlernen. Keinesfalls dürfen Sie die so genannte Herz-Lungen-Wiederbelebung an einem gesunden Kind üben. Sonst drohen gefährliche Verletzungen.

SO LEISTEN SIE ERSTE HILFE

❯ Bei der äußeren Herzdruckmassage muss das Kind auf einer harten Unterlage – am besten auf dem Boden – in Rückenlage liegen. Beim Säugling umgreifen Sie mit beiden Händen den Brustkorb und drücken mit beiden Daumen, bei größeren Kindern drücken Sie mit dem Handballen rhythmisch den Brustkorb des Kindes im unteren Bereich des Brustbeins zusammen, 80- bis 100-mal pro Minute. Je nach Alter des Kindes sollten Sie zwei bis vier Zentimeter tief drücken. Achtung: Gefahr von Rippenbrüchen! Nach jedem rhythmischen Drücken muss die Hand kurz vom Brustkorb genommen werden, damit er sich wieder ausdehnen kann. Herzdruckmassage und Beatmung

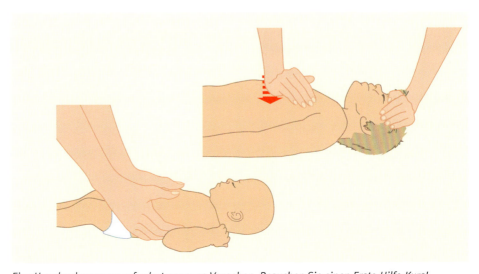

Eine Herzdruckmassage erfordert genaues Vorgehen. Besuchen Sie einen Erste-Hilfe-Kurs!

IM NOTFALL RICHTIG HANDELN

INFO

Häufigste Symptome

- Bewusstlosigkeit
- Starre weite Pupillen
- Keine Atmung
- Keine Kreislauftätigkeit

Schock

Unter Schock versteht man eine Kreislaufstörung, die vor allem bei größerem Blut- und Flüssigkeitsverlust, etwa bei Verletzungen, Verbrennungen und starken Durchfällen, auftritt und lebensbedrohlich ist. Auch schwere allergische Reaktionen können zu einem Schock führen. Beim Schock ist die Blutzufuhr aller nicht lebenswichtigen Organe extrem verringert. Der Grund: Die Blutversorgung von Herz, Lungen und Gehirn soll zu Lasten der anderen Organe aufrechterhalten werden. Das führt zur Schwächung bis hin zum völligen Versagen des Kreislaufs. Ist eine Verletzung vorausgegangen, kann durch den Blutverlust der Blutdruck abfallen, was einen bedrohlichen Zusammenbruch der Lebensfunktionen nach sich ziehen kann. Beim allergischen – dem so genannten anaphylaktischen – Schock kommt es durch massive allergische Reize

erfolgen im Wechsel: 30 Druckmassagen mit darauf folgenden 2 Beatmungen. Beginnen Sie stets mit der Beatmung. Bei der Beatmung ist es bei Säuglingen bis zu einem Jahr wichtig, dass Sie den Kopf nicht überstrecken, sondern in neutraler Position halten, damit die Atemwege nicht verlegt werden. Bei Kindern vom ersten bis etwa achten Lebensjahr sollte der Kopf leicht, bei größeren Kindern wie im Erste-Hilfe-Kurs gelernt normal überstreckt werden.

- Sie dürfen die Herz-Lungen-Wiederbelebung erst dann beenden, wenn der Rettungsdienst die Behandlung übernimmt oder wenn der Puls des bewusstlosen Kindes ohne Herzdruckmassage wieder tastbar ist. Wenn Sie den Puls fühlen, das Kind aber nicht von allein atmet, müssen Sie die Atemspende fortsetzen. Setzt auch die Atmung wieder ein, bringen Sie das Kind in die stabile Seitenlage (Seite 264) und überwachen Sie Bewusstsein, Atmung und Kreislauf.
- Schon nach drei bis fünf Minuten ohne Atmung und Kreislauftätigkeit können bleibende Schäden auftreten!

INFO

Häufigste Symptome

- Schneller, schwacher Puls
- Fahle Blässe der Haut, vor allem an den Lippen, Ohrläppchen und im Nagelbett
- Kalte und nasse Haut, Frieren
- Schweißnasser Kopf
- Verwirrtheit, Teilnahmslosigkeit oder Unruhe

ERSTE HILFE

zum Kreislaufversagen. Bei Unfällen kann durch Schmerzen oder die psychische Stresssituation ein Schockzustand auftreten. In jedem Fall gilt: Der Schock ist ein medizinischer Notfall und bedarf sofort (not)ärztlicher Hilfe!

SO LEISTEN SIE ERSTE HILFE

› Ein Kind im Schockzustand muss sofort behandelt werden. Rufen Sie den Arzt und beginnen Sie mit den Erste-Hilfe-Maßnahmen.
› Lagern Sie den Oberkörper Ihres Kindes flach und bequem. Sollten Sie sich gerade im Freien befinden, legen Sie es in den Schatten. Halten Sie die Beine des Kindes für ungefähr drei bis vier Minuten senkrecht in die Höhe und lagern Sie dann die Beine höher als den Oberkörper: Legen Sie eine zusammengerollte Decke, ein Kissen oder einen umgedrehten Hocker unter die Unterschenkel (so genannte »Schocklage«).
› In Schocklage sollte der Kopf möglichst tiefer als der Körper liegen (Ausnahme: Atemnot und Kopfverletzungen). Mit dieser Maßnahme wird dem Körper zusätzlich Blut aus den Beinen zur Verfügung gestellt.
› Decken Sie Ihr Kind warm zu, aber benutzen Sie auf keinen Fall eine Wärmflasche oder ein Heizkissen und vermeiden Sie im Sommer einen Hitzestau. Bis der Arzt eintrifft, sollten Sie Ihrem Kind beruhigenden Zuspruch geben.

! **WICHTIG**

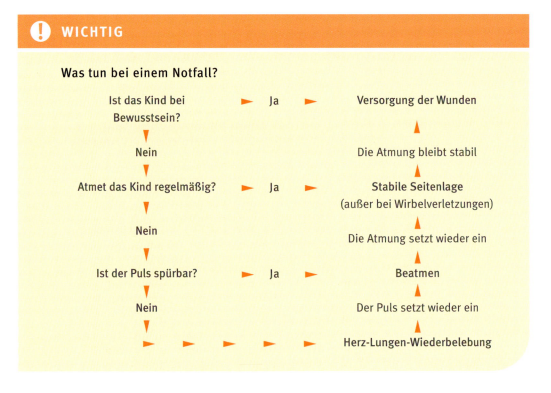

IM NOTFALL RICHTIG HANDELN

Blutungen

Werden Blutgefäße verletzt, kommt es zur Blutung. Wie stark diese ist, hängt davon ab, welche Blutgefäße betroffen sind und wie groß die Verletzung ist. Hellrotes, arterielles Blut aus den Schlagadern tritt stoßweise aus. Dunkles, venöses Blut quillt gleichmäßig. Fast jede Blutung lässt sich stillen, wenn man den verletzten Körperteil hoch – höher als das Herz – lagert und einen festen Verband (Druckverband) anlegt. Ist im Notfall keine Zeit zu verlieren, pressen Sie sauberes Material auf die Wunde, bis weitere Hilfe eintrifft, oder legen Sie einen Druckverband über den ersten Verband. Bei großen Wunden liegt die Hauptgefahr im Blutverlust. Verliert Ihr Kind sehr viel Blut, kann es zum Schock (Seite 267) oder zur Bewusstlosigkeit (Seite 264) kommen. Gehen Sie bei stark blutenden Wunden mit Ihrem Kind in ein Krankenhaus oder zum Arzt. Bei kleinen Verletzungen reinigen Sie die Wunde mit jodfreien Desinfektionsmitteln und verbinden sie mit einem Pflaster. Häufiges Nasenbluten ist nicht lebensgefährlich, außer Ihr Kind leidet an einer Blutgerinnungskrankheit. Lassen Sie vorsorglich eine ärztliche Untersuchung vornehmen. Vielleicht ist es nötig, ein Blutgefäß in der Nase verschorfen zu lassen. Besonders bei kleineren Wunden besteht die Gefahr eines Wundstarrkrampfes durch das Eindringen von Tetanus-Bakterien. Liegt die letzte Tetanus-Impfung länger als fünf Jahre zurück, ist eine Auffrischung nötig. Stich- und Risswunden müssen immer ärztlich versorgt werden.

INFO

Häufigste Symptome

Schürfwunden:
- Geringe Blutung
- Austritt von Gewebswasser

Platz-, Quetsch- und Risswunden:
- Mäßige Blutung, Bluterguss
- Unregelmäßig zerfetzte Wundränder

Stich- und Schnittwunden:
- Starke Blutung
- Glatte Wundränder

SO LEISTEN SIE ERSTE HILFE

- Hat Ihr Kind sehr stark oder spritzend blutende Wunden, müssen Sie als Erste-Hilfe-Maßnahme einen Druckverband anlegen. Dazu legen Sie über einen ersten festen Verband eine Verbandsrolle als Druckpolster auf den Wundbereich; im Notfall geht auch ein zusammengerolltes Taschentuch. Befestigen Sie dann das Druckpolster durch einen neuen Verband oder eine Binde. Dieser Verband darf nicht so fest sein, dass das Gewebe gequetscht wird. Benutzen Sie keine Gürtel oder Schnüre, damit keine Stauungen durch Abbinden entstehen!
- Wichtig bei stark blutenden Wunden: Weitere Maßnahmen wie das Auswaschen oder Reinigen der Wunde sollten Sie unterlassen. Sonst könnten Viren

ERSTE HILFE

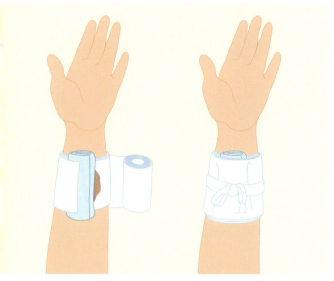

Beim Druckverband müssen Sie eine Verbandsrolle als Druckpolster auf die Wunde legen.

und Bakterien eindringen und die Wunde infizieren. Auch Wundkrusten und Fremdkörper müssen Sie in der Wunde belassen, da beim Entfernen erneute Blutungsgefahr besteht.

› Blutende oder blutgestillte Wunden müssen innerhalb von sechs Stunden ärztlich versorgt werden, da es eventuell nötig ist, die Wunden zu nähen.

› Bei Nasenbluten lassen Sie das Kind mit leicht nach vorn gebeugtem Kopf aufrecht sitzen (nicht hinlegen), damit es das Blut nicht schluckt. Drücken Sie den Nasenflügel der blutenden Seite und den Nasenrücken für zehn Minuten fest zusammen. Ihr Kind kann dabei natürlich durch den Mund atmen. Zur Unterstützung der Blutstillung eignen sich zusätzlich abschwellende Nasentropfen und kalte Umschläge (Kühlpads) im Nacken.

Ertrinken

Die Gefahr beim Ertrinkungsunfall ist das Ersticken durch Sauerstoffmangel. Ab Eintritt eines Atemstillstandes verringert sich jede Minute, in der das Kind nicht atmet, die Überlebenschance um 15 bis 20 Prozent. Beginnen Sie deshalb sofort mit Wiederbelebungsmaßnahmen (Seite 265) und lassen Sie den Notarzt rufen. Verlieren Sie keine Zeit mit Versuchen, eingedrungenes Wasser durch Ausschütteln zu entfernen. Beatmen Sie sofort! Allenfalls dürfen Sie den Mundraum von Fremdkörpern reinigen.
Wird das verunglückte Kind rechtzeitig gerettet, können trotzdem erst nach Stunden lebensbedrohliche Schäden – vor allem an der Lunge – auftreten. Deshalb müssen Sie ein beinahe ertrunkenes Kind sofort ins Krankenhaus bringen.

SO LEISTEN SIE ERSTE HILFE
› Überwachen Sie ständig Bewusstsein, Atmung und Kreislauf.
› Entfernen Sie die Kleidung und halten Sie den Körper Ihres Kindes warm.
› Bei einem Kreislaufstillstand beginnen Sie sofort mit der Herz-Lungen-Wiederbelebung (Seite 266).

 INFO

Häufigste Symptome

› Atemstörung oder -stillstand
› Bewusstlosigkeit

IM NOTFALL RICHTIG HANDELN

Fremdkörper

Lassen Sie einen in der Wunde steckenden Fremdkörper – auch ein Messer – in jedem Fall dort. Er dichtet die Wunde und die verletzten Blutgefäße ab. Durch ein Entfernen können Sie starke Blutungen (Seite 269) und zusätzliche Verletzungen hervorrufen. Das Gleiche gilt für festsitzende Fremdkörper in der Nase oder im Ohr. Versuchen Sie auf keinen Fall, mit Gegenständen Fremdkörper selbst zu entfernen: Sonst besteht zusätzliche Verletzungsgefahr. Gehen Sie zum Arzt. Hat Ihr Kind sich beispielsweise Hülsenfrüchte in die Nase gesteckt, müssen diese schnellstens entfernt werden, da die Körner aufquellen können. Sie können versuchen, verschluckte Fremdkörper, die starken Husten und Schluckbeschwerden verursachen, und Fremdkörper im Auge selbst zu beseitigen. Sollten die beschriebenen Sofortmaßnahmen allerdings nicht helfen, müssen Sie Ihr Kind schnell zum Arzt bringen. Fremdkörper im Gehörgang darf nur er entfernen.

SO LEISTEN SIE ERSTE HILFE

> Ringt das Kind infolge eines verschluckten Fremdkörpers krampfhaft nach Luft und läuft blau an, legen Sie es mit dem Oberkörper übers Knie (»herunterhängen«). Wenn Sie jetzt mit der flachen Hand zwischen die Schulterblätter klopfen, werden Hustenstöße ausgelöst. Nach dem Hochhusten entfernen Sie die Fremdkörper aus dem Mund oder Rachen. Dazu legen Sie das Kind flach auf den Boden und öffnen den Mund, indem Sie mit beiden Daumen den Unterkiefer abwärts drücken. Ein Daumen drückt dann die Wange zwischen die Zahnreihen des geöffneten Mundes. Mit den Fingern der anderen Hand tasten Sie so tief wie möglich den Mund- und Rachenraum aus und entfernen den Fremdkörper. Beim Baby genügen dazu ein bis zwei Finger.

> Fremdkörper im Auge können Sie, wenn sie unter dem Unterlid liegen, eigenhändig zu entfernen versuchen. Lassen Sie das Kind nach oben sehen, ziehen dann das Unterlid nach unten

INFO

Häufigste Symptome

Verschluckte Fremdkörper:
> Plötzlicher starker Husten, begleitet von pfeifenden Atemgeräuschen
> Schluckbeschwerden
> Blaufärbung im Gesicht

Fremdkörper im Auge:
> Tränenfluss
> Rötung des Auges
> Reflektorischer Lidschluss

Fremdkörper in der Nase:
> Ausschließlich Mundatmung
> Nasale Sprache

Fremdkörper im Ohr:
> Hörstörungen

ERSTE HILFE

und wischen die Unterlidinnenfläche mit einem sauberen, feuchten Tuch von außen nach innen, das heißt zur Nase hin, ab. Spülen Sie das Auge nicht mit Wasser, da Ihr Kind das Auge sonst reflexartig schließt. Jeden festsitzenden Fremdkörper sowie Holz- oder Kunststoffteile muss der Arzt entfernen, ebenso Fremdkörper unter dem Oberlid.
› Fremdkörper im Ohr lösen sich manchmal, wenn Sie das Kind seinen Kopf heftig schütteln lassen. Aus der Nase können Fremdkörper eventuell durch festes Schnäuzen bei zugehaltenem zweitem Nasenloch entfernt werden.
› Helfen diese Erste-Hilfe-Maßnahmen nicht, müssen Sie sich schnell mit Ihrem Arzt in Verbindung setzen!

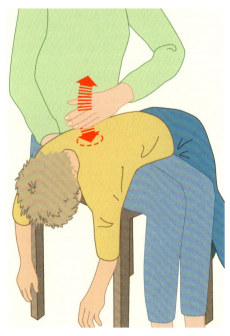

Hat sich Ihr Kind verschluckt, legen Sie es übers Knie und klopfen ihm fest auf den Rücken.

Hitzschlag, Sonnenstich

An einen Hitzschlag müssen Sie denken, wenn das Kind einen hochroten, heißen Kopf hat und die Haut trocken ist. Anfangs erscheint es extrem unruhig, später fällt es möglicherweise in eine tiefe Bewusstlosigkeit (Seite 264). Sein Puls geht schnell, die Atmung ist beschleunigt und flach.
Der Hitzschlag ist Folge eines Wärmestaus im Körper. Bei feuchtwarmer und feuchtschwüler Witterung ist die Wärmebildung gesteigert, die Wärmeabgabe dagegen behindert. Zunächst schwitzt der Körper unter der großen Hitze. Wird die verloren gegangene Flüssigkeit jedoch nicht ersetzt, vermindert sich das Blutvolumen. Es fließt nicht mehr genügend Blut zur Körperoberfläche und die Haut verliert ihre Fähigkeit zu schwitzen und den Körper durch Verdunstung zu kühlen. Enge Kleidung, Kleidung aus synthetischen Stoffen und dichte Menschenansammlungen begünstigen den Hitzschlag. Auch übertriebenes Zudecken von Säuglingen bei hoher Lufttemperatur kann für das Kind durch Hitzestau gefährlich werden.
Ein Sonnenstich dagegen entsteht durch die direkte Sonnenbestrahlung von Kopf und Nacken und die dadurch bedingte Reizung der Hirnhäute. Besonders Säuglinge mit ihren unbehaarten Köpfchen sind gefährdet. Das Krankheitsbild ist dem des Hitzschlags ähnlich. Ein Sonnenstich ist zusätzlich von Erbrechen begleitet. Nehmen Sie Sonnenstich und Hitzschlag sehr ernst: Beide können zu Bewusstlosigkeit und Tod führen.

IM NOTFALL RICHTIG HANDELN

INFO

Häufigste Symptome

Hitzschlag:
- Heiße, gerötete, trockene Haut
- Aufgedunsenes Gesicht
- Unruhe
- Später Fieber und Bewusstlosigkeit

Sonnenstich:
- Hochroter, heißer Kopf
- Kühle Oberhaut
- Übelkeit und Erbrechen
- Bewusstlosigkeit

SO LEISTEN SIE ERSTE HILFE
- Wenn Sie annehmen, dass Ihr Kind einen Hitzschlag oder Sonnenstich hat, rufen Sie sofort den Notarzt!
- Bringen Sie Ihr Kind inzwischen sofort in den Schatten. Lagern Sie seinen Kopf hoch und öffnen Sie die Kleidung. Kühlen Sie dann Stirn, Nacken und den Brustkorb mit feuchten Tüchern. Bei blassem Gesicht bringen Sie Ihr Kind in die Schocklagerung (Seite 267).
- Hat Ihr Kind das Bewusstsein verloren (Hitzschlag), bringen Sie es in die stabile Seitenlage (Seite 264). Bei Atemstillstand müssen Sie sofort die Atemspende (Seite 265) beginnen und ärztliche Hilfe holen lassen.
- Ist Ihr Kind bei klarem Bewusstsein, geben Sie ihm kühlen Tee zu trinken.

Insektenstich

Ein Insektenstich oder -biss ist für Ihr Kind zwar unangenehm, meist aber harmlos. Die Haut um die Einstichstelle schwillt sofort an, wird rot und juckt. Reagiert das Kind allerdings allergisch auf bestimmte Insektengifte, kann es zu ernsten Komplikationen kommen. Übelkeit, Erbrechen und Schwindelgefühle können dann ebenso auftreten wie ein Ausschlag oder Kreislaufkollaps (Seite 267). Massenstiche von Insekten sind in jedem Fall gefährlich.

Ein Stich im Mundinnern oder im Rachenraum kann zum Notfall werden, weil die Schleimhäute der Atemwege und die Zunge anschwellen. Eine lebensgefährliche Verengung der Atemwege müssen Sie in den seltenen Fällen befürchten, in denen das Insekt tief in den Rachen oder in den Kehlkopfbereich vorgedrungen ist.

INFO

Häufigste Symptome
- Die Haut um die Einstichstelle schwillt an, wird rot, juckt und schmerzt
- Vorübergehende Übelkeit und Schwindelgefühle
- Erbrechen
- Atemstörung bei einem Insektenstich im Mund-Rachen-Raum (Notfall!)

ERSTE HILFE

Bei Atemnot muss das Kind sofort in ärztliche Behandlung. Bringen Sie es am besten gleich in eine Klinik. Bei Atemstillstand (Seite 265) ist eine sofortige Atemspende notwendig.
Schützen Sie Ihr Kind vor Insektenstichen: Lassen Sie es nicht barfuß auf blühende Wiesen. Im Sommer sollten Sie keine süßen Säfte offen stehen lassen und immer einen Trinkhalm benutzen! Vorsicht beim Verzehr von Süßspeisen im Freien!

SO LEISTEN SIE ERSTE HILFE

> Bei Insektenstichen durch Bienen, Wespen oder Hornissen entfernen Sie den Stachel besser durch seitliches Wegwischen mit dem Fingernagel als durch Herausziehen mit einer Pinzette. Der Stachel könnte brechen und weiteres Insektengift in die Wunde gelangen.
> Kühle Umschläge mit essigsaurer Tonerde oder Zitronensaft lindern die Schmerzen schnell. Insektengels wirken kühlend und abschwellend. Sie können auch eine frisch aufgeschnittene Zwiebel auf den Insektenstich legen; das kühlt und dämpft die Schwellung.
> Bei einem Insektenstich im Mundraum lassen Sie das Kind sofort ununterbrochen Eiswürfel lutschen. Machen Sie zusätzlich laufend kalte Halswickel.
> Bei bekannter Insektenallergie sollte beim Spielen, beim Sport oder im Urlaub das vom Arzt verordnete allergische Notfallset stets griffbereit sein!
> **Homöopathie:** Apis mellifica D30 Tropfen sofort an der Stichstelle auftragen und bis zur Heilung dreimal täglich 5 Globuli Apis mellifica D30 geben. Bei Wespenstichen hilft Ledum D30.

Knochenbruch

Ein Knochenbruch kann beim Spielen im Freien oder auch im häuslichen Bereich entstehen und passiert nicht selten schon bei Säuglingen, zum Beispiel durch Stürze vom Wickeltisch. Größere Kinder können beim Laufen fallen und beim Anschlagen an Heizkörper oder Türpfosten Kopfverletzungen erleiden.
Man unterscheidet offene und geschlossene Knochenbrüche. Ist die Haut über der

 INFO

Häufigste Symptome

Gliederbrüche:

> Starker Schmerz
> Bewegungseinschränkung
> Schwellung
> Fehllage des betroffenen Körperteils, unter Umständen mit herausstehenden Knochenteilen

Wirbelbrüche:

> Schmerzen im Rücken
> Kribbeln oder Taubheitsgefühle in den Armen, Fingern oder Beinen

Rippenbrüche:

> Heftige Schmerzen beim Atmen
> Schonhaltung
> Bluthusten

IM NOTFALL RICHTIG HANDELN

Bruchstelle verletzt, handelt es sich um einen offenen Knochenbruch. Hier besteht die Gefahr, dass Keime in die Wunde und die Knochen eindringen können. Knocheninfektionen können in ein chronisches, oft viele Jahre anhaltendes Stadium übergehen. Achten Sie deshalb bei offenen Bruchstellen darauf, dass die Wunde nicht verschmutzt: Benutzen Sie steriles Verbandmaterial zum Abdecken und fixieren Sie es mit einem Schnellpflaster. Bei Kindern kommen häufig so genannte Grünholzfrakturen vor: Hierbei ist die knöcherne Struktur gebrochen, jedoch nicht die Knochenhaut; sie hält die Bruchstücke zusammen.

Stabilisieren Sie den verletzten Körperteil, bis der Arzt das Kind untersucht. Denn jeder Verdacht auf einen Knochenbruch muss unbedingt geröntgt und ärztlich versorgt werden.

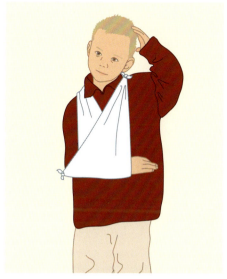

Mit einem Dreieckstuch können Sie einen gebrochenen Unterarm ruhig stellen.

SO LEISTEN SIE ERSTE HILFE

> Zuerst müssen Sie den verletzten Körperteil ruhig stellen. Wenn Sie Ihr Kind selbst ins Krankenhaus bringen, versorgen Sie den Knochenbruch mit einer Schiene.
> Als Beinschiene verwenden Sie entweder zwei Kochlöffel, zwei Holzlatten oder zwei Zeitschriftenrollen, die Sie mit Klebeband umwickeln und mit Binden am verletzten Bein befestigen.
> Hat Ihr Kind einen Unterarmbruch erlitten oder Finger- und Handgelenksbrüche, erfolgt die Ruhigstellung am besten mit einem Armtragetuch (Dreieckstuch).
> Wichtig ist bei Oberarm- und Schulterbrüchen ein faustdickes Polster, zum Beispiel ein Verbandpäckchen, in der Achselhöhle. Zusätzlich zum Polster und Dreieckstuch wird der Oberarm am Brustkorb mit einer Binde oder einem Tuch um den Brustkorb herum fixiert.
> Bei einem offenen Bruch muss die Wunde mit einem keimfreien Verband, notfalls mit einem unbenutzten Taschentuch, abgedeckt werden.
> Besteht Verdacht auf Verletzungen der Wirbelsäule, darf die Lage des Kindes auf keinen Fall verändert werden. Wärmen Sie das Kind und rufen Sie den Notarzt.
> Generell dürfen Sie bei Verdacht auf einen Knochenbruch niemals versuchen, die Bruchstelle zu untersuchen. Es besteht die Gefahr, durch die dabei auftretenden Schmerzen einen Schock (Seite 267) oder weitere Verletzungen und Infektionen hervorzurufen.

ERSTE HILFE

Schädelverletzung

Schädelverletzungen lassen sich nach einem Unfall oft nur vermuten. Ob ein Schädelbruch, eine Gehirnerschütterung oder nur eine Prellung vorliegt, zeigt eine Röntgenaufnahme häufig nicht. Bei jedem Verdacht auf einen Schädelbruch muss daher ein craniales Computertomogramm gemacht werden, da im Röntgenbild nur in 50 Prozent der Fälle ein Schädelbruch zu erkennen ist.

Schädelprellungen sind stumpfe Verletzungen, die sofort nach einem Unfall eine deutliche Gewebsschwellung der Kopfhaut (Beule) zeigen. Eine Kopfplatzwunde ist eine Schädelprellung, bei der die Kopfhaut aufplatzt. Solche Wunden bluten immer sehr stark und müssen ärztlich versorgt werden. Bei einer Gehirnerschütterung war die Schädelprellung so stark, dass das Gehirn im Kopf an die Schädelknochen geprallt ist. Eine Gehirnerschütterung geht typischerweise mit Übelkeit, Erbrechen und einer mehr oder weniger langen Bewusstlosigkeit einher. Ein weiteres Merkmal ist die fehlende Erinnerung an den Unfallhergang.

Kommt es zur Pulsverlangsamung und zu Unregelmäßigkeiten der Atmung oder zur Bewusstlosigkeit (Seite 264), sind dies Zeichen für einen erhöhten Hirndruck (Gehirnödem) oder Blutungen im Gehirn. Zwischen dem Unfall und den ersten Zeichen einer Hirnblutung liegen oft mehrere Stunden. Deshalb muss bei jedem Kind mit einer Gehirnerschütterung oder mit Verdacht auf Gehirnerschütterung 24 Stunden der Puls und die Atmung

 INFO

Häufigste Symptome

Schädelbruch:
- Eventuell örtliche Schwellung am Kopf
- Starke Kopfschmerzen
- Blutung aus Nase, Mund und Ohr
- Bewusstlosigkeit

Offene Schädelverletzung:
- Blutung aus der Kopfwunde
- Bewusstlosigkeit

Gehirnerschütterung:
- Kopfschmerzen
- Schwindelgefühl
- Übelkeit oder Erbrechen
- Kurzzeitige Bewusstlosigkeit
- Erinnerungslücke

überwacht werden. Insbesondere muss im Schlaf regelmäßig mindestens alle zwei Stunden der Pulsschlag und die Bewusstseinslage des Kindes überprüft werden. Dazu müssen Sie Ihr Kind wecken und sich vergewissern, dass es durch eine eventuelle Hirnblutung nicht in eine Bewusstlosigkeit »hineinschläft«. Setzen Sie sich sofort mit dem Arzt in Verbindung, wenn Sie unsicher sind.

Bei den offenen Schädelverletzungen sind die Kopfhaut sowie der Schädelknochen

IM NOTFALL RICHTIG HANDELN

verletzt und das Gehirn liegt offen. Das Kind ist bewusstlos. Durch die offene Wunde besteht immer die Gefahr einer lebensgefährlichen Gehirninfektion (Enzephalitis). Blutet das Kind aus der Nase, dem Mund oder den Ohren, kann ein Schädelbasisbruch vorliegen. Rufen Sie in jedem Fall sofort den Notarzt!

SO LEISTEN SIE ERSTE HILFE

- Bei Verdacht auf einen Schädelbruch lagern Sie Ihr Kind wie bei einer Bewusstlosigkeit (Seite 264) oder bei Schock (Seite 267), bis der Notarzt kommt. Dasselbe gilt für offene Schädelverletzungen. Zusätzlich müssen Sie die Wunde aber keimfrei abdecken, etwa mit einem sauberen Taschentuch, und das Kind in die stabile Seitenlage bringen (Seite 264). Bei Atemstillstand (Seite 265) muss sofort eine Atemspende erfolgen.
- Kopfplatzwunden können Sie mit einem sterilen Verbandpäckchen abdecken und einen Druckverband (Seite 269) anlegen. Bringen Sie das Kind anschließend sofort zum Arzt oder rufen Sie den Notarzt.
- Überwachen Sie 24 Stunden lang die Atmung und Herztätigkeit (siehe Pulskontrolle, Seite 28) Ihres Kindes.
- Reine Schädelprellungen können Sie selbst versorgen: Drücken Sie einen kalten und festen Gegenstand (Geldstück, Messerrücken oder Kühlakku) für mindestens zehn Minuten auf die schmerzhafte Stelle am Kopf. Durch die Kälte und den Druck kommt die Blutung in der Kopfhaut am schnellsten zum Stillstand.

Stromunfall

Stromunfälle ereignen sich immer noch zu häufig. Meist passiert es im Haushalt, wenn Kinder unbeaufsichtigt mit schadhaften elektrischen Geräten hantieren oder Steckdosen nicht kindersicher eingerichtet sind. Unfälle mit Hochspannung, etwa Überlandleitungen oder Blitzschlag, kommen selten vor.
Bei Unfällen mit Haushaltsstrom schalten Sie die Sicherung aus und ziehen Sie den Stecker des Gerätes heraus. Meist hat das Kind nur einen heftigen Schlag und Schreck bekommen. Es kann aber auch zu Verbrennungen der Haut an den Stromkontaktstellen kommen.
Weitere gefährliche Komplikationen sind: Herzrhythmusstörungen (Seite 112) und Bewusstlosigkeit (Seite 264). Bei starken Stromschlägen besteht bis 24 Stunden nach dem Unfall die Gefahr, dass es zu einem Kreislaufstillstand kommt, auch wenn zunächst keine Symptome auftraten.

 INFO

Häufigste Symptome

- »Kleben« an der Stromleitung infolge einer Muskelverkrampfung
- Übelkeit
- Bewusstseinsstörungen
- Kreislaufstillstand bis zu 24 Stunden nach dem Unfall

ERSTE HILFE

Sorgen Sie deshalb dafür, dass Ihr Kind nach dem Unfall so schnell wie möglich in ärztliche Behandlung kommt!

SO LEISTEN SIE ERSTE HILFE

- Unterbrechen Sie sofort die Stromzufuhr! Fassen Sie vor Abschalten des Stroms das Kind nicht an, Sie geraten sonst selbst in den Stromkreis!
- Durch den Stromunfall entstandene Brandwunden decken Sie mit sterilen Verbandstüchern aus dem Kraftfahrzeug-Verbandskasten oder der Hausapotheke ab, um Infektionen der Wunde zu vermeiden.
- Gehen Sie mit dem Kind zum Arzt.
- Überwachen Sie den Kreislauf (Puls und Atmung) Ihres Kindes für die nächsten 24 Stunden.

Stromunfälle verhüten

Um Stromunfälle möglichst zu verhindern, beachten Sie bitte Folgendes:

- Sichern Sie alle Steckdosen mit Kindersicherungen, auch die, in denen ständig Steckkontakte eingestöpselt sind (Radio, Kühlschrank, Waschmaschine).
- Lassen Sie Elektrogeräte nicht ohne Aufsicht eingeschaltet (Bügeleisen, Toaster, Waffeleisen, Höhensonne oder Wärmestrahler).
- Bewahren Sie keinen Föhn im Bad auf. Auch den Stecker der elektrischen Zahnbürste sollten Sie nach dem Benutzen immer herausziehen!

Stumpfe Verletzung

Bei stumpfen Verletzungen wie Quetschungen (Kompression) und Prellungen (Kontusion) kommt es zu Gewebsverletzungen. Blutgefäße zerreißen und in den Muskelgeweben unter der Haut entstehen ein Bluterguss (Hämatom) und Ansammlungen von Gewebswasser (Ödem). Der Flüssigkeitsaustritt ins Gewebe macht sich durch Schmerzen und Schwellungen bemerkbar. Je nach Ausmaß des Blutergusses zeigen sich sofort oder erst nach ein paar Tagen an den betroffenen Stellen blaue Flecke. Diese verfärben sich von violettblau nach gelbbraun, wenn der Körper das geronnene Blut wieder abbaut. Bei der Quetschung liegt immer auch eine Prellung des tiefer liegenden Gewebes vor. Verstauchungen und Zerrungen (Distorsion) entstehen durch gewaltsame Überdehnung der Gelenkbänder und Gelenkkapseln. Es kommt zu Blutergüssen in die Gelenkkapseln und dadurch zu unförmigen Schwellungen. Manchmal zerreißen

 INFO

Häufigste Symptome

- Schmerzen
- Schwellung
- Meist Bluterguss
- Bewegungseinschränkung bei Verstauchung, Zerrung oder Verrenkung

die Bänder der Gelenkkapsel bei der Überdehnung (Bänderriss), oder die Gelenkknochen springen aus ihrer natürlichen Lage heraus. Letzteres nennt man Verrenkung (Luxation).

Sind stumpfe Verletzungen nach drei bis fünf Tagen noch nicht deutlich abgeklungen, sollten Sie den Arzt zu Rate ziehen.

SO LEISTEN SIE ERSTE HILFE

> Da bei einer stumpfen Verletzung ohne ärztliche Untersuchung nur schwer zu beurteilen ist, ob ein Knochen in Mitleidenschaft gezogen ist, sollten Sie derartige Blessuren in der ersten Hilfe wie Knochenbrüche (Seite 274) versorgen.
> Legen Sie Ihrem Kind zuerst kühlende Umschläge oder Kühlpads auf das verletzte Körperteil, das hält den Bluterguss so klein wie möglich und lindert die Schmerzen. Außerdem vermindert Kälte den Austritt von Gewebsflüssigkeit an der verletzten Stelle. Wenn Sie die kühlen Umschläge abgenommen haben, können Sie auch eine abschwellende Salbe auf die betroffene Stelle auftragen.
> Bei Verstauchungen und Verrenkungen können sogar ein Armtragetuch und ein Ruhigstellen der Gliedmaßen notwendig sein. Das Anlegen eines Stützverbandes besorgt dann der Arzt.
> **Homöopathie:** Unterstützend geben Sie Arnica D6, alle zehn Minuten 5 Globuli.

Unterkühlung, Erfrierung

Als Unterkühlung bezeichnet man die Abkühlung des gesamten Körpers auf eine Temperatur unter 35 °C. Das kann tödlich sein, weil die lebenswichtigen Organe – Herz, Leber, Lungen und Darm – langsamer arbeiten und schließlich ganz versagen können.

Erfrierungen sind durch Kälte hervorgerufene Schädigungen einzelner Körperteile wie Zehen, Finger oder Ohren. Das Ausmaß ist anfangs nicht zu erkennen. Durch die Kälteeinwirkung kommt die Haut- und Gewebedurchblutung zum Stillstand. Haut und Gewebe werden nicht mehr mit Sauerstoff versorgt und sind zuerst blaurot verfärbt, dann blass bis weißlich und kalt. Bei längeren Erfrierungen wird die Haut geschädigt. Es bilden sich Blasen und Wunden, die später narbig abheilen. Erfrierungen schmerzen erst beim Aufwärmen, deshalb nur langsam erwärmen. Zu schnelles Erwärmen zerstört Gewebe.

 INFO

Häufigste Symptome

> Kältegefühl, Zittern
> Betroffene Hautstellen blass und weiß
> Starke Schmerzen, Schwellungen und Blasenbildung an den erfrorenen Gliedern
> Bewusstseinsstörungen

ERSTE HILFE

Häufiger Grund für Erfrierungen ist unzweckmäßige Bekleidung im Winter. Kinder kühlen leicht aus, wenn sie sich bei kalter Witterung zu lange im Freien aufhalten und dabei nicht genügend bewegen. Kleine Babys verlieren relativ schnell ihre Körperwärme, wenn sie in zu großer Kälte schlafen oder in Kraxen unbeweglich durch die Kälte getragen werden.

SO LEISTEN SIE ERSTE HILFE

- Bringen Sie Ihr Kind bei Verdacht auf Unterkühlung oder Erfrierungen in einen warmen Raum mit rund 20 °C, damit es sich allmählich aufwärmen kann. Zu schnelle Überwärmung ist gefährlich, es kommt dabei zu Gewebszerstörungen. Obendrein besteht die Gefahr eines Kreislaufkollapses.
- Entfernen Sie die nasse Kleidung sowie enge Kleidungsstücke. Hüllen Sie Ihr Kind in warme Decken! Erfrorene Finger und Füße erwärmen Sie durch Ihre eigene Körperwärme – zum Beispiel in der Achselhöhle – oder baden sie in körperwarmem Wasser: Nur eintauchen, dann trocknen und weiter erwärmen.
- Das Wichtigste ist das Aufwärmen des Betroffenen von innen mit warmem – nicht heißem – Tee, aber nur, wenn das Kind bei Bewusstsein ist. Bitte verabreichen Sie keine alkoholischen Getränke wie Punsch oder Glühwein und auch keine Medikamente mit Melissengeist! Bitte das Kind auch nicht massieren oder mit Schnee einreiben!

Verätzung

Verätzungen ereignen sich bei Kindern vor allem durch unsachgemäße Aufbewahrung von säure- oder laugehaltigen Substanzen. Oft werden diese an unverschlossenen und für Kinder zugänglichen Orten aufbewahrt. Auch das Abfüllen in bekannte Getränkeflaschen führt leicht zur Verwechslung und verführt zum Trinken. Sehr schnell nippt das Kind in einem unbeaufsichtigten Moment an einer zum Beispiel mit Lösungsmittel gefüllten Sprudelflasche. Unfälle dieser Art kamen früher häufiger vor, als es noch keine kindersicheren Verschlüsse gab.

Zu den häufigsten Substanzen gehören Spülmittel- und Reinigungsmittel (wie Spülmaschinenreiniger, Abflussreiniger, Fleckentferner, WC-Reiniger oder Waschmittel), Entkalker, etc. Die ätzenden Stoffe können Haut und Schleimhäute stark ver-

 INFO

Häufigste Symptome

- Schmerzen in Mund, Rachen und Magengegend
- Geschwollene Mundschleimhaut
- Grau-weißliche Beläge auf Lippen und Halsmandeln
- Rote, schmerzende Stellen auf der Haut wie bei Verbrennungen ersten und zweiten Grades
- Blasenbildung

IM NOTFALL RICHTIG HANDELN

letzen. Deshalb ist eine möglichst schnell einsetzende erste Hilfe wichtig.

SO LEISTEN SIE ERSTE HILFE

› Oberstes Gebot bei Verätzungen durch Schlucken von Laugen und Säuren ist: Viel trinken. Tee, Wasser ohne Kohlensäure und verdünnte Fruchtsäfte sind besonders geeignet, um die Säuren und Laugen in Mund, Speiseröhre und Magen zu verdünnen. Bei Verätzungen durch Laugen hilft auch Zitronensaft (1 Zitrone auf 1 Glas Wasser), Essigsaft (2 Esslöffel Essig auf 1 Glas Wasser) oder reichlich Milch. Bei Verätzungen durch Säuren können Sie das Kind Milch mit Eiklar verrührt trinken lassen.

› Niemals das Kind zum Erbrechen bringen! Es besteht sonst erneute Verätzungsgefahr und bei schäumenden Mitteln die zusätzliche Gefahr der Aspiration (Ansaugung) in der Lunge. Bringen Sie es stattdessen so schnell wie möglich ins Krankenhaus.

› Bei Verätzungen der Haut muss als Erstes die Kleidung entfernt werden. Spülen Sie die verätzte Stelle unter fließendem Wasser ab. Dabei soll das Wasser den kürzesten Weg über die Haut nehmen, um nicht auch die gesunde Haut zu verätzen. Ist kein Wasser vorhanden, tupfen Sie die ätzenden Substanzen mit Verbandsstoff (bitte nur einmal benutzen) ab. Decken Sie die Wunden keimfrei ab und bringen Sie Ihr Kind in die Klinik.

› Bei Verätzungen der Augen ist erste Hilfe besonders schwierig, denn das Kind hält die verätzten Augen krampfartig geschlossen. Falls möglich, die Augen spülen. Dazu legen Sie das Kind auf den Boden und drehen seinen Kopf in Richtung des verletzten Auges, damit keine Flüssigkeit in das gesunde Auge gelangt. Die Lider werden mit zwei Fingern offen gehalten, gleichzeitig gießen Sie aus zirka zehn Zentimeter Höhe lauwarmes Wasser fünf Minuten lang in die inneren Augenwinkel. Rufen Sie auf alle Fälle den Notarzt!

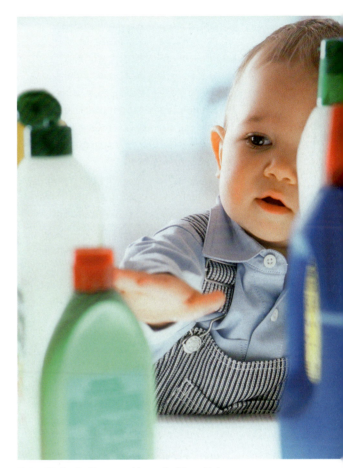

Putzmittel mit säure- und laugehaltigen Substanzen müssen stets außer Reichweite von Kindern sein!

ERSTE HILFE

Verbrennung, Verbrühung

Verbrennungen sind Hautschäden, die durch trockene Hitze, zum Beispiel durch Feuer, heiße Herdplatten, Haarföhn oder Sonne, entstehen können. Sie gehören zu den häufigsten Todesursachen bei Unfällen von Kindern im zweiten Lebensjahr. Ist kochendes Wasser oder Wasserdampf die Ursache der Verletzung, spricht man von Verbrühung. Entscheidend für das Ausmaß der Schädigung sind die Größe der verletzten Stelle, die Temperatur und die Dauer der Einwirkung. Je nachdem kommt es zu oberflächlichen oder tiefen Gewebsschädigungen, die man in drei Schweregrade einteilt (Verbrennungen ersten, zweiten oder dritten Grades). Gefahren drohen besonders durch den Flüssigkeitsverlust aus den Blutgefäßen ins Gewebe, was zusammen mit dem starken Schmerz zum Schock (Seite 267) führen kann. Genauso können aber bei großflächigen Verletzungen auch Infektionen drohen oder Organschäden als Spätfolge auftreten.

VERBRENNUNGSGRADE ERKENNEN

Um besser beurteilen zu können, wie Sie bei Verbrennungen und Verbrühungen nach der ersten Hilfe vorgehen müssen, werden diese Verletzungen nach der so genannten Neunerregel eingeteilt: Sind weniger als zehn Prozent der Haut des Kindes durch Verbrennungen ersten Grades geschädigt oder ist die Verbrennung zweiten Grades nicht größer als eine Handfläche des Kindes, können die Verbrennungen und Verbrühungen selbst behandelt werden. Sie müssen mit dem verletzten Kind nicht in die Klinik. Verbrennungen größerer Flächen und Verbrennungen dritten Grades gehören immer in ärztliche Behandlung. Wegen der Infektions- und Schockgefahr werden sie am besten in der Klinik versorgt. Der Verbrennungsschock tritt durch den Flüssigkeitsverlust und die Ödembildung häufig erst Stunden oder Tage nach der schweren Verletzung ein. Gleichzeitig kommt es zu Vergiftungen (Nierenversagen) durch das zerstörte Gewebeeiweiß.

> **INFO**
>
> **Häufigste Symptome**
>
> **Verbrennung ersten Grades:**
>
> › Rötung der Haut mit Schmerzen, die auf die betroffenen Hautbezirke beschränkt sind, zum Beispiel Sonnenbrand
>
> **Verbrennung zweiten Grades:**
>
> › Rötung der Haut mit Blasenbildung beziehungsweise perlmuttweißen, nässenden Wundflächen
>
> **Verbrennung dritten Grades:**
>
> › Weiß- bis graufleckige Hautbezirke; durch die Schädigung ist das Gewebe abgestorben und auf Berührung nicht mehr schmerzhaft, die umliegenden Randbezirke dagegen schmerzen stark

IM NOTFALL RICHTIG HANDELN

SO LEISTEN SIE ERSTE HILFE

- Bei Verbrennungen ersten Grades stillen Sie den Schmerz durch Kälteeinwirkung. Halten Sie die verbrannte oder verbrühte Haut für 10 bis 15 Minuten unter fließend kaltes Wasser.
- Bei Verbrennungen zweiten Grades sollten Sie zunächst wie bei Verbrennungen ersten Grades vorgehen und den Schmerz mit kaltem Wasser stillen. Zum Schutz vor Infektionen legen Sie anschließend sterile, trockene Verbände an. Sie dürfen keine Salben oder Puder auftragen und die Brandblasen nicht öffnen. Das Kind gegebenenfalls zum Arzt bringen.
- Bei Verbrennungen dritten Grades bekämpfen Sie den Schmerz zunächst mit kaltem Wasser wie bei Verbrennungen ersten und zweiten Grades. Sorgen Sie dann für Infektionsschutz durch eine sterile Abdeckung, eventuell mit Alufolie, und suchen Sie umgehend den Arzt auf!
- Lassen Sie das Kind schluckweise Mineralwasser trinken, außer bei Bewusstlosigkeit, Schock oder bei Gesichtsverbrennungen. Häufig kommt es bei schweren Verbrennungen durch den Flüssigkeits- und Salzverlust zum Kreislaufschock.
- Bedecken Sie Brandwunden niemals mit Mehl, Salben oder Puder; auch Öl oder Butter, wie es manchmal empfohlen wird, dürfen Sie nicht verwenden.
- Bei starken Schmerzen können Sie Paracetamol-Zäpfchen oder Ibuprofensaft geben.
- Kontrollieren Sie ständig den Puls und die Atmung Ihres Kindes.

Großflächige Verbrennungen

- Kleiderbrände müssen Sie sofort durch Übergießen mit Wasser oder Eintauchen in Wasser löschen. Eine weitere Möglichkeit ist, das Kind in Wolldecken einzuhüllen oder die Flammen mit Tüchern zu ersticken. Auf keinen Fall dürfen Sie eine Decke aus Kunstfasern verwenden, da der Kunststoff schmilzt und mit der Haut verkleben kann.
- Arme und Beine sollten Sie sofort in kaltes Wasser eintauchen oder für 10 bis 15 Minuten unter fließendes Wasser halten.
- Besteht die Gefahr eines Kälteschocks, sollten große Flächen nur mit Brandwundenverbänden, notfalls mit Leinentüchern, abgedeckt werden. Bakterielle Infektionen vermeiden Sie durch Anlegen von sterilen Verbänden oder gewaschenen und gebügelten Leinentüchern.
- Stoffe, die auf der Haut fest anliegen, dürfen Sie nicht entfernen, sondern Sie müssen sie sofort mit Wasser übergießen, eventuell unter der Dusche.
- Wenn Sie einen Feuerlöscher verwenden, richten Sie ihn nie auf das Gesicht Ihres Kindes – es besteht Erstickungsgefahr!
- Bei großflächigen Verbrennungen zweiten Grades (größer als die Handfläche des verletzten Kindes) soll das Kind zum Arzt. Verbrennungen dritten Grades müssen ärztlich behandelt und im Krankenhaus überwacht werden!

ERSTE HILFE

Vergiftung

Vergiftungen durch Pflanzen, Medikamente oder Reinigungsmittel kommen bei Kindern fast ausschließlich zwischen dem zweiten und fünften Lebensjahr vor, am häufigsten bei Zweijährigen. In der Hälfte der Fälle handelt es sich um Vergiftungen durch Medikamente, die von anderen Familienmitgliedern benutzt werden. Vor allem bunte Tabletten, die an Süßigkeiten erinnern, ziehen ein kleines Kind magisch an. Zu den für Kinder gefährlichsten Arzneimitteln gehören Herz- und Kreislaufmittel, wie sie häufig die Großeltern einnehmen. Vergiften sich Kinder über sechs Jahren – oder Kinder unter sechs Jahren wiederholt – mit Medikamenten, sollte ein Psychologe zu Rate gezogen werden, da psychische Störungen die Ursache sein könnten.

An zweiter Stelle stehen die Vergiftungen mit Pflanzen. Ziersträucher in Parks tragen teilweise giftige Früchte, deren leuchtende Farben jedes neugierige Kind zum Probieren einladen. Gefährlich sind auch Schädlingsbekämpfungsmittel an Zimmerpflanzen: Schon das Berühren der Blätter oder Einatmen der Dämpfe kann bei Babys Vergiftungen hervorrufen. Vergiftungen durch Bakterien oder Viren in Nahrungsmitteln kommen in jedem Alter vor. Vergiftungen durch Alkoholüberdosierung kommen gewöhnlich erst ab der Pubertät vor. Doch manchmal kommt es auch zu Vergiftungen durch Alkohol oder Tabak, weil die Eltern nachgeahmt werden. Für einen Säugling oder ein Kleinkind ist bereits das Verschlucken eines Teils einer Zigarette lebensgefährlich. Die meisten Gase wie etwa Autoabgase und Leuchtgas enthalten Kohlenmonoxid. In geschlossenen Räumen verhindert dieses geruchlose Gas den Transport des Sauerstoffs im Blut – es kommt zu einer Gasvergiftung.

Knopfbatterien enthalten hochgiftige Verbindungen. Verschluckt das Kind sie, kann die Magensäure den schützenden Metallmantel der Knopfbatterie zerstören und die giftigen Substanzen gelangen in den Verdauungstrakt.

Vergiftungen mit organischen Lösungsmitteln (unter anderem in Nagellackentferner), Benzin und Lackverdünner ereignen sich häufig, wenn diese Produkte falsch aufbewahrt werden, das heißt an leicht zugänglichen, unverschlossenen Orten sowie in Sprudelflaschen.

SO LEISTEN SIE ERSTE HILFE

> Für Waschmittel- oder Spülmittelvergiftung sollten Sie einen Entschäumer zu Hause haben, zum Beispiel Lefax® oder Sab simplex®. Beide gibt es rezeptfrei in der Apotheke. Geben Sie Ihrem Kind davon reichlich. Die Dosierung entnehmen Sie dem Beipackzettel.

> Bei Tabak-, Medikamenten-, Giftpflanzen- oder Alkoholvergiftung reinigen Sie gegebenenfalls zuerst den Mund des Kindes von Tabak- oder Pflanzenresten. Bringen Sie es dann zum Erbrechen und lassen Sie es viel Wasser trinken. Zum Erbrechen stecken Sie Ihrem Kind den Finger in den Hals oder Sie geben ihm Brechwurzsaft (Ipecacuanha-Saft). Bitte bringen Sie das Kind zum Arzt!

> Bei einer Gasvergiftung müssen Sie alle

IM NOTFALL RICHTIG HANDELN

 INFO

Häufigste Symptome

Vergiftungen mit Wasch- und Geschirrspülmitteln:
- Schmerzen im Magen- und Darmbereich, Verätzungsspuren
- Atemstörungen

Vergiftungen mit Reinigungsmitteln, Entkalker, Bleichmitteln, Essigessenz:
- Hautrötung, Blasenbildung, Blutungen, Verätzung
- Starke Schmerzen, Atem- und Schluckbeschwerden

Vergiftungen mit Alkohol, Medikamenten, Tabak und Giftpflanzen:
- Giftspuren wie Tabletten- oder Zigarettenpackung
- Erbrechen, Bewusstseinsstörungen
- Plötzliche, unklare Erkrankung eines zuvor unauffälligen Kindes

Vergiftungen mit Gasen:
- Kopfschmerzen, Schwindel, Übelkeit oder Erbrechen
- Atemnot und Bewusstseinstrübung bis zur Bewusstlosigkeit

Vergiftungen mit Benzin, Lackverdünner oder organischen Lösungsmitteln:
- Geruch und Ausatemluft nach Lösungsmitteln
- Bewusstseinsstörungen bis zur Bewusstlosigkeit
- Krampfanfall, Schläfrigkeit

Fenster und Türen öffnen und das Kind ins Freie bringen. Halten Sie es an, tief durchzuatmen. Bei Atemstillstand muss sofort eine Atemspende (Seite 265) erfolgen. Rufen Sie den Notarzt!
- Hat Ihr Kind eine Knopfbatterie verschluckt, bringen Sie es sofort zum Arzt oder in die Klinik. Nach einer Röntgenaufnahme wird die Batterie entfernt.
- Bei Vergiftung mit organischen Lösungsmitteln, Lackverdünner oder Benzin sollten Sie Ihrem Kind sofort Tee, Wasser oder verdünnten Fruchtsaft zu trinken geben. Keinesfalls sollten Sie es zum Erbrechen bringen. Verabreichen Sie auch keine Milch, da die Substanz dadurch noch schneller in den Körper aufgenommen wird.
- Im Zweifelsfall sollten Sie keine Zeit verlieren und sofort den Arzt verständigen!

ZUM NACHSCHLAGEN

Glossar

Abszess
Abgekapselte Eiteransammlung im Gewebe

Acetonämisch
Vermehrtes Auftreten von Ketonkörpern (Stoffwechselprodukte) im Blut, Urin und in der Atemluft bei lang anhaltendem Erbrechen; auch bei Fieber und Diabetes mellitus

Acetylsalicylsäure
Wirkstoff in schmerzstillenden Medikamenten (zum Beispiel Aspirin®)

Aciclovir
Gegen Herpesviren wirksames Arzneimittel

Adoleszenten-Kyphose
Auch juvenile Kyphose oder Scheuermann-Krankheit genannt; im Jugendalter auftretende krankhafte starre Verbiegung der Brustwirbelsäule nach hinten (Rundrücken)

Akut
Plötzlich einsetzend, von kurzer Dauer

AIDS (Acquired Immune Deficiency Syndrome)
Unheilbarer Immundefekt durch Virusinfektion, wird durch Blutkontakt und Sexualverkehr übertragen

Allergen
Substanz, die vom Körper als »fremd« erkannt wird und im Körper eine Abwehrreaktion (Allergie) erzeugen kann

Alveolen
Lungenbläschen

Anämie
Blutarmut infolge von Mangel an roten Blutkörperchen; führt durch Sauerstoffmangel zu Funktionsstörungen an den Organen

Anaphylaktischer Schock
Akute, lebensbedrohende, allergische Allgemeinreaktion des Körpers

Anorexia nervosa
Pubertätsmagersucht

Antibiotika
Natürliche sowie halb- und vollsynthetisch nachgebildete Stoffwechselprodukte von Bakterien, Pilzen, Flechten, Algen und höheren Pflanzen, die Krankheitserreger abtöten oder im Wachstum hemmen

Antiepileptika
Medikamente zur Behandlung von Anfallsleiden

Antigene
Stoffe, die im Körper die Bildung von Antikörpern auslösen

Antihistaminika
Substanzen, die die Wirkung des Histamins abschwächen oder aufheben und u. a. bei allergischen Erkrankungen eingesetzt werden

Antikörper
Wirkstoffe des körpereigenen Abwehrsystems, die vor einer Infektion oder einem fremden Wirkstoff schützen

Antimykotika
Mittel, die gegen krankheitserregende Pilze wirksam sind

APGAR-Index
Eine, fünf und zehn Minuten nach der Geburt werden Muskelspannung, Hautfarbe, Reflexe, Atmung und Herzschlag des Babys mit Punkten bewertet

Arrhythmie
Unregelmäßiger oder fehlender Rhythmus der bioelektrischen Herz- oder Hirnaktivität, nachweisbar durch EKG oder EEG

Aspiration
Eindringen von flüssigen oder festen Stoffen in die Atemwege durch Verschlucken oder Einatmen

Astigmatismus
Sehschwäche durch Verkrümmung der Hornhaut des Auges

Atopie
Erbliche Überempfindlichkeitsreaktion aller Hautoberflächen auf allergieauslösende Substanzen

GLOSSAR

Benigne
Gutartig; die Gutartigkeit eines Krankheitsverlaufs zum Beispiel bei Tumoren ist gekennzeichnet durch vorwiegend verdrängendes Wachstum und fehlende Metastasierung (Tochtergeschwulstbildung)

Betamimetika
Eigentlich Beta-2-Sympathomimetika; Substanzen, die zum Erschlaffen der glatten Bronchialmuskulatur (Luftröhrenmuskulatur) und damit zu deren Erweiterung führen; zur Therapie des Asthma bronchiale

Bilirubin
Produkt des Blutfarbstoffes, das beim Zerfall roter Blutkörperchen frei wird

Biopsie
Entnahme einer Gewebeprobe am lebenden Organ zu Untersuchungszwecken

Blepharitis
Lidrandentzündung

Blutbild
Zusammensetzung des Blutes nach Zahl und Art der Blutkörperchen

Bulimie
Essstörung mit krankhaften Anfällen von Fresssucht, verbunden mit absichtlichem Erbrechen und Abführmittelmissbrauch

Candida albicans
Sprosspilz auf Haut und Schleimhäuten, beim Säugling bevorzugt im Mund und Windelbereich

Chassaignac-Lähmung
Akute Pseudolähmung des Unterarms bei Kleinkindern; durch plötzliches Hochreißen des Kinderarms kommt es zur Luxation des Speichenknochenkopfs im Ellenbogengelenk mit Druck auf den Radiusnerv

Chemotherapeutika
Chemische Wirkstoffe, die Krankheitserreger oder erkrankte Gewebezellen im Wachstum hemmen oder abtöten sollen

Chromosomenanomalie
Abweichung von der normalen Anzahl der Chromosomen oder Veränderungen an der Struktur einzelner Chromosomen

Computertomographie (CT)
Untersuchung mit Schichtaufnahmen (Computerverfahren); bestimmte Körperschichten werden parallel auf dem Röntgenschirm abgebildet, wodurch sich krankhafte Veränderungen in ihrer Lage im Körper genau nachweisen lassen

Coxitis fugax
Akute Entzündung der Gelenkflüssigkeit im Gelenkspalt, insbesondere der Hüftgelenke bei Kleinkindern im Rahmen oder nach einer Erkältung durch Viren

Cystische Fibrose
Auch Mukoviszidose genannt; erbliche Stoffwechselstörung mit Fehlproduktion von zähem Schleim in sämtlichen schleimproduzierenden Drüsen der Atemwege im Verdauungsbereich und in der Haut

Dermatitis
Hautentzündung; entzündliche Reaktion der Haut auf mechanische, chemische, bakterielle, virale oder parasitäre Einflüsse

Desensibilisierung
Erhöhung der Toleranz des Körpers gegenüber allergenen Substanzen durch Medikamente

Diabetes mellitus
»Zuckerkrankheit«; erbliche oder erworbene Störung des Kohlenhydrat- sowie des Fett- und Eiweißstoffwechsels infolge Insulinmangels oder verminderter Insulinwirksamkeit

Diazepam
Beruhigungsmedikament, das zur Muskelentkrampfung bei Fieberkrampf und Epilepsie eingesetzt wird

Dysplasie
Fehlbildung von Organen oder Organteilen als Folge gestörter Entwicklung in der Schwangerschaft

Elektroenzephalogramm (EEG)
Durch Aufzeichnung bioelektrischer Potenzialschwankungen des Gehirns gewonnenes Kurvenbild, zur Erkennung organischer Funktionsstörungen des Gehirns

Elektrokardiogramm (EKG)
Herzstromkurve; vom EKG-Gerät aufgezeichnetes Kurvenbild des Herzschlages, entstanden durch die bioelektrischen Spannungsfelder, die für die Erregungsausbreitung und -rückbildung im Herzmuskel verantwortlich sind

Elektrolyte
Chemische Verbindungen, die im Blut als Mineralien gelöst sind; müssen bei krankhaftem Verlust (etwa durch Durchfall) in Form von Elektrolyttee oder Infusionen ersetzt werden
► Hypoosmolare Rehydratationslösung

Endokarditis
Entzündung der Herzinnenhaut und Herzklappen mit der Folge von Herzschwäche

Endoskopie
Betrachtung (»Spiegelung«) von Körperhöhlen und Hohlorganen mit einem röhrenförmigen Instrument, kombinierbar mit kleinen operativen Eingriffen (Biopsie)

Enkopresis
Einkoten; Stuhlabgang und Stuhlschmieren als Folge von organischen oder seelischen Störungen

Enteritis
Entzündung im Dünndarm

Enzephalitis
Entzündung des Gehirns

Enzyme
Fermente; für den Stoffwechsel der Organe unentbehrliche Eiweißstoffe

Epiglottitis
Akut auftretende, lebensgefährliche bakterielle Entzündung des Kehlkopfdeckels bei Kindern im Vorschulalter

Epilepsie
Fallsucht; Oberbegriff für den zerebralen Anfall und Anfallsleiden verschiedener Ursachen, zum Beispiel infolge hirnorganischer Erkrankungen, Stoffwechselstörungen oder familiärer Belastung

Erythema infectiosum
Ringelröteln

Erythrozyten
Rote Blutkörperchen

Eustachische Röhre
Ohrtrompete; Verbindungskanal zwischen dem Mittelohr und dem Nasenraum

Exanthem
Hautausschlag, bevorzugt an bestimmten Körperstellen bei infektiösen Erkrankungen (Masern, Röteln, Scharlach); allergisches oder toxisches Exanthem als Reaktion des Körpers auf die krank machenden Substanzen

Exsikkose
Austrocknung des Körpers durch Abnahme des Gesamtkörperwassers bei Durchfall und Erbrechen

Fissur
Spalte, Furche, Einschnitt, Einriss an Haut oder Knochen

Fontanelle
Knochenlücken zwischen den Schädelknochen des Säuglings

Gammaglobuline
Eiweißkörper, die wesentlich an der Bildung von körpereigenen Abwehrstoffen beteiligt sind

Gastroenteritis
Magen-Darm-Entzündung; Entzündung der Magen-Dünndarm- und eventuell auch der Dickdarmschleim-

GLOSSAR

haut mit Erbrechen, Durchfall, Fieber und Bauchschmerzen

Genitalien
Männliche und weibliche Geschlechtsorgane

Guthrie-Test
Test bei Neugeborenen zur Früherfassung der Phenylketonurie (erblicher Enzymdefekt)

Hämangiom
Abkürzung für kavernöses Hämangiom (Blutschwamm); gutartige Neubildung erweiterter Blutgefäße bei Säuglingen, an der Haut als rötlich blauer, scharf begrenzter, schwammartiger Herd sichtbar

Hämatom
Bluterguss

Hämoglobin
Blutfarbstoff und seine Varianten in den roten Blutkörperchen

Hämophilie
Bluterkrankheit; erbliche Blutgerinnungsstörung

Hepatitis
Gelbsucht; 1. akute Entzündung des Gewebes der Leber durch verschiedene Hepatitis-Viren; 2. Krankheitsbild des Neugeborenen bei verlängerter Neugeborenengelbsucht von guter Prognose

Hernie
Eingeweidebruch

Herpes zoster
Gürtelrose; hervorgerufen durch das Varicella-Zoster-Virus, das auch der Erreger der Windpocken ist

Histamin
Gewebshormon; wird bei allergischer Reaktion freigesetzt und führt zur Schwellung der Haut und Juckreiz

Hydrocele
Wasserbruch

Hydrocephalus
Wasserkopf

Hyperglykämie
Vermehrter Blutzuckergehalt im Blutserum bei Diabetes mellitus oder beim unreifen Neugeborenen

Hyperopie
Weitsichtigkeit

Hyperplasie
Größenzunahme eines Organs oder Gewebes

Hypoallergenes Milchpulver
Industriell hergestelltes Milchpulver, das durch Veränderungen am Milcheiweiß weniger allergiegefährdend sein soll

Hypoosmolare Rehydrationslösung (ORL)
Flüssigkeit mit Mineralien und Zucker, die bei Durchfall verabreicht wird

Hyposensibilisierung
► Desensibilisierung

Hypotonie
Absinken einer Spannung oder eines Drucks (z. B. Blutdruck) unter die Norm

Ileus
Darmverschluss; krankhaftes Aussetzen der Darmtätigkeit, die ärztlich behandelt werden muss

Immunglobuline
Antikörper der spezifischen körpereigenen Abwehr; können zum Schutz bei bestimmten Infektionen eingesetzt werden

Impetigo contagiosa
Grind; ansteckende Hauterkrankung durch Bakterien

Influenza
Grippe; ansteckende Erkrankung durch Grippeviren

Inkubationszeit
Zeit von der Ansteckung an einer Erkrankung bis zu deren Ausbruch

Insulin
Hormon, das in der Bauchspeicheldrüse gebildet wird und maßgeblich an der Regulation der Konzentration von Glukose (Zucker) im Blut beteiligt ist
► Diabetes mellitus

ZUM NACHSCHLAGEN

Invagination
Einstülpung eines Darmteils in den benachbarten Darmteil, die zum Darmverschluss führen kann

Katarakt
Trübung der Augenlinse und eine dadurch bedingte Sehschwäche

Katarrh
Entzündung der Schleimhäute mit vermehrter Absonderung wässrigen oder schleimigen Sekrets

Kernspintomographie
Spezielles röntgenologisches Untersuchungsverfahren, bei dem das Bild durch rasterartiges punktförmiges Abtasten eines Körperquerschnitts gewonnen wird; zum Erkennen von Tumoren und Fehlbildungen

Klistier
(Darm-)Einlauf; Einbringen von Flüssigkeit in den Mastdarm

Kolik
Akute schmerzhafte, krampfartige Beschwerden in der Bauchregion (Darm-, Nieren- oder Gallenkolik)

Komedonen
Mitesser

Konjunktivitis
Bindehautentzündung; mechanisch, allergisch, bakteriell oder viral bedingte Entzündung oder Reizung der Augenbindehaut

Kortison
Nebennierenrindenhormon; entzündungshemmende Substanz zur äußeren oder inneren Anwendung

Kyphose
Nach hinten gerichtete Krümmung der Brustwirbelsäule

Laryngitis
Kehlkopfentzündung; meist durch Viren oder Bakterien hervorgerufen

Leukozyten
Weiße Blutkörperchen

Lordose
Nach vorn gerichtete Krümmung der Hals- und Lendenwirbelsäule

Lotio alba
Zubereitetes weiß-flüssiges Arzneimittel, zum Kühlen, Stillen von Juckreiz und zum Austrocknen von Windpocken verwendet

Lumbal-Punktion
Einstich zwischen dem dritten und vierten Lendenwirbel zur Gewinnung von Rückenmarksflüssigkeit

Luxation
Verrenkung

Lymphe
Gewebsflüssigkeit, die der Zell- und Gewebsernährung und dem Transport der Lymphozyten von den Bildungsorten ins Blut dient

Lymphozyten
Untergruppe der weißen Blutkörperchen

Maligne
Bösartig; Neigung eines Krankheitsprozesses, meist eines Tumors, unkontrolliert fortzuschreiten

Meningitis
Hirnhautentzündung; Erkrankung der Hirn- und Rückenmarkhäute, hervorgerufen durch Viren, Bakterien, Pilze, Protozoen (tierische Einzeller) oder aufgrund zu starker Sonneneinstrahlung

Mukoviszidose
► Cystische Fibrose

Myokarditis
Herzmuskelentzündung; Entzündung der Herzmuskulatur aufgrund viraler und bakterieller Erkrankungen

Myopie
Kurzsichtigkeit

Nabelgranulom
Nässende Gewebswucherung am Nabel des Neugeborenen

GLOSSAR

Nekrose
Lokaler Gewebstod als schwerste Folge einer örtlichen Stoffwechselstörung

Neuralgie
Nervenschmerzen, die anfallsweise im Ausbreitungsgebiet eines Nervs auftreten

Ödem
Wassersucht; Wasseransammlung in den Gewebsspalten von Organen, führt zu schmerzlosen, nicht geröteten Schwellungen (etwa an Haut oder Schleimhäuten)

Osteomyelitis
Entzündung des Knochenmarks

Otitis media
Mittelohrentzündung

Otoskop
Ohrenspiegel

Pankreas
Bauchspeicheldrüse

Parasiten
Mitesser, Schmarotzer

Parotitis epidemica
Mumps

Peak-flow-Meter
Messgerät zur Bestimmung der Atemtätigkeit bei Erkrankungen mit Verengung der Atemwege

Perikarditis
Entzündung des Herzbeutels, der Bindegewebe-Umhüllung des Herzmuskels

Periost
Knochenhaut; die den Knochen umgebende bindegewebige Haut

Pertussis
Keuchhusten; ansteckende bakterielle Erkrankung

Phimose
Vorhautverengung

Pneumonie
Lungenentzündung

Poliomyelitis
Kinderlähmung

Pollinose
Heufieber (eigentlich Pollinosis); durch Pflanzenpollen hervorgerufene Allergie mit Heuschnupfen, Niesattacken und Bindehautentzündung

Prophylaxe
Vorbeugung, individuelle und generelle Maßnahmen zur Verhütung drohender Krankheiten und Entwicklungsstörungen

Protozoen
Urtierchen; einzellige Lebewesen, die teilweise zu den Erregern von Krankheiten und zu den Parasiten zählen

Pylorus
Pförtnermuskel; Schließmuskel am Übergang vom Magen zum Zwölffingerdarm

Reflux
Rückfluss; 1. am Magen – Rückfluss von Mageninhalt in die Speiseröhre; 2. an der Blase – Rückfluss von Urin aus der Blase in die Harnleiter Richtung Nieren

Rektal
Zum Mastdarm (Rektum) gehörend

Rezidiv
Rückfall, Wiederauftreten einer Krankheit nach völliger Abheilung

Rhagade
Hautschrunde, vor allem in der Umgebung der natürlichen Körperöffnungen

Rhesusfaktor
Erbliche Blutgruppeneigenschaft; Komplikationen können bei Kindern aus einer Verbindung zwischen einem Rhesus-positiven Vater und einer Rhesus-negativen Mutter auftreten

Rhinitis
Schnupfen

Rubeola
Röteln

Ruminieren
Wiederkäuen

ZUM NACHSCHLAGEN

Scabies
Krätze; durch Krätzmilben verursachte, ansteckende Hauterkrankung

Scarlatina
Scharlach

Seborrhoisches Ekzem
Nicht ansteckender, scharf begrenzter Ausschlag mit rötlich-gelber, fettiger Schuppung am behaarten Kopf, Gesicht, Brust und Rücken; besonders im Säuglingsalter

Serotympanon
Sekretansammlung im Mittelohr; 1. akut im Rahmen einer Erkältung im Nasen-Rachen-Raum; 2. chronisch mit eingedicktem Sekretstau bei Rachenmandelwucherungen

Serum
Wässriger Bestandteil des Blutes

SIDS (Sudden Infant Death Syndrome)
Plötzlicher Säuglingstod

Skoliose
Fixierte Wirbelsäulenverbiegung nach vorn, hinten, seitlich oder Verdrehung im Bereich einzelner oder mehrerer Wirbelkörper

Skrotum
Hodensack; mehrschichtige Hautumhüllung der Hoden

Sonographie
Ultraschalluntersuchung

Spasmus
Verkrampfung, Krampf

Stridor
Pfeifendes Atemgeräusch bei Ein- und/oder Ausatmung

Szintigraphie
Untersuchungsverfahren mit radioaktiven Substanzen, um krankhafte Prozesse nachzuweisen

Tachykardie
Herzjagen; Herzrhythmusstörung mit Beschleunigung der Herzfrequenz über die altersabhängige Herzschlaganzahl pro Minute hinaus

Talg
Von den Talgdrüsen der Haut produzierte fettige Absonderung

Testis
Hoden (Mehrzahl Testes)

Tinea capitis
Oberflächiger Hautpilz an der behaarten Kopfhaut

Tinea corporis
Oberflächiger Hautpilz am Körper

Tonsillen
Gaumenmandeln

Toxin
Giftstoff tierischer, pflanzlicher oder mikrobieller Herkunft

Trachea
Luftröhre; knorpeliger Teil der Atemwege zwischen Rachenraum und Lunge

Trisomie
Vermehrung des normalen Chromosomenpaars auf drei Chromosomen

Tumor
Geschwulst; anormale Gewebsmasse, die sich bei krankhafter Vermehrung von Zellen in einem bestimmten Bereich bildet

Ulcus
Geschwür an Haut oder Schleimhäuten

Verruca
Warze; ansteckende gutartige Wucherung der Haut mit Verdickung der Oberhaut; Ursache sind Viren

Zerebral
Das Gehirn betreffend

Zyanose
Bläuliche Verfärbung der Haut und der Schleimhäute infolge Sauerstoffmangels im Blut

BÜCHER UND ADRESSEN

Bücher, die weiterhelfen

› **ADS – So stärken Sie Ihr Kind.**
Uta Reimann-Höhn; Herder Verlag, Freiburg

› **Bausteine der kindlichen Entwicklung.**
A. Jean Ayres; Springer Verlag, Berlin

› **Hausmittel für Kinder.**
Naturgemäß vorbeugen und heilen. Petra Lange; Rowohlt Taschenbuchverlag, Reinbek

› **Kinder, die den Rahmen sprengen.**
Jan-Uwe Rogge, Bettina Mähler; Rowohlt Verlag, Reinbek

› **Neurodermitis bei Kindern.**
Mechthild Hellermann; Trias Verlag, Stuttgart

› **Neurodermitis und Allergien. Das Familienkochbuch.**
Mechthild Hellermann; Trias Verlag, Stuttgart

› **Schnelle Hilfe für Kinder.**
Notfallmedizin für Eltern. Janko von Ribbek; Kösel Verlag, München

› **Wie Kinder richtig sprechen lernen.**
Rita Steininger; Klett-Cotta Verlag, Stuttgart

BÜCHER AUS DEM GRÄFE UND UNZER VERLAG

› **Babyernährung.**
So entwickelt sich Ihr Kind gesund. Astrid Laimighofer

› **Bach-Blüten für Kinder.**
Sigrid Schmidt

› **Das große GU Babybuch.**
Birgit Gebauer-Sesterhenn, Dr. med. Manfred Praun

› **Das große GU Kochbuch Kochen für Kinder.**
Dagmar von Cramm

› **Der große GU Kompass Kinderkrankheiten.**
Dr. med. Helmut Keudel

› **GU Kompass Homöopathie für Kinder.**
Sven Sommer

› **Grüne Apotheke.**
Dr. med. Jörg Grünwald, Dr. med. Christof Jänicke

› **Hausmittel für Kinder.**
Prof. Dr. med. Walter Dorsch, Marianne Loibl

› **Homöopathie für Kinder.**
Werner Stumpf

› **Kochen für Kleinkinder.**
Dagmar von Cramm

› **Schlafen lernen.**
Sanfte Wege für Ihr Kind. Petra Kunze, Dr. med. Helmut Keudel

Adressen, die weiterhelfen

DEUTSCHLAND

› **ADS / ADHS**
Bundesverband Aufmerksamkeitsstörung / Hyperaktivität e.V.
Postfach 60
91291 Forchheim
www.bv-ah.de

› **AIDS**
Deutsche AIDS-Hilfe e.V.
Dieffenbachstraße 33
10967 Berlin
www.aidshilfe.de

› **Allergie / Asthma**
AAK – Arbeitsgemeinschaft allergiekrankes Kind e.V.
Bundesgeschäftsstelle
Postfach 1141
35721 Herborn
www.aak.de

› **Asthmaschulung**
Deutscher Allergie- und Asthmabund
Fliethstraße 114
41061 Mönchengladbach
www.daab.de

› **Autismus**
Autismus Deutschland e.V.
Bundesverband zur Förderung von Menschen mit Autismus
Bebeallee 141
22297 Hamburg
www.autismus.de

ZUM NACHSCHLAGEN

> **Bluterkrankheit (Hämophilie)**
DHG – Deutsche Hämophilie-Gesellschaft
Neumann-Reichardt-Str. 34
22041 Hamburg

> **Diabetes**
Bund diabetischer Kinder und Jugendlicher e.V.
Hahnbrunner Str. 46
67659 Kaiserslautern
www.bund-diabetischer-kinder.de

> **Down-Syndrom**
AK Down-Syndrom e.V.
Gadderbaumerstraße 28
33602 Bielefeld
www.down-syndrom.org

> **Drogen**
Bundesverband der Elternkreise drogengefährdeter und drogenabhängiger Jugendlicher e.V. BVEK
c/o Notdienst e.V.
Ansbacher Str. 11
10787 Berlin
home.snafu.de/bvek

> **Epilepsie**
Epilepsie Bundes-Elternverband e.V., Geschäftsstelle
Am Eickhof 23
42111 Wuppertal
www.epilepsie-elternverband.de

> **Essstörungen**
BFE Bundes-Fachverband Essstörungen e.V.
Geschäftsstelle
Pilotystr. 6 / Rgb.
80538 München
www.bundesfachverband-essstoerungen.de

> **Geistige Behinderung**
Bundesvereinigung Lebenshilfe für Menschen mit geistiger Behinderung e. V.
Raiffeisenstraße 18
35043 Marburg
www.lebenshilfe.de

> **Giftinformationszentren (24-Stunden-Dienst)**
Seite 263

> **Herzkranke Kinder**
Kinderherzstiftung in der Deutschen Herzstiftung e.V.
Vogtstraße 50
60322 Frankfurt
www.herzstiftung.de

> **Homöopathie**
Deutscher Zentralverein homöopathischer Ärzte e.V.
Am Hofgarten 5
53113 Bonn
www.dzv.de

> **Krankenhausaufenthalt**
Aktionskomitee Kind im Krankenhaus e.V. – AKIK
Kirchenstraße 34
61440 Oberursel
www.akik-bundesverband.de

> **Krankheit und Behinderung**
Kindernetzwerk e.V.
für kranke und behinderte Kinder und Jugendliche
Hanauer Straße 15
63739 Aschaffenburg
www.kindernetzwerk.de

> **Legasthenie / Dyskalkulie**
Bundesverband Legasthenie und Dyskalkulie e.V.
Postfach 1107
30011 Hannover
www.bvl-legasthenie.de

> **Leukämie**
Deutsche Leukämie-Forschungshilfe / Deutsche Kinderkrebsstiftung
Adenauerallee 134
53113 Bonn
www.kinderkrebsstiftung.de

> **Morbus Crohn**
DCCV – Deutsche Morbus Crohn / Colitis ulcerosa Vereinigung e.V.
Paracelsusstraße 15
51375 Leverkusen
www.dccv.de

> **Mukoviszidose**
Mukoviszidose e.V.
Bendenweg 101
53121 Bonn
www.mukoviszidose-ev.de

> **Neurodermitis**
Deutscher Neurodermitis Bund e.V.
Spaldingstraße 210
20097 Hamburg
www.dnb-ev.de

> **Rheuma**
Deutsche Rheuma-Liga Bundesverband e.V.
Maximilianstraße 14
53111 Bonn
www.rheuma-liga.de

> **SIDS – Plötzlicher Säuglingstod**
GEPS – Gesellschaft zur Erforschung des plötzlichen Säuglingstods
Bundesverband
Rheinstraße 26
30519 Hannover
www.geps-online.de

ADRESSEN, DIE WEITERHELFEN

> **Skoliose**
Bundesverband Skoliose-
Selbsthilfe
Mühlweg 12
74838 Limbach
www.bundesverband-
skoliose.de

> **Stottern**
Bundesvereinigung Stotterer-
Selbsthilfe e.V.
Informations- und
Beratungsstelle
Zülpicher Str. 58
50674 Köln
www.bvss.de

> **Zöliakie**
Deutsche Zöliakie
Gesellschaft e.V.
Filderhauptstraße 61
70599 Stuttgart
www.dzg-online.de

ÖSTERREICH

> **Allergie / Asthma**
Selbsthilfegruppe Asthma,
Bronchitis, Allergie
Obere Augartenstraße 26–28
1020 Wien
www.medhost.at/org/oelu

> **Behinderung**
Arbeitskreis Eltern behinderter Kinder und Jugendlicher
Kapuzinerstraße 84
4020 Linz

> **Diabetes**
Österreichische Diabetiker-
vereinigung
Moosstraße 18/1
5020 Salzburg

> **Epilepsie**
Epilepsie Dachverband
Österreich
Wichtelgasse 55/17–19
1170 Wien
www.epilepsie.at

> **Krankenhausaufenthalt**
Kinderbegleitung
4841 Ungenach 51
www.kib.or.at

> **Morbus Crohn**
Österreichische Morbus
Crohn / Colitis ulcerosa
Vereinigung,
Obere Augartenstraße 26–28
1020 Wien
www.oemccv.at

> **Mukoviszidose**
Cystische Fibrose Hilfe
Österreich
Hanuschgasse 1
2540 Bad Vöslau
www.cf-austria.at

> **Zöliakie**
Österreichische Arbeits-
gemeinschaft Zöliakie
Anton-Baumgartner-
Straße 44/C5/2302
1232 Wien
www.zoeliakie.or.at

SCHWEIZ

> **Asthma / Allergie**
Schweizerische Elternvereini-
gung asthma- und allergie-
kranker Kinder
Südbahnhofstr. 14c
Postfach
3000 Bern 14
www.seaak.ch

> **Bluterkrankheit
  (Hämophilie)**
Schweizerische Hämophilie-
Gesellschaft S.H.G.
Geschäftsstelle
Untere Breitestr. 6
8340 Hinwil
www.shg.ch

> **Behinderung**
Schweizerische Arbeitsge-
meinschaft zur Eingliederung
Behinderter
Bürglistraße 11
8002 Zürich

> **Diabetes**
Schweizerische Diabetes-
Gesellschaft
Generalsekretariat
Rütistrasse 3 A
5400 Baden
www.diabetesgesellschaft.ch

> **Epilepsie**
Schweizerische Epilepsie-
Stiftung
Bleulerstrasse 60
8008 Zürich
www.swissepi.ch

> **Mukoviszidose**
Schweizerische Gesellschaft
für Cystische Fibrose
Zentralsekretariat
Bellevuestr. 166
3095 Spiegel bei Bern
www.cfch.ch

ZUM NACHSCHLAGEN

Beschwerden- und Sachregister

A

Abszess 125, 231
Abwehrsystem 10
Acetylsalicylsäure 27, 211
Aciclovir 129, 155, 183
Adenoide 90
ADHS 201
ADS 201
Adoleszenten-Kyphose 144
Aggressionen 199
AIDS 200
Akne 126
Akupunktur 16
Alkoholumschläge 231
Alkoholvergiftung 284, 285
Alkoholwickel 223
Allergene 162, 172
Allergien 63, 65, 162
Allergieauslöser 164
Allergische
   Erkrankungen 162
Allergischer Schnupfen 165
Anämie 109
Angina tonsillaris 86
Angst 14, 15, 205
Anorexia nervosa 208
Anthroposophie 16
Antibiotika 80, 81, 87, 177, 186
Antiepileptika 157
Antihistaminika 163
Antimykotikum 136
APGAR-Index 238
Apnoe 185
Appendizitis 93
Appetitlosigkeit 86, 90, 97, 105, 257
Arrhythmien 112
Arzneimittelallergie 166
Arzt, Hausbesuch 15
Arztbesuch 11, 14
Asthma bronchiale 167
Astigmatismus 68
Atemnot 83, 85, 168, 265

–, bei Anstrengung 112
Atemspende 265
Atemstillstand 265
Atemwegsinfektion 77
Atmungsorgane 76
Atopie-Syndrom 163
Atopische Dermatitis 171
Aufmerksamkeitsdefizit-
   syndrom 201
Augen 62
–, hervortretende 115
Augenentzündung 40
Augenlider, geschwollene 65
Augenringe 106
Augenspülung 219
Ausschlag
–, bei Kinderkrankheiten 177
–, girlandenförmig 174
–, hellrot 180, 189
–, hellrot, feinfleckig 194
–, juckend 196
–, nässend 171
–, rot 170, 189
–, rot, kleinfleckig 180
–, rötlich, juckend 193
–, schuppig, gelb 54
–, trocken, schuppig 171
Austrocknung 32, 33, 101
Autismus 205

B

Bach-Blüten-Therapie 16
Bakterien 10, 77, 101, 176
Bandwurm 106
Bauchschmerzen 30, 41, 43, 95, 96, 97, 99, 164
Bauchspeicheldrüse 92, 113
Bauchwickel 31, 225
Beatmung 265
Beikost 255
Berufstätige Eltern 11
Betamimetika 169
Bettnässen 205
Bettruhe 17
Bewegungsapparat 143
Bewusstlosigkeit 13, 154, 157, 264
Bewusstseinstrübung 154
Bindehaut 63
Bindehautentzündung 63

Blähbauch 96
Blähungen 41, 164, 229
Bläschen 129, 183, 196
Blasen, verkrustende 128
Blasen-Nieren-Rückfluss 117
Blepharitis 65
Blinddarmentzündung 31, 93
Blinddarmreizung 225
Blinddarmschmerzen 93
Blut 108
–, im Stuhl 98
–, im Urin 120
Blutdruck, niedriger 222
Bluterguss 278
Blutgerinnungsstörung 109
Blutschwamm 48
Blutungen 13, 269
–, aus Nase, Mund, Ohren 276
–, punktförmige 137
Blutzuckerkontrolle 113
Borreliose 177
Brandblase 282
Brandwunde 282
Brennen beim Wasser-
   lassen 121, 122
Bronchien 76
Bronchiolitis 78
Bronchitis 78, 182, 224
Brustwickel 224
Bulimie 208

C

Candida albicans 57
Chassaignac-Syndrom 149
Chromosomen-
   Anomalie 206
Corium 124
Coxitis fugans 145
Cystische Fibrose 206

D

Dampfbad 220
Darmeinstülpung 95
Darmkatarrh 32, 101
Darmlähmung 96
Darmverschluss 45, 96

REGISTER

Deformitäten des
 Skeletts 143
Dellwarzen 139
Dermatitis 58
Desensibilisierung 165
Diabetes mellitus 113, 205
Diaphyse 142
Diazepam 153, 154, 157
Dickdarm 92
Digitalthermometer 27, 28
Diphtherie 178, 179
Dornwarzen 139
Down-Syndrom 206
Dreimonatskoliken 30,
 41, 214
Drei-Monats-
 Untersuchung 241
Dreitagefieber 178, 179
Drogensucht 214
Druckverband 269, 277
Dünndarm 94
Durchfall 12, 32, 93, 95, 101,
 166, 230
–, beim Baby 43
Durst, großer 113
Dysgrammatismus 159

EHEC-Bakterien 102
Einatmen, laut ziehendes 83
Einjahresuntersuchung 242
Einkoten 204
Einnässen 205
Einrisse am After 105
Einschlafschwierigkeiten
 212, 230
Eisenmangelanämie 109
Eiterpustel am Lidrand 64
Ekzem, nässendes 171
Elektrolytlösung 32, 43, 44
Endogenes Ekzem 171
Endokarditis 111
Enkopresis 207
Entwicklung
–, geistige 243
–, körperliche 246
–, seelische 198
Enuresis 205
Enzephalitis 154
Epiglottitis 83

Epilepsie 156
Erbrechen 12, 33, 93, 95, 96,
 97, 100, 101, 102, 107, 229
–, beim Baby 45
–, gewohnheitsmäßiges 46
–, Reflux-Erbrechen 45
Erfrierung 279
Ergotherapie 161
Erkältung 31, 79
–, beim Baby 47
Ernährung 254
Erntekrätze 130
Erste Hilfe im Notfall 262
Erste-Hilfe-Kurs 262
Ersticken 271
Ertrinken 271
Erythema infectiosum 193
Ess-Brech-Sucht 208
Essstörungen 208
Eustachische Röhre 69, 71, 90
Exophtalmus 115
Exsikkose 101

Fadenpilze 135
Farbfehlsichtigkeit 68
Faulecken 127
Fehlhaltung 143
Feigwarzen 139
Ferien 259
Fernsehen 258
Feuermale 48
Fieber 12, 13, 17, 26, 29, 79,
 81, 82, 85, 86, 93, 118, 120,
 154, 180, 188, 190, 195, 227
–, beim Baby 47
Fieberanstieg, schneller 153
Fieberbläschen 129
Fieberkrampf 153
Fiebermessen 27, 28
Fiebertee 227
Fieberzäpfchen 27
Fissur 105
Flachwarzen 139
Flohbisse 134
Flüssigkeitsersatz 19
Flüssigkeitsverlust 44,
 101, 103
Fremdkörper 271
Frieren, ständiges 114

Frühsommer-Meningo-
 Enzephalitis (FSME) 181
Furunkel 125
Fußbad 221
Fußdeformitäten 144
Fußpilz 135

Gastritis 97
Gastroenteritis 101
Gasvergiftung 285
Gaumenmandeln 77, 90
Gehirn 152
Gehirnentzündung 154
Gehirnerschütterung 276
Gehörgang 73
Gelbsucht 22
Gelenke 142
–, geschwollen, gerötet 174
–, geschwollen, heiß 150
Gelenkentzündung,
 chronische 150
Gelenkschmerzen 145, 150,
 174, 177
Gelenkschnupfen 145
Gerstenkorn 64
Geschlechtsorgane 116
Gewichtsabnahme 107,
 114, 115
Gipshose 51
Glasthermometer 28
Gliederschmerzen 181, 182,
 188, 194
Gneis 54
Grind 128
Grippe 31, 182, 227
Grünholzfraktur 275
Gürtelrose 183
Guthrie-Test 239

Haarausfall 135
Hämophilie 109
Halsentzündung 80
Halslymphknoten,
 vergrößerte 37
Halsschmerzen 227
Halswickel 223

ZUM NACHSCHLAGEN

Hand-Mund-Fuß-Krankheit 184
Harnwege 116
Harnwegsinfektion 118
Harnwegsorgane 116
Hausapotheke 232
Hausmittel 219
Haut 124
Hautausschlag 34, 54
Hautinfektion, bakterielle 128
Hautpilze 135
Hautprobleme beim Baby 48
Hautrötung 57, 138, 177
Hefepilze 135
Heilpädagogik 161
Heilpflanzen 227
Heiserkeit 82
Helicobacter pylori 97
Hepatitis 184
Hernie 100
Herpes-Erkrankung 129
Herpes labialis 129
Herpes zoster 129
Herz 108
Herz-Lungen-Wiederbelebung 266
Herzdruckmassage 266
Herzjagen 112
Herzfehler 110
Herzmuskelentzündung 111
Herzrhythmusstörung 112
Herzstillstand 266
Heuschnupfen 165
Hirnhautentzündung 154
Hirntumor 155
Hitzschlag 272
Hoden 49, 120
Hodenentzündung 191
Hodenhochstand 49, 120
Hodenprobleme beim Baby 49
Hodensack 49
Hodenwasserbruch 49
Homöopathie 15, 16
Hordeolum 64
Hormone 113
Hörstörungen 72, 73
Hüftbeugehose 50
Hüftdysplasie 49, 52
Hüftgelenk, Fehlstellung 52
Hüftluxation 49, 52

Husten 12, 35, 79, 81, 85, 224, 228
–, beim Baby 47
–, mit Auswurf 78
–, mit Erbrechen 83
–, bellender 83
–, Reizhusten 88
–, schmerzhafter 85
–, trockener 78, 82
Hustenanfall, starker 185
Hustensaft, selbst gemachter 228
Hydrocele testis 49
Hydrocephalus 156
Hygiene 258
Hymen 117
Hyperaktivität 201
Hyperglykämie 113
Hyperopie 68
Hyperreagibles Bronchialsystem 81
Hyperthyreose 114
Hypoallergenes Milchpulver 255
Hypothyreose 114

Ibuprofen 27
Impetigo contagiosa 128
Immunsystem 10
Impfungen 11, 177
–, Auffrischimpfungen 186
–, Diphtherie 249, 250
–, Frühsommer-Meningo-Enzephalitis (FSME) 252
–, Haemophilus influenzae Typ B 250
–, Keuchhusten 249
–, Kinderlähmung 250
–, Masern 251
–, Mumps 251
–, Röteln 251
–, Tetanus 249, 250
Influenza 182
Inhalationen 168
Inhalationsallergene 168
Inkubationszeit 18
Insektenstich 273
Insulinmangel 113
Invagination 95

Jodmangelkropf 113
Juckreiz 127, 129, 130, 132, 134, 135, 170, 171, 196
Jugendgesundheitsberatung 245

Karies 75
Kälteschock 283
Kartoffelwickel 225
Katarakt 67
Kehlkopfentzündung 82
Keuchhusten 178, 185
Kinderlähmung 178, 187
KiSS-Syndrom 52
Kleiderbrand 283
Kleinhirn 152
Klimawechsel 259
Klinikkoffer 20
Klistier 105
Klumpfuß 144
Knochen 142
Knochenbruch 274
Knochenmarksentzündung 146
Koliken 30, 41, 104, 225, 230
Komedonen 126
Konjunktivitis 63
Kontaktlinsen 67
Konzentrationsschwäche 179
Kopfdampfbad 220
Kopfhautpilz 135
Kopfplatzwunde 276
Kopfschmerzattacken 158
Kopfschmerzen 36
Körpergewicht 246, 247
Körpergröße 246, 247
Körperpflege 19, 258
Kortison 169
Krämpfe 156
Krankenhausaufenthalt 20
Krankenpflege 11, 20
Krankenpflegegeld 11
Krankenpflegetage 11
Krankenzimmer 17
Krätze 130
Kreislauf 108
Krupphusten 83

REGISTER

Kuhmilchallergie 164
Kurzsichtigkeit 68
Kyphose 143

Labien 117
Lähmung
–, des Darms 96
–, der Muskulatur 187
–, im Arm 149
Längenwachstum 246, 247
Laugenverätzung 280
Läuse 131
Laryngitis 82
Lebensbedrohende
 Notfälle 262
Leber, Virusinfektion 184
Leinsamenwickel 225
Leistenbruch 100
Leistungsabfall 115
Lese-Rechtschreib-
 Störung 160
Leukämie 209
Lidrandentzündung 65
Linsentrübung 67
Logopädie 73, 161
Lordose 143
Lösungsmittelvergiftung 185
Lotio alba 197
Luftbefeuchtung 17
Luftröhre 77
Lunge 76, 77
Lungenentzündung 85
Lyme-Erkrankung 177
Lymphgefäße 109
Lymphgranulomatose 209
Lymphknoten-
 schwellungen 37

Madenwürmer 106
Magen-Darm-
 Beschwerden 229
Magen-Darm-Katarrh
 32, 101
Magengeschwür 97
Magenpförtner 45
Magenpförtnerkrampf 45

Magenpförtnerverengung
 45, 46
Magenschleimhautent-
 zündung 97
Magersucht 208
Majoranbutter 228
Mandelentzündung 86
Mandeln
–, gelbe Beläge 192
–, graue eitrige Beläge 179
–, stark gerötet 86
–, vergrößerte 90
Masern 178, 188
Medikamente geben 231
Medikamentenvergiftung 285
Meningitis 154
Migräne 158
Milcheiweißallergie 164
Milchschorf 54
Milchzähne 75
Mitesser 126
Mittelohrentzündung 47, 70
Mittelohrkatarrh 71
Mollusken 139
Mongolenfleck 48
Mononukleose,
 infektiöse 192
Morbilli 188
Morbus Crohn 209
Morbus Hodgkin 209
Morbus Scheuermann 144
Müdigkeit 107, 109, 113, 192
Mukoviszidose 206
Mumps 178, 190
Mund, trockener 19
Mundfäule 129
Mundgeruch 98, 179
Mundsoor 57
Muskellähmung 187
Muskeln 142
Muttermilch 254
Myokarditis 111

Nabelbluten 55
Nabelbruch 55
Nabelgranulom 55

Nabelkolik 104
Nackensteifigkeit 154, 181
Nagelbettentzündung 127
Nagelpilz 135
Nahrung, ballaststoff-
 reiche 105
Nahrungsmittelallergie 164
Nasenatmung, behinderte 90
Nasenbluten 269
Nasenhöhlenhinterwand 77
Nasennebenhöhlen 77
Nasennebenhöhlen-
 entzündung 87
Nasentropfen, selbst
 gemachte 228
Nervensystem 152
Nesselfieber 170
Nesselsucht 170
Neugeborenen-Akne 48
Neugeborenen-Basis-
 untersuchung 239
Neugeborenen-Gelbsucht 56
Neurodermitis 171
Nieren 116
Nierenentzündung 120
Nissen 132, 133
Notfall 262
Notruf 262
Nüchtern-Erbrechen 155

OAE (otoakustische
 Emissionen) 73
O-Beine 144
Oberarmbruch 274
Oberbauchbeschwerden 97
Oberhaut 124
Obstruktive Bronchitis 81
Ödem 120, 278
Ödembildung 120
Ohr 69
Ohrenschmalz 73
Ohrenschmerzen 70, 90, 223
Ohrwickel 223
Okklusionsbehandlung 67
Operation 21
–, ambulante 23
Orangentee 32, 43, 229
Osteomyelitis 146

ZUM NACHSCHLAGEN

Otitis media 70
Ovarien 117

Pädaudiologie 73
Pankreas 113
Paracetamol 27
Parotitis epidemica 190
Paukenerguss 71
Peak-flow-Meter 169
Pendelhoden 120
Penicillin 175, 195
Penis 117
Perikarditis 111
Perthessche Erkrankung 147
Pertussis 185
Pfeiffersches Drüsenfieber 178, 192
Pflanzenvergiftung 284, 285
Phimose 123
Pilzerkrankungen 135
Platzwunde 269
Pneumonie 85
Poliomyelitis 187
Pollen 165
Pollinose 165
Polyarthritis chronica 150
Polypen 77, 90
Prellung 231, 278
Pseudokrupp 83
Psoriasis 137
Psychomotorik 161
Psychosomatische Erkrankungen 199
Pubertätsmagersucht 208
Pulskontrolle 28, 30
Pupillen 62, 214
Pusteln, wasserhaltige 196

Quarkwickel 224
Quecksilberthermometer 27, 28
Quetschung 231, 278
Quetschwunde 269
Quincke-Ödem 170

Rachenmandeln 77, 90
–, vergrößerte 77
Radiuskopf-Luxation 149
Rechenschwäche 160
Rechtschreibschwäche 160
Reiseapotheke 23
Reisekrankheit 22
Reye-Syndrom 27, 211
Rheumatisches Fieber 174
Rheumatoide Arthritis 150
Rhinitis allergica 165
Rhinitis/Rhino-Pharyngitis 89
Rhinoviren 89
Ringelröteln 178, 193
Rippenbruch 274
Risswunde 269
Röteln 178, 194
Rotlichtbestrahlung 231
Rundrücken 144

Salmonellen 102
Sauerstoffmangel 168, 265
Säuglingsekzem 54
Säuglingskolik 41
Säuglingsschnupfen 47
Säuglingstod, plötzlicher 210
Säurenverätzung 280, 281
Scabies 130
Scarlatina 195
Schädelbruch 276
Schädelverletzung 276
Scharlach 80, 86, 178, 195
Scheide 117
Scheidenentzündung 121
Scheuermannsche Krankheit 144
Schielen 66
Schilddrüse 113, 114
Schilddrüsenerkrankungen 114
Schlaf 258
Schlafstörungen 211, 231
Schluckbeschwerden 80, 86, 179
Schmalzwickel 224

Schmerzen 13
–, beim Bewegen 149
–, beim Kauen 190
–, beim Kopfbewegen 190
–, beim Stuhlgang 105
–, beim Wasserlassen 121
–, beim Zahnen 59
–, im Unterbauch 93
–, in der Leistengegend 119
–, nachts, in den Beinen 93
–, neuralgische 183
Schmierauge 40
Schmiernabel 55
Schnarchen 90
Schnittwunde 269
Schnupfen 89, 228
–, beim Baby 47
–, wässriger 89
Schock 267
Schocklage 268
Schreiattacken 213
Schreibaby 213
Schuppenflechte 137
Schürfwunde 269
Schüßler-Salze 16
Schüttelfrost 27
Schwerhörigkeit 73
Seborrhoisches Ekzem 54
Sechs-Wochen-Untersuchung 240
Seelische Störungen 198
Sehfehler 67
Selbstbehandlung 12, 218
Septumdefekt 110
Serotympanon 71
SIDS 210
Sinusitis 87
Sitzbad 221
Skelett 142, 143
Skelettdeformitäten 143
Skoliose 52, 53
Skrotum 49
Sonnenbrand 22, 138
Sonnenschutzmittel 23
Sonnenstich 22, 272
Soor 57
Sozialverhalten 202
Spielen 259
Sport 259

REGISTER

Sprachentwicklung 159
Sprachentwicklungs-
  störung 159
Spülmittelvergiftung 285
Spulwürmer 106
Stabile Seitenlage 264
Stabsichtigkeit 68
Steifigkeit, morgendliche 150
Stichwunde 269
Stillen 11, 19, 254
Stirnthermometer 28
Stoffwechsel 108
Stoffwechselkrankheiten 113
Storchenbiss 48
Stottern 159
Stromunfall 277
Stuhlverhalten 105
Subcutis 124
Suchtprobleme 215

Tabakvergiftung 284, 285
Tachykardie 112
Tagesablauf 214
Teilleistungsstörungen 159
Tetanus 249, 250
Tetracyclin 178
Thermometer
–, Digitalthermometer 27, 28
–, Infrarot-Thermometer 28
–, Quecksilberthermometer
  27, 28
–, Stirnthermometer 27, 28
Thymusdrüse 77
Tinea capitis 135
Tinea corporis 135
Trachea 77
Tonsillen 90
Tonsillen-Hyperplasie 91
Tränensackentzündung 40
Trinkschwäche 56, 115
Trisomie 206
Trommelfell 69
Trotzphase 243
Tuben 117
Tubenkatarrh 71
–, chronischer 90
Tuberkulose 22, 215
Tuberkulosetest 215

Übelkeit 45, 97, 120, 158,
  170, 229
–, morgendliche 155
Übergewicht 247
Unfälle zu Hause 262
Unfallvermeidung 262
Unruhe 114, 115
Unterarmbruch 275
Unterkühlung 279
Unterleibsentzündung 191
Urinprobe 119
Urinausscheidung, vermehrte
  113, 114
Urogenitalsystem 117
Urtikaria 170
Uterus 117

Vagina 117
Varicellae 196
Verätzung 280
Verband anlegen 233
Verbrennung 282
Verbrühung 282
Verdauungsorgane 92
Vergiftung 284
Verletzung, stumpfe 278
Verrenkung 231
Verrucae 139
Verstauchung 231, 278
Verstopfung 105, 230
Vierjahresuntersuchung 244
Viren 10, 77, 101, 176
Virus-Angina 86
Vollbad 221
Vorhautentzündung 122
Vorhautverengung 123
Vorschuluntersuchung 245
Vorsorgeuntersuchungen
  73, 237
–, U1 238
–, U2 239
–, U3 240
–, U4 241
–, U5 241
–, U6 242
–, U7 243
–, U8 244
–, U9 245

–, U10 (J1) 245
Vulva 117

Wachstumsschmerzen 151
Wadenwickel 27, 226
Wärmebehandlung 231
Warzen 139
Waschmittelvergiftung 284
Wasser 219, 259
Wasserkopf 156
Wassertreten 222
Wasserverlust 44, 101, 103
Wechseldusche 222
Weisheitszähne 74
Weitsichtigkeit 68
Wickel 223
Wiederkäuen 45
Windeldermatitis 58
Windelsoor 57
Windpocken 156, 178, 196
Wirbelsäule 143
Wirbelsäulenverletzung 264
Wundstarrkrampf 249, 250
Wurmerkrankungen 106

X-Beine 144

Zahnschmerzen 75
Zähne 74
Zahnen 59
Zähneputzen 19
Zahnregulierung 74
Zahnungsschmerzen 59
Zeckenbiss 140
Zentralnervensystem 152
Zerrung 278
Zöliakie 32, 215
Zuckerkaries 75
Zuckerkrankheit 113
Zweijahresuntersuchung 243
Zwerchfell 76
Zwiebelwickel 223
Zwölffingerdarm 92
Zwölffingerdarmgeschwür 97

IMPRESSUM

© 2006 GRÄFE UND UNZER VERLAG GmbH, München
Alle Rechte vorbehalten. Nachdruck, auch auszugsweise, sowie Verbreitung durch Bild, Funk, Fernsehen und Internet, durch fotomechanische Wiedergabe, Tonträger und Datenverarbeitungssysteme jeder Art nur mit schriftlicher Genehmigung des Verlages

Programmleitung:
Ulrich Ehrlenspiel
Redaktion: Silvia Herzog
Lektorat: Rita Steininger
Bildredaktion:
Henrike Schechter
Umschlag- und Innenlayout:
independent Medien-Design,
Claudia Hautkappe
Herstellung: Petra Roth
Satz: Dorothee Griesbeck,
Die Buchmacher, München
Lithos: Fotolito Longo, Bozen
Druck: Appl, Wemding
Bindung: Sellier, Freising

Fotos:
Avenue Images: S. 122, 222; Banana Stock (RF): S. 10; Brandix (RF): S. 256; Chiron Vaccines (Behring): S. 181; Corbis: Außenklappe vorne li. unten, S. 3, 4, 22, 38/39, 60/61, 62, 98, 167, 209, 260/261, 281; Das Fotoarchiv: S. 150; FANCY (RF): S. 84; Getty: S. 24/25, 106, 124/125, 133, 142, 234/235, 262; GU: U1 (C. Grusa), S. 2, 6, 8/9, 220 (alle S. Seckinger), 94 u. 152 (T. Roch); Jako-o: S. 20; Jump: S. 5, 70, 216/217; Mauritius: U4 Mitte, S. 26, 76, 149, 162, 176, 210, 213, 218, 236; Mediacolors: S. 141; Medicalpicture: S. 144, 193; Mother & Baby Picture Library: Außenklappe vorne li. oben, S. 40, 90; N. Schaefer: Innenklappe vorne; Okapia: S. 189; Picture Press: U4 re., 59, 68, 92, 175, 198, 225, 226; Plainpicture: S. 83; Privat: S. 51, Außenklappe hinten; Purestock: S. 259; Science Photo Library: Außenklappe vorne re., U4 li., 55, 108, 191, 197, 207, 240, 249, 252; Stock Food: S. 78, 164, 174, 215, 229; Superbild: S. 13, 116; Westend61: S. 65

Illustrationen:
Holger Vanselow

Dank

Ein Dankeschön an Dr. Rolf-Dieter Loer, der die Autoren bei der Erstellung der Texte technisch unterstützt hat.

ISBN (10)   3-8338-0224-3
ISBN (13)   978-3-8338-0224-9

Auflage   5.   4.   3.   2.   1.
Jahr   2010   09   08   07   06

Ein Unternehmen der
GANSKE VERLAGSGRUPPE

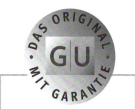

DAS ORIGINAL MIT GARANTIE

Ihre Meinung ist uns wichtig. Deshalb möchten wir Ihre Kritik, gerne aber auch Ihr Lob erfahren. Um als führender Ratgeberverlag für Sie noch besser zu werden. Darum: Schreiben Sie uns! Wir freuen uns auf Ihre Post und wünschen Ihnen viel Spaß mit Ihrem GU-Ratgeber.

Unsere Garantie: Sollte ein GU-Ratgeber einmal einen Fehler enthalten, schicken Sie uns das Buch mit einem kleinen Hinweis und der Quittung innerhalb von sechs Monaten nach dem Kauf zurück. Wir tauschen Ihnen den GU-Ratgeber gegen einen anderen zum gleichen oder einem ähnlichen Thema um.

GRÄFE UND UNZER VERLAG
Redaktion
Partnerschaft & Familie
Postfach 86 03 66
81630 München
Fax: 089/41981-113
E-Mail: leserservice@
graefe-und-unzer.de

Wichtiger Hinweis

Dieses Buch stellt Krankheiten im Kindesalter, ihre ärztliche Behandlung sowie Ratschläge für die Selbstbehandlung vor. Wenn Sie leichtere Erkrankungen und Alltagsbeschwerden selbst behandeln oder die ärztliche Behandlung mit Naturheilmitteln unterstützen, halten Sie sich bitte genau an die Anleitungen. Wenn Sie unsicher sind, wenn unklare Begleitumstände auftreten, suchen Sie unbedingt ärztlichen Rat! Jede Leserin, jeder Leser ist für das eigene Tun und Lassen selbst verantwortlich. Weder Autoren noch Verlag können für eventuelle Nachteile oder Schäden, die aus den im Buch gegebenen praktischen Hinweisen resultieren, eine Haftung übernehmen.

Umwelthinweis

Dieses Buch wurde auf chlorfrei gebleichtem Papier gedruckt. Um Rohstoffe zu sparen, haben wir auf Folienverpackung verzichtet.

Praktisch & fundiert

Der Ratgeber Kinder: Alles Gute für die Familie

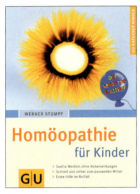

ISBN (10)   3-7742-6432-5
ISBN (13) 978-3-7742-6432-8
128 Seiten

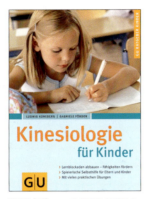

ISBN (10)   3-7742-6687-5
ISBN (13) 978-3-7742-6687-2
128 Seiten

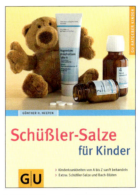

ISBN (10)   3-8338-0222-7
ISBN (13) 978-3-8338-0222-5
128 Seiten

Preis je Band: 12,90 € [D]

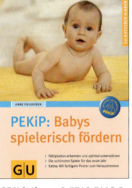

ISBN (10)   3-7742-7418-5
ISBN (13) 978-3-7742-7418-1
128 Seiten

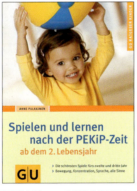

ISBN (10)   3-7742-8883-6
ISBN (13) 978-3-7742-8883-6
128 Seiten

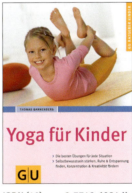

ISBN (10)   3-7742-6984-X
ISBN (13) 978-3-7742-6984-2
128 Seiten

Änderungen und Irrtum vorbehalten.

Das macht sie so besonders:

Kompetent – zu jedem Thema ein Top-Experte

Praktisch – zu Hause schnell und sicher umsetzbar

Klar – eingeteilt in Einführung, Praxis und Service

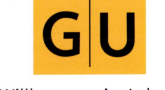

Willkommen im Leben.

Die »klassischen« Kinderkrankheiten

Krankheit	Vorbeugung	Inkubationszeit	Ansteckungsgefahr
Diphtherie	Impfung	2 bis 6 Tage	Tröpfcheninfektion von Kranken und Keimträgern. Ansteckend ab Ausbruch der Krankheit und solange Erreger nachweisbar sind
Dreitagefieber	Keine	7 bis 17 Tage	Tröpfcheninfektion. Ansteckend 3 Tage vor dem Fieber bis zum Auftreten des Ausschlags
Keuchhusten	Impfung	7 bis 21 Tage	Tröpfcheninfektion. Ansteckend vom ersten Husten bis etwa 5 Wochen danach. Lebensgefährlich für Neugeborene und Säuglinge (kein Nestschutz!)
Kinderlähmung	Impfung	7 bis 28 Tage	Schmier- und Tröpfcheninfektion. Erregerausscheidung über den Stuhl. Ansteckend ab Ausbruch der Krankheit und solange in den Ausscheidungen Erreger nachweisbar sind
Masern	Impfung	9 bis 12 Tage	Tröpfcheninfektion. Ansteckungsgefahr 3 Tage vor Beginn des Ausschlags bis zum Verschwinden
Mumps	Impfung	14 bis 24 Tage	Tröpfcheninfektion. Ansteckend 6 Tage vor bis 14 Tage nach Beginn der Speicheldrüsenschwellung
Ringelröteln	Keine	5 bis 14 Tage	Ansteckend 1 Woche vor Ausschlagsbeginn. Mit Beginn des Girlandenausschlags nicht mehr ansteckend. Beim ungeborenen Kind Übertragung von der erkrankten Mutter über die Plazenta
Röteln	Impfung	14 bis 21 Tage	Tröpfcheninfektion. Ansteckend 7 Tage vor Beginn des Ausschlags bis 10 Tage danach. Beim ungeborenen Kind Übertragung von der erkrankten Mutter über die Plazenta
Scharlach	Keine	2 bis 4 Tage	Übertragung durch Tröpfcheninfektion und infizierte Gegenstände. 10 bis 30 Prozent der Kinder tragen die Erreger (Streptokokken), ohne selbst krank zu sein. Sie können aber andere anstecken*
Windpocken	Impfung	14 bis 21 Tage	Übertragung durch die Luft, über Tröpfchen und direkt durch Kontakt. Ansteckend bereits 2 Tage vor dem Ausschlag bis 7 Tage danach, wenn die Bläschen eingetrocknet sind

* Ansteckungsgefahr: bei den ersten Krankheitszeichen bis 48 Stunden nach Beginn der Antibiotika-Behandlung. Unbehandelt 3 bis 4 Wochen